Handbuch der Krebsheilung

1. Auflage November 2005

Lektorat: Dr. Renate Oettinger
Umschlaggestaltung: ZERO Werbeagentur, München
Satz und Layout: Agentur Pegasus, Zella-Mehlis
Printed in Germany

ISBN 3-938516-16-X

Gerne senden wir Ihnen unser Verlagsverzeichnis
Kopp Verlag
Pfeiferstraße 52
D-72108 Rottenburg
E-Mail: info@kopp-verlag.de
Tel.: (0 74 72) 98 06-0
Fax: (0 74 72) 98 06-11

Unser Buchprogramm finden Sie auch im Internet unter:
http://www.kopp-verlag.de

Andreas von Rétyi

Handbuch der Krebsheilung

Alternative Wege zur Gesundheit

JOCHEN KOPP VERLAG

Gewidmet:

Allen Betroffenen und ihren Angehörigen.
All jenen, die nicht mehr gerettet werden konnten.

Inhalt

Teil 2 – Alternative Wege 113

Vorbemerkung

Die in diesem Buch vorgestellten therapeutischen Verfahren der konventionellen und alternativen Medizin wurden sorgfältig recherchiert. Sie stellen eine kommentierte Auswahl aktueller Methoden dar, sollen dabei jedoch keinesfalls als Empfehlungen oder Werbung aufgefaßt werden. Auch wird nicht der Anspruch auf wissenschaftliche Beweisführung erhoben. Vielmehr sollen die vorgestellten Wege zum Umdenken anregen, neue Konzepte (auch einer »alternativen« Schulmedizin) präsentieren und eine erste Orientierungshilfe für Betroffene und Angehörige bilden. Eine vollständige Beschreibung aller heute bekannten Präparate und Methoden kann und soll nicht das Ziel sein. Das Handbuch konzentriert sich auf einige wenige Methoden und ihre begleitenden Maßnahmen, um noch überschaubar zu bleiben.

Eine individuelle fachärztliche Betreuung ist für jeden einzelnen Patienten unabdingbar. Dieses Buch will und kann dafür keinen Ersatz bieten. Trotz gründlicher Prüfung der Inhalte können weder Verlag noch Autor die Richtigkeit von Theorien garantieren oder für Schäden haften, die durch Anwendung oder Mißbrauch der in diesem Buch beschriebenen Präparate, Methoden und Hinweise entstanden sind, in welcher Form auch immer. In der Regel werden die Kosten für komplementäre Behandlungen nicht von den Krankenkassen übernommen, so daß sich der Patient in jedem einzelnen Fall möglichst bald über die mit solchen Therapien verbundenen finanziellen Aufwendungen informieren sollte.

Die Diagnose Krebs muß längst kein Todesurteil bedeuten, doch eine Verharmlosung dieser Erkrankung könnte es sein. Nicht zuletzt deshalb ist in jedem Einzelfall die Therapie durch approbierte, spezialisierte Ärzte unabdingbar. Lediglich die Wahl des Arztes/der Ärzte und damit auch der Behandlungsmethode läßt zahlreiche Varianten zu. Hier liegt die Entscheidung letztlich beim Patienten selbst.

An dieser Stelle möchte sich der Verfasser bei allen medizinischen Fachleuten bedanken, die ihn direkt oder indirekt bei der Arbeit an diesem Buchprojekt unterstützt haben, sei es durch ihre Publikationen, ihre Aussagen und Stellungnahmen oder Auskünfte. Für sehr hilfreiche aktuelle Gespräche möchte ich namentlich Prof. Dr. Klaus Maar, Dr. Thomas Kroiss, Werner Kraus und nicht zuletzt Thomas Metschen danken sowie zahlreichen anderen Fachleuten, die über die Jahre hinweg wertvolle Informationen zur Verfügung gestellt und damit zur Abrundung des vorliegenden Werkes beigetragen haben.

Hier soll noch kurz betont sein, daß eine gemeinsame Nennung von Therapeuten oder Methoden im Kontext keineswegs irgendeine weiterreichende Korrelation zwischen ihnen nahelegt. Ansichten und Verfahren der einzelnen Therapeuten können teils wesentlich voneinander abweichen.

Es ist die Hoffnung von Verlag und Autor, durch das vorliegende Buch Betroffenen einige erste Entscheidungshilfen an die Hand zu geben. Es ersetzt aber in keiner Weise fachkundige medizinische Hilfe. Zu jeder in Erwägung gezogenen Therapie sollte stets fachärztlicher Rat eingeholt werden. Die Therapie aber, in die auch der Patient sein größtes Vertrauen legt, zeitigt erfahrungsgemäß oft die größten Erfolge.

Andreas von Rétyi
Coburg, im Herbst 2005

Teil 1

KREBS UND SCHULMEDIZIN

Kapitel 1

Diagnose – ein Damoklesschwert über dem Leben

Krebs, die vermenschlichte Krankheit

»Krebs«: ein Wort, eine Diagnose, ein Alptraum. Die schockierende Gewißheit trifft das Innerste unserer Seele wie ein schwerer Axthieb. Er scheidet Ahnungen von Wissen, Zweifel von Gewißheit, das bisherige Leben vom künftigen und scheinbar die gesamte übrige Welt vom eigenen, so zerbrechlich gewordenen Dasein. In unserer Zeit gibt es kaum eine andere Diagnose, die mehr Schrekken verbreiten könnte, als gerade diese. Denn nicht nur, daß Krebs immer noch als eine Geißel der Menschheit gilt, die kaum kuriert werden kann. Diese Erkrankung scheint geradezu ein Synonym des Todes zu sein. Darüber hinaus steht sie für langes Leiden, für Siechtum und qualvollen Tod. Bereits die Krankheit selbst wird »vermenschlicht«, sie erhält geradewegs schurkenhafte Charakterzüge, wird als »heimtückisch« und »bösartig« beschrieben.

Diese durchaus treffenden Vergleiche haben sich dermaßen verfestigt, daß sie heute manchmal bald schon wörtlich genommen werden. Der Krebs erscheint als vernunftbegabtes, denkendes Monstrum, das den Menschen willentlich ins Verderben reißt. Zu allem Unglück ist die Erkrankung auch noch nach einem geheimnisvollen Spinnentier benannt, das geradezu monströse Züge trägt. Verfolgt dieses Lebewesen wirklich die Absicht, sich in uns einzunisten, um uns langsam zu töten? Ganz sicher ist das nicht der Fall.

Der Name »Krebs« geht auf antike Zeiten zurück, denn Krebs gibt es bereits so lange, wie es Menschen gibt. Daß er nicht in allen Kulturkreisen vorkommt, erweist sich als eine faszinierende Beobachtung, die noch einer genaueren Betrachtung wert ist. Im alten Ägypten war er jedoch bereits als tödliche Heimsuchung bekannt, und meist waren die alten Ärzte freilich machtlos, obwohl die ägyptischen Mediziner über ihre Landesgrenzen hinaus als die besten Heiler der Welt bekannt waren.

Der berühmte Hippokrates, dessen medizinischen Eid noch heute jeder angehende Arzt zu schwören hat, scheint bereits den Vergleich mit dem Krebstier aufgebracht zu haben. Das war im fünften Jahrhundert vor Christus. Hippokrates betrachtete das erkrankte Gewebe aufmerksam und stellte fest, daß es wie »vom Krebs zerfressen« wirkte. So nannte er es *carcinoma*, was sich aus *carcinos* und *nomao* zusammensetzt: *Krebs – zerfressen*. In seltenen Fällen wachsen faserige Bahnen entarteter Zellen in die Lymphbahnen hinein. Sowohl Hippokrates als auch einige Jahrhunderte später der griechisch-römische Arzt Galen sollen diese Formen mit dem Aussehen eines Krebses verglichen haben. Das war es dann also: nur ein rein äußerlicher Vergleich aus alter Zeit.

Doch jene alten Ärzte waren einigen ihrer modernen Kollegen teilweise sogar weit voraus. Galen ging nämlich davon aus, daß irgendetwas mit den »Lebenssäften« eines Menschen nicht in Ordnung war, wenn sich Krebs bildete. Er hatte beobachtet, daß Melancholiker offenbar öfters an den lebensbedrohlichen Wucherungen erkranken und sterben als Menschen, die heiter und lustig durch die Welt gehen. Dies war wohl das erste Mal, daß Ärzte einen Zusammenhang zwischen seelischen Faktoren und Krebs in Erwägung zogen. Wie modern dieser Gedanke ist, wird in diesem Handbuch noch gesondert besprochen.

Tausend Fragen

Das Bild des sich rücksichtslos durch den Körper fressenden, bösartigen Krebses hat sich über Jahrtausende hinweg erhalten. Möglicherweise war es nie so lebendig wie heute, vor allem, da diese Erkrankung ganz offenbar auf dem Vormarsch ist. Trotz präventiver Maßnahmen und immer aufwendigerer Methoden der Schulmedizin scheint der Krebs sich nicht geschlagen geben zu wollen. Andererseits werden Operationen, Chemotherapie und Strahlenbehandlung immer noch als die einzigen schlagkräftigen und erfolgversprechenden Waffen gegen das Übel angeführt. Man nimmt sogar furchtbare Nebenwirkungen in Kauf, um mit diesem aggressiven Standard-Therapiearsenal die scheinbar einzig sinnvolle Strategie umzusetzen.

Warum aber sterben dann immer noch Menschen an Krebs, und warum steigt die Zahl der Krebserkrankungen stetig? Wie effektiv sind die etablierten Methoden wirklich, und gibt es andere, möglicherweise wirksamere oder schonendere Methoden, um den Kampf erfolgreich zu führen? Welcher ist der beste Weg in meinem persönlichen Fall? Wie kann ich selbst aktiv werden, um mein schwerwiegendes Problem zu meistern und wieder zu einem lebenswerten, weitgehend sogar normalen Leben zurückzukehren?

Diese und viele andere Fragen bewegen viele Betroffenen und ihre Angehörigen, wenn sie mit der Schockdiagnose konfrontiert werden und dann meist sehr bald in ein medizinisches Räderwerk ohnegleichen geraten, über das selbst Fachleute kaum noch den Überblick bewahren können.

Fast schon paradox, aber wahr und gut nachvollziehbar: Viele Patienten haben vor den Wirkungen einer Behandlung oft mehr Angst und Sorge als vor der Krankheit selbst. Gerade die konventionelle Krebstherapie bedeutet oft noch sehr schmerzhafte Eingriffe und zieht den gesamten Körper in Mitleidenschaft. Der ohnehin von der Erkrankung geschwächte Körper wird nun gleich zum doppelten Kriegsschauplatz. Hier der Tumor, dort die weitreichenden Eingriffe der Therapeuten. Was ist hier unabdingbar, was wiederum vermeidbar?

In den ersten Tagen nach der Diagnose hämmern zu viele Eindrücke, Ängste und Gedanken im Kopf eines Betroffenen; es scheint, als ob der Teufel Einzug in den eigenen Leib genommen hätte, als ob ein Wesen wie jener satanische *Alien* als heimlich wachsende Brut des Unheils seinen Wirt erbarmungslos ins Verderben reißt.

Wie konnte es dazu kommen? Warum ich? Wieso nur? Selbstzweifel und Isolationsgefühle, Alpträume und schlimmste Zukunftsvisionen liefern ein unerträgliches Wechselbad der Gefühle. Dieser existentielle Wendepunkt bewirkt fast immer eine absolute Überforderung. Da nimmt es auch kaum wunder, wenn man nicht in der

Lage ist, wesentliche Entscheidungen zu treffen. Allerdings gibt es dazu auch keine Veranlassung, zumindest nicht sofort, nicht in den nächsten Tagen.

Auch in schweren Fällen muß nicht augenblicklich operiert werden. Jetzt ist nicht der Moment, sich unter zusätzlichen Druck setzen zu lassen und übereilige, vorschnelle Entscheidungen zu treffen, die aber weichenstellend für die gesamte persönliche Zukunft sein können.

Angst und Hoffnung

Einige Betroffene werden von der Diagnose zwar entsetzt, jedoch vielleicht nicht überrascht sein, da sie bereits länger eine gewisse Ahnung hegten.

Wir alle kennen das freilich zur Genüge: Immer wieder sendet uns der Körper Warnsignale, wobei meist nur die Frage ist, ob sich dahinter eine ernste Erkrankung oder lediglich ein »Zipperlein« verbirgt. Natürlich sollte niemand zum Hypochonder werden. Die verbreitete Angst vor dem Moloch »Krebs« ist auch hier leider bald allgegenwärtig.

Unlängst präsentierte ein großer Internet-Anbieter auf seinem Eingangsportal einen kurzen Selbsttest zum Thema »Hypochonder oder nicht?«. Bildet man sich zu schnell ein, ernstlich erkrankt zu sein? Auf der Seite befand sich eine Auflistung von zehn Symptomen, wobei neun mit diversen Krebsängsten in Verbindung gebracht wurden – dann folgte stets eine beruhigende Erklärung, wie der betreffende Krebs sich wirklich äußern würde und welche völlig *harmlosen* Ursachen zu ähnlichen Wirkungen führen. Immerhin einmal einige beruhigende Worte.

Andere Menschen aber neigen wiederum ganz und gar nicht zum Hypochonder-Dasein und wiegeln bei allen möglichen Anzeichen stets sofort ab: Wird schon nichts Ernstes sein! – Wie so oft, ist auch hier die Goldene Mitte sicherlich der sinnvollste Weg. Denn eine verschleppte Krebserkrankung mindert die Heilungschancen selbstverständlich drastisch. Heimtückisch an vielen Krebsarten ist, daß sie lange Zeit schon im Körper bestehen können, ohne jegliche Beschwerden auszulösen, um dann relativ plötzlich auszubrechen.

Wie auch immer der Verlauf ist, der schließlich den Gang zum Arzt bewirkt, sicherlich wird die Diagnose »Krebs« in jedem Falle zu einem betäubenden Schock, denn jeder Mensch hofft zunächst und will nicht gleich mit dem Schlimmsten rechnen. Hoffnung und Angst sind komplementäre Größen, die sich normalerweise in einem gesunden Gleichgewicht befinden. Im Moment einer derart klaren Diagnose bricht dieses Gleichgewicht abrupt zusammen, was nur allzu verständlich ist.

Hier helfen weder Reden noch gute Worte, diese allererste Phase mit all ihren Auswirkungen müssen wir als gegeben hinnehmen und auch dem Körper die Chance geben, sie als zutiefst beängstigende, verwirrende Zeit durchzustehen und zu überdauern, bis wir endlich imstande sind, von scheinbar irrationalem Verhalten wieder zu geordneteren Gedanken überzugehen. Wir benötigen Zeit, sie innerlich zu verarbeiten, bis wir in der Lage sind, einen ersten Plan, eine Strategie gegen die plötzlich entdeckte Bedrohung zu entwickeln.

Zurück zur Vernunft

Zu den vielleicht wichtigsten, weil hilfreichsten Gedanken zählen folgende kurze Überlegungen:

Krebs ist nicht gleich Krebs. Im Grunde ist kein Krebs wie der andere, sondern so individuell wie jeder Mensch. Daher kann keine Prognose der Welt eine echte Aussage über die verbleibende Lebensdauer sein. Wenn ein Arzt eine solche Prognose stellt, *dann will er Gott spielen*! Er handelt dabei zwangsläufig nicht nur unwissenschaftlich, sondern auch unmenschlich. *Niemand* kann in Wirklichkeit sagen, wie eine Krebserkrankung verlaufen wird. Es gab schon viele angeblich hoffnungslose Fälle, bei denen die Patienten seltsamerweise und entgegen aller fachärztlicher Erwartungen wieder völlig gesund wurden. Nur leider hört man in der Regel von den geheilten Krebspatienten eher selten etwas.

Wie gesagt, kein Mensch ist wie der andere, und genauso lassen sich die Krankheitsbilder und Verläufe nie komplett miteinander vergleichen. Natürlich gibt es sehr aggressive und schlecht heilbare Krebsarten, ebenso wie solche, die Mediziner heute bereits gut in den Griff bekommen. Jene erschütternde Diagnose: »Sie haben Krebs« ist damit stark zu relativieren und kann von unterschiedlichster Tragweite sein.

Der Terminus »Krebs« ist letztlich ein extrem simplifizierender Sammelbegriff für eine Unzahl verschiedener Krankheitsbilder mit unterschiedlichsten Schweregraden. Selbst gleichartige Krebsarten können völlig voneinander abweichende Entwicklungen nehmen, wobei auch die Lokalität, an der sich der Krebs im Körper gebildet hat, eine wesentliche Rolle spielt. Als nächstes folgt die Frage, in welchem Stadium er sich befindet. Ist er schon weit fortgeschritten, oder wurde er bereits früh entdeckt? Je früher natürlich, desto besser. Doch selbst wenn die Diagnose beängstigend ist, sollte sie nicht als unverrückbare Tatsache hingenommen werden. Es geht nicht darum, den Kopf in den Sand zu stecken und den Krebs an sich zu leugnen in der Hoffnung, damit alles ungeschehen machen und aus einem teuflischen Alptraum endlich wieder aufwachen zu können. So entledigt man sich bekanntlich keiner Probleme.

Ohne die Kompetenz des Arztes in Frage zu stellen, ist es legitim, eine zweite und vielleicht auch noch eine dritte Meinung einzuholen. Soviel Zeit muß und darf in beinahe allen Fällen auch wirklich sein.

Jeder Betroffene wie auch seine Angehörigen muß sich in diesen Momenten vor allem stets vor Augen halten, daß sämtliche folgenden Entscheidungen das komplette künftige Leben wesentlich mitbestimmen werden. Und nicht zuletzt sind Ärzte auch nur Menschen, die demnach irren können. Bei allem Verantwortungsbewußtsein arbeiten sie fast immer unter deutlichem Streß, der unserem Gesundheitssystem mit seiner ausufernden Bürokratie und geradezu paradoxen Entmenschlichung allerorten anhaftet. Unter diesem Druck macht jeder Fehler. Allein daher ist es wichtig, weitere Meinungen zu hören.

Hilfreich ist auch, so schnell wie möglich selbst aktiv zu werden, nicht einfach alle Verantwortung aus der Hand zu legen und sich seinem Schicksal zu ergeben. Denn letzteres würde auch bedeuten, sich der »Meute der Ärzte« auszuliefern, und zwar auf Gedeih und Verderb!

Ohne sich schlauer als der Arzt zu präsentieren, kann der Betroffene aktiv werden, indem er eben weitere medizinische Urteile einholt oder sich mit den zahlreichen Möglichkeiten der Krebsbehandlung auseinandersetzt. Aktiv zu werden anstatt sich gleich für verloren zu geben führt am schnellsten aus der anfänglichen Krise heraus, die jeder Diagnose folgt.

Es ist sicherlich kaum möglich, völlig nüchtern auf eine solch schwere Enthüllung zu reagieren. Trotzdem gibt es sogar Menschen, die ihren Ausweg vielleicht unbewußt in der Krankheit sehen, weil ihnen bis dahin jegliche Zuwendung fehlte oder sie mit ihrem bisherigen Leben nicht zurechtkamen, in welcher Form auch immer. Sie verschaffen sich dann gewissermaßen dadurch Erleichterung, daß sie sämtliche Verantwortung nunmehr auf die Erkrankung verlagern, die zur willkommenen Allround-Ausrede wird. Doch – glücklicherweise – befinden sich diese Personen in der absoluten Minderzahl.

Jeder normal fühlende und denkende Mensch wird sich besonders in einer solchen Situation der Tragweite der Diagnose vollkommen bewußt sein und gerade deshalb zunächst wohl kaum einen kühlen Kopf bewahren können. Einen entsprechend lautenden Ratschlag geben zu wollen wäre völlig unrealistisch.

Die Realität äußert sich zumeist in einer virtuellen Wand aus Panzerglas, sie sich zwischen einen selbst und die Welt gestellt hat. Man schreit und wird nicht gehört, man sieht das Glück der anderen, die aber das Unglück des im Glaspanzer elend Gefangenen nicht sehen – oder nicht sehen wollen? Überall scheint die Sonne, nur über einem selbst verdüstert sich der Himmel nachtschwarz und bleiern. Alle bisherigen Perspektiven verändern sich, verzerren die Welt zu einem höhnisch grinsenden Schreckensbild, dessen Opfer niemand anderes als man selbst ist. Wo ist noch Lebensfreude, wo sind Freunde und Unbeschwertheit, wo die Normalität? Was war gerade noch so wichtig und liegt jetzt unbeachtet in irgendeiner Ecke? Die Prioritäten verschieben sich schlagartig. Und alles, selbst das Vertrauteste, wirkt plötzlich nur noch fremd. Man scheint völlig allein zu sein.

Diese Eindrücke sind wohl das Verständlichste und Normalste der Welt. Man muß sie als zeitweilige Erscheinung akzeptieren. Und sie vergehen auch wieder. Je schneller, desto besser natürlich.

Am müßigsten ist es, in Selbstzweifel und Grübeln zu verfallen: »Was habe ich nur falsch gemacht?« – das wäre der erste wirkliche Fehler. Es geht nicht darum, über die Vergangenheit zu spekulieren, sondern konkrete Lösungen für die Zukunft zu finden. Wenn man will, kann man später dann immer noch einmal darüber nachdenken, was man vielleicht wirklich in seinem Leben ändern sollte und was man so läßt, wie es immer schon war. Krebs ist schließlich kein Gottesurteil, keine Strafe »von oben« – nach Art der ägyptischen Plagen. Doch überraschend viele Betroffene sehen das in gewissem Sinne mehr oder minder so.

Krebs nimmt als Erkrankung tatsächlich eine Sonderstellung ein. Vielleicht auch, weil schon so viel darüber spekuliert wurde. Hier ist es an der Zeit, wirklich nüchterner mit der Sache umzugehen und zu wissen, daß Krebs an sich nichts ist als das Zusammentreffen einer Reihe sehr unglücklicher Umstände, für die man selbst oft nichts kann.

Daß man als Kettenraucher, der schließlich Lungenkrebs bekommt, mit dem Rauchen aufhören sollte, ist wohl klar. Wer viel raucht, macht ohne Zweifel etwas falsch und weiß sicherlich auch um das Risiko. Doch genauso gibt es Kettenraucher, die nie Krebs bekommen, und Nichtraucher, die plötzlich einen Lungentumor entwickeln. Verallgemeinern läßt sich hier also nichts, auch wenn klar ist, daß Rauchen nun einmal das Krebsrisiko drastisch ansteigen läßt.

Insgesamt folgt der Ausbruch einer Krebserkrankung auf ein komplexes Zusammenspiel vieler Ursachen, die sich nach Auftreten der Erkrankung eher selten rekonstruieren lassen. Daß wir in einer zunehmend ungesunden Welt mit einer Menge karzinogener, also krebserregender Stoffe leben und auch seelische Faktoren eine nicht unerhebliche Rolle spielen, dürfte sich herumgesprochen haben. Ebenso, daß Krebs leider eine sehr häufige Erkrankung ist.

Wenn die Diagnose auf dem Tisch liegt, fühlt sich der künftige Patient meist so einsam und verlassen wie vielleicht nie zuvor im Leben. Doch jedes Jahr geht es alleine in Deutschland rund 395 000 Menschen so, Tendenz steigend.

Kapitel 2

Das Übel und seine Wurzeln

So alt wie die Menschheit

Die Zahlen belegen eindeutig, daß Krebs in unserer Gesellschaft ein weit verbreitetes Problem ist. Fast scheint es so, als ob diese schwere Krankheit ein Zeichen unserer Zeit sei. Ist sie vielleicht sogar ein *Produkt* unserer Zeit? Tatsächlich gehen manche merkwürdige Vermutungen und Gerüchte um, wenn von Krebs die Rede ist. Halbwahrheiten machen bei »Stammtischgesprächen« gerne die Runde. Kann es sein, daß es Krebs in früheren Zeiten gar nicht gab oder daß er ansteckend ist? Mancher mag das glauben, doch die Fachwelt sieht das anders und muß manche Mutmaßung doch zumindest stark einschränken.

Krebs ist jedenfalls so alt wie die Menschheit selbst, ja sogar noch älter, denn er findet sich auch im Tierreich. Und schon in jahrtausendealten schriftlichen Überlieferungen wird er als eine »Geißel der Menschheit« beschrieben. Von Hippokrates und Galen war schon die Rede; auch sie wußten um die Folgen einer Krebserkrankung, kannten jedoch verständlicherweise die Ursachen nicht. Wie denn auch! Erst in den letzten Jahrzehnten waren die Wissenschaftler in der Lage, tief genug ins Innere der menschlichen Zelle zu blicken, um hier Antworten auf die brennende Frage nach dem Ursprung von Krebs zu erhalten und zu erfahren, warum manche der 30 Billionen Körperzellen in uns plötzlich zu gefährlichen »Zeitbomben« werden können.

Karzinogene

Schon seit geraumer Zeit hegten einige Forscher Verdachtsmomente, was so manchen Krebsauslöser betrifft. Denn ganz von ungefähr beginnen die Zellen nicht zu rebellieren. Bereits im Jahr 1761 verfaßte der englische Arzt John Hill eine Abhandlung mit dem umfangreichen Titel: *Warnung vor dem übermäßigen Genuß von Schnupftabak vor dem Hintergrund der bekannten Eigenschaften der Tabakpflanze; zu den Wirkungen, die diese haben muß, wenn sie auf ebendiese Weise in den Körper gelangt: Belegt durch Beispiele von Personen, die elendiglich an Krankheiten dahinsiechten, welche durch seinen Gebrauch zustande gekommen oder unheilbar geworden sind.*

Hill hatte also demnach erkannt, daß bestimmte Substanzen bei Kontakt mit dem Körper eine Krebserkrankung auslösen können. Vor allem war ihm die Häufung einer sehr seltenen Tumorform des Nasenraums aufgefallen. Ausgerechnet Menschen, die sich dem extensiven Genuß von Schnupftabak hingaben, erkrankten häufig an dieser für gewöhnlich kaum auftretenden Krebsform.

Die Tabak-Genießer ahnten die Gefahr damals ebensowenig wie Personen, die rein beruflich mit giftigen Substanzen zu tun hatten. Mit der Zeit stießen Ärzte wiederholt auf solche Zusammenhänge. Außerdem nahm mit der Technisierung auch die Zahl der schädlichen Quellen zu. Sie reichten bis hin zur Röntgenstrahlung, die bald nach ihrer Entdeckung noch ohne Schutzmaßnahmen eingesetzt wurde. Wer beruflich ständig damit arbeitete, erkrankte mit weit größerer Wahrscheinlichkeit an Krebs. Tatsächlich nahm also die Zahl der Krebserkrankungen in der westlichen Industriegesellschaft immer mehr zu.

Eine traurige Erkenntnis. Und der »Trend« setzt sich bekanntlich bis in unsere Tage fort. Nachdem die ersten krebserzeugenden Stoffe (*Karzinogene* oder auch *Kanzerogene*) identifiziert waren, ließen sich zwei Arten von ihnen herauskristallisieren: chemische Auslöser und physikalische Auslöser. Teer zum Beispiel zählt zur ersten Gruppe. Mit durchaus makabren Tierversuchen – an sich ein eigenes Thema der Wissenschaft – stellte der japanische Krebsforscher Katsusaburo Yamagiwa im Jahr 1915 fest, selbst Krebs erzeugen zu können. Er hatte die Ohren von 137 Kaninchen rund drei Monate lang jeweils im Abstand von zwei bis drei Tagen mit einem Extrakt aus Steinkohleteer eingerieben. Bereits nach einem Jahr traten bei sieben Tieren invasive Karzinome auf. Yamagiwa faßte seinen Triumph sogar in Gedichtform, in ein japanisches *Haiku*-Fragment:

»Schaffen kann ich Krebs,
Stolz geh' ich ein paar Schritte.«

Kommentar grundsätzlich überflüssig. Was abgesehen davon die Suche nach krebserregenden Substanzen so schwierig machte, lag an der meist relativ großen Zeitspanne, die zwischen dem Kontakt mit dem eigentlich Auslöser und dem Ausbruch der Krankheit liegt. Auch Teer als bestimmender Faktor von Lungenkrebs bei Rauchern wurde erst sehr spät auf die »rote Liste« gesetzt. Doch je mehr das Rauchen in Mode kam, desto mehr Leute bekamen auch Lungenkrebs. Schnell wuchs die Liste der Karzinogene. Heute sind ungezählte Stoffe bekannt, die bei längerem Körperkontakt – sowohl oberflächlich als auch durch Inkorporation – verschiedene Krebsformen erzeugen können. Unter anderem zählen zu diesen Stoffen:

- Tabaksinhaltsstoffe, vor allem Teere,
- Asbest, arsenige Säure und ihre Salze, Chlor- und Chromverbindungen, Nickel- und Nickelverbindungen, Kadmium und Kadmium-Verbindungen etc.,
- Azo-Farbstoffe – beispielsweise E123 (*Amaranth*),
- Anstreichfarben und Lacke,
- Formaldehyd,
- künstliche Mineralfasern,
- Haarfärbemittel – beim beruflichen Umgang, nicht bei Friseurkunden,
- Pestizide,
- Aflatoxine – ein Schimmelpilzgift (*Mykotoxin*),
- Benzol und Benzolverbindungen,
- Mineralöle, Benzindämpfe,
- Aromatische Amine, zum Beispiel Anilin und seine Derivate,
- Acrylamid (Propenamid), Polyacrylamid – vor allem als Ergebnis starker Erhitzung von Kartoffelprodukten (Chips, Pommes Frites). Aromatische Amine finden sich auch in

Ausgangsstoffen von Arzneimitteln, Kunststoffen, Pflanzenschutzmitteln, Farbstoffen etc.,
- Polyzyklische aromatische Kohlenwasserstoffe (*PAHs*) – entstehen bei intensiver Erhitzung von Fleisch,
- Nitrosamine – entstehen durch Erhitzung aus dem Speisemittelzusatz Nitrat,
- Paracetamol – dieses Schmerzmittel wird in einigen Listen ebenfalls als Karzinogen geführt (Auslöser von Harnblasenkrebs),
- Alkohol,
- mit Schwermetallen belastete Nahrungsmittel usw.

Diese Liste ist keineswegs komplett, vermittelt aber zumindest einen Überblick über das reichhaltige »Angebot« von krebsauslösenden Chemikalien, wie sie unsere Gesellschaft bereithält. Zu den physikalischen Auslösern zählt ionisierende Strahlung, also energiereiches Licht wie UV-, Röntgen- oder auch Gammastrahlung. Hinzu kommt Teilchenstrahlung, also Alpha- und Betastrahlung.

Mechanische Dauerbelastungen wie permanenter Druck auf bestimmte Körperregionen können ebenfalls zu malignen Veränderungen und damit zu Krebs führen.

Und Bakterien? Sind sie eine weitere Möglichkeit, an Krebs zu erkranken? Manche Leute sind sich in der Tat unsicher, ob Krebs vielleicht ansteckend sein könnte. Ab und an kommt es vor, daß Menschen, die erwähnen, an Krebs erkrankt zu sein, plötzlich gemieden werden. Doch Krebs an sich ist überhaupt keine ansteckende Krankheit.

Bakterien und Viren

Das einzige Bakterium, das heute als karzinogen gilt, ist *Heliobacter pylori*. Doch läßt sich ein Zusammenhang auch hier lediglich indirekt herstellen. Dieses winzige Bakterium weist eine spiralige (*helikale*) Form auf und verfügt an seiner Zelloberfläche über fadenförmige Geißelfortsätze, mit denen es sich leicht bewegen kann. Im Magen bohrt sich das Bakterium in die Schleimhaut hinein und erzeugt dort kraterförmige Verletzungen (*Ulcera*). Ergebnis davon sind Magenentzündung (*Gastritis*) und Magengeschwür (*Ulcus ventriculi*). Die Bakterien dringen auch in die Schleimhaut des Zwölffingerdarms vor und bewirken dort gleichfalls Entzündungen und Geschwüre.

Die Magengeschwüre können in bösartige Formen übergehen, so daß die endgültige Folge von *Heliobacter pylori* Magenkrebs (*Carcinoma ventriculi*) sein kann. Mediziner haben eine starke statistische Verbindung zwischen dem Bakterium und dem Auftreten von Magenkrebs festgestellt; allerdings konnte immer noch nicht geklärt werden, wie groß nun der Anteil des Bakteriums an dessen Entstehung ist. Auch muß eine Infektion mit *Heliobacter pylori* nicht zwangsläufig Krebs zur Folge haben. Trotz dieses Sonderfalls ist Krebs keineswegs eine bakterielle Infektionskrankheit.

Eine andere interessante Entdeckung brachte die Wissenschaft aber auf neue Spuren, wenn es um die Frage nach den Ursprüngen von Krebs ging.

Der amerikanische Forscher Peyton Rous, seines Zeichens unter anderem einer der ehemaligen Direktoren des berühmten *Sloan-Kettering*-Institutes für Krebsforschung sowie Mitarbeiter am *Rockefeller Institute*, hatte 1909 ein wichtiges, wenn auch unschönes Experiment durchgeführt. Alles begann mit der Henne eines Hühnerzüchters. Das Tier war an einem großen Tumor erkrankt und sollte nun vom Krebsforscher geheilt werden. Rous wußte, daß er nichts mehr tun konnte. Also drehte er den Spieß um und erklärte die Henne zum Versuchtier. Wenn sie ohnehin nicht weiterleben würde, dann konnte sie auch für die Wissenschaft sterben. Also tötete Rous das Tier, entnahm den Tumor und zerquetschte die Masse, um den übrig gebliebenen Brei durch ein Porzellanfilter zu pressen. Auf diesem Wege stellte er sicher, daß nur die elementarsten Bestandteile des Tumors übrig blieben. Im nächsten Schritt spritzte er einem anderen Huhn den verflüssigten Tumor. Es sollte nicht lange dauern, bis genau an der Einstichstelle ein gleichartiger Tumor entstand.

Rous hatte also das unglückliche Tier regelrecht mit Krebs *infiziert.* Krebs – doch eine ansteckende Krankheit? Nicht im eigentlichen Sinne. Zum einen hatte der Forscher bei dieser »Ansteckung« wirklich kräftig nachgeholfen. Zum anderen war da noch die Tatsache, daß irgendwelche Bakterien schon gar nicht auf diesem Wege übertragen werden konnten. Denn sie waren dafür einfach zu groß! Rous hatte nämlich wirklich ganze Arbeit geleistet, indem er den Tumorbrei durch ein Porzellanfilter hindurchquetschte. Diese Art von Filter ist so fein, daß nicht einmal eine einzelne Zelle hindurchpaßt. Das einzige, was hier noch durchkommt, sind Zellbestandteile beziehungsweise geheimnisvolle Wesen an der »Schallgrenze« zwischen Leben und Tod: die Viren. Sie sind tatsächlich in der Lage, Krebs zu erzeugen. Sollten am Ende also doch jene Wissenschaftler recht behalten, die schon vor mehr als hundert Jahren prognostiziert hatten, daß Krebs durch Mikroorganismen oder Viren übertragbar ist? Bis zu einem gewissen Grad auf jeden Fall. Bestimmte Viren und auch Parasiten können ebenso wie das Bakterium *Helibacter pylori* eine Krebserkrankung mit sich bringen. Vor allem in den Entwicklungsländern können häufige Infektionskrankheiten Krebs im Gefolge haben; so schätzt man, daß weltweit immerhin rund 15 Prozent der Krebstodesfälle auf eine anfängliche Infektion zurückzuführen sind. Bei der grundsätzlich größeren Hygiene in den industrialisierten Ländern sinkt die Quote ungefähr auf ein Drittel, also rund fünf Prozent.

Wie so oft, besteht das Problem einer genaueren Bezifferung in der bemerkenswerten Zeitspanne, die zwischen einer möglichen anfänglichen Infektion und dem Ausbruch einer damit verbundenen Krebserkrankung liegt. Diese Periode kann durchaus etliche Jahrzehnte umfassen. Wer sich als Kind oder Jugendlicher infiziert hat, entwickelt also möglicherweise erst im Vorrentenalter einen mit dem Vorfall verbundenen Krebs. Wie sicher läßt sich dann also überhaupt noch die Infektion als Ursache festnageln? Möglicherweise gab es andere Ereignisse im Leben, die ebenso als Krebsauslöser in Frage kommen.

DNA-Viren

Als häufigste Vertreter von krebsauslösenden Erregern gelten die *DNA-Viren*, die in einen Wirtsorganismus eindringen (Tier, Mensch), um die dortigen Zellverbände zur Produktion von Viren-Kopien zu zwingen. Sie verbreiten sich ungehindert und führen schließlich zu Krebs.

Zu diesen Eindringlingen zählen besonders zwei Arten der humanen *Papillom-Viren*: Nummer 16 und Nummer 18. Sie kommen weitaus öfter bei Frauen als bei Männern vor, werden auf sexuellem Weg übertragen und sind die häufigsten Erreger von Krebserkrankungen der Geschlechtsorgane. Vor allem der Gebärmutterhals ist davon betroffen. Zu den DNA-Viren zählen auch *Hepatitis-B-* und *-C-Viren*, die als Verursacher von Leberkrebs gelten. Auch andere Viren sind in der Lage, Krebs zu erzeugen – ganz ähnlich wie seinerzeit der vorhin erwähnte Japaner Yamagiwa mit seinen Kaninchen. So ist auch das *Epstein-Barr-Virus* dazu in der Lage. Es gilt als Hauptauslöser des »Studentenfiebers«, bekannter als das *Pfeiffersche Drüsenfieber*. Dabei handelt es sich um eine akute, fieberhafte Systemerkrankung des lymphatischen Gewebes. Neben Fieber treten unter anderem Lymphknotenschwellungen und Vergrößerungen von Milz und Leber auf. Die Krankheit befällt besonders Kinder und Jugendliche und beginnt oft mit einer Angina.

Das Epstein-Barr-Virus besitzt auch kanzerogene Eigenschaften. Es kann verschiedene Arten von Tumoren auslösen: Nach verbreiteter Meinung gehen rund 50 Prozent aller Tumore des Nasen-Rachen-Raumes auf dieses Virus zurück, außerdem rund 30 Prozent aller *Hodgkin-Lymphome* (*maligne Lymphogranulomatose*). Dieser Krebs, der verschiedene Unterarten kennt, äußert sich als bösartige Erkrankung des lymphatischen Gewebes mit tumorartigen Wucherungen unter anderem des Bindegewebes. Die übrigen *Lymphome*, also sämtliche bösartige Erkrankungen des Lymphsystems mit Ausnahme der *malignen Lymphogranulomatose* (also alle *Non-Hodgkin-Lymphome*), gehen anscheinend immerhin noch zu zehn Prozent auf das Epstein-Barr-Virus zurück. Auch einige Varianten von Magenkrebs könnten mit ihm in Verbindung stehen.

Auf der Liste der viralen Krebsauslöser darf ein weiterer nicht fehlen: das *HI-Virus*, das als Erreger der menschlichen Immunschwächekrankheit *AIDS* seinen Ruf als weltweit gefürchteter Schreckensbringer gefestigt hat und immer noch nicht wirksam bekämpft werden kann. *HIV* kann einen besonderen Typ von Weichteil-Krebs auslösen, das *Kaposi-Sarkom*, sowie verschiedene Arten von Lymphomen.

Wie andere Karzinogene bergen diese Viren das Potential für Krebs, ohne ihn auch wirklich erzeugen zu müssen. Dabei ist unklar, warum nicht alle Infizierten gleichermaßen von Krebs betroffen sind. Offenbar gibt es bestimmte Prädispositionen, die für die Krebsentstehung nötig sind.

Die Molekülebene

Wie auch immer die Viren letztlich mit dem Krebs in Verbindung stehen, Experimente wie das von Peyton Rous führten die Forschung näher an die eigentlichen Ursachen des Krebses heran, die bis auf die molekulare Ebene hinabreichen. Hier, mitten in der Welt einzelner Zellen und ihrer Erbsubstanz, finden schicksalhafte Veränderungen statt, die sich für uns schließlich als eine der schwersten Krankheiten äußern, wie sie einen Menschen überhaupt treffen können. Auf dieser mikroskopischen und teilweise submikroskopischen Ebene enthüllen sich allmählich einige Geheimnisse, die den Krebs umgeben. Diese beginnende Enträtselung des Geschehens nimmt ihm auch ein wenig von seiner scheinbar lebensverachtenden Bedrohlichkeit. So heimtückisch und bösartig der Krebs auch auf uns wirkt, diese »Vermenschlichung« ist dann doch zuviel der Ehre. Denn, etwas sarkastisch ausgedrückt, nicht einmal ein Hirntumor ist zu eigenem Denken fähig. Will sagen: Seine Entstehung und seine »Attacke« auf den Organismus ist natürlich nicht zielgerichtet und beabsichtigt, sondern nach heutigem Kenntnisstand das bedauerliche Ergebnis einer Reihe von Fehlern, die auf der Ebene von Genen und Molekülen stattfindet. Wenn man so will: schnöde Biochemie also, allerdings mit lebensbedrohlicher Konsequenz. Sind es doch alles entscheidende, schicksalsträchtige Tippfehler im Manuskript des Lebens.

Das Verständnis der zellulären Vorgänge trägt jedoch, wie gesagt, möglicherweise ein klein wenig zu einer neutraleren Betrachtung des »Phänomens Krebs« bei.

Aus manchem zuvor Gesagten geht bereits hervor, daß Krebs eine Krankheit ist, die durch viele verschiedene, teils auch zusammenwirkende Faktoren ausgelöst wird und verschiedene Ausprägungen besitzt. So wird zwangsläufig auch die Behandlung verschiedene Wege gehen müssen. Doch das biochemische Grundprinzip, wie Krebs entsteht, zeigt ein festes Muster.

Um einen Programmfehler zu entdecken, muß man zunächst einmal wissen, wo man danach zu suchen hat und wie ein funktionierendes Programm überhaupt aussieht.

Im Jahr 1962 erhielten die beiden amerikanischen Forscher James Watson und Francis Crick gemeinsam mit ihrem Kollegen Maurice Wilkins den Nobelpreis für Medizin. Das Komitee dachte ihnen diesen wohl begehrtesten Wissenschaftspreis für die Entschlüsselung der *DNA*-Struktur zu. Denn damit waren sie einem ganz zentralen Geheimnis des Lebens auf die Spur gekommen.

Gene in der Doppelhelix

DNA, die *Desoxyribonukleinsäure*, enthält sämtliche Informationen, die Aufbau und Funktionen eines Lebewesens bestimmen. Das Riesenmolekül speichert den kompletten Bauplan des Lebens, und das ist überall so: angefangen beim »simplen« Einzeller über komplexe Formen von Pflanzen und Tieren bis hin zum Menschen. Die DNA ist der Sitz aller Gene, von denen jedes die Information zur Synthese eines Eiweißstoffs birgt – Grundstoffe unseres Körpers.

Das Riesenmolekül der DNA besteht aus zwei »Holmen« oder »Strängen«. In jedem sind Zuckermoleküle (*Desoxyribose*) mit Phosphorsäure verbunden: am Zuckermolekül die Säure, an ihr wieder ein Zuckermolekül, daran das nächste Molekül der Phosphorsäure und immer so weiter. Eine beinahe unendliche Kette. Direkt neben ihr die zweite Kette des anderen Holmes. Aus den sich gegenüberliegenden Zuckermolekülen der beiden Stränge zweigen jeweils *organische Basen* nach innen ab, vier Arten insgesamt: *Adenin* (*A*) und *Thymin* (*T*) sowie *Guanin* (*G*) und *Cytosin* (*C*). A und T verbinden sich ebenso wie G und C nach dem Schlüssel-Schloß-Prinzip zu einem Querbalken. Wie die Sprossen einer Strickleiter halten sie die beiden seitlichen Stränge zusammen. Die Molekülgeometrie bewirkt, daß die Orientierung der Sprossen von Stufe zu Stufe versetzt ist: Die Strickleiter wird also um ihre zentrale Längsachse gewunden und bildet eine Doppelspirale – die berühmte *Doppelhelix* der DNA. Nach jeweils zehn Sprossen ist eine komplette Drehung erreicht. Die Abfolge der einzelnen Basenpaare bestimmt eine Folge von *Aminosäuren* als Bausteine der Eiweiße (*Proteine*). Jeweils drei Basen codieren dabei eine einzelne Aminosäure. Das *Basentriplett* GGT steht für *Glycin*, GCA für *Alanin* und AAG beispielsweise für die Aminosäure *Lysin*.

Insgesamt kommen im Menschen 20 verschiedene natürliche Aminosäuren vor. Dieser Zahl stehen 64 Kombinationsmöglichkeiten der Tripletts gegenüber. Deshalb gibt es in den meisten Fällen zwei bis vier verschiedene Codierungen für eine Aminosäure. So codieren sowohl GCA wie GCG das Alanin. Ungeachtet dessen bilden jeweils tausend Basenpaare ein einzelnes Gen in unserem Erbgut. Und jedes Gen enthält die »Bauanleitung« für einen ganz bestimmten Eiweißstoff.

Unser gesamtes Erbgut ist innerhalb jeder Zelle untergebracht, im Zellkern. Im weiteren Verlauf der molekularen Reproduktionsvorgänge werden die Stränge mit Hilfe bestimmter Eiweiße mitten durch die Basenpaare wie ein Reißverschluß aufgetrennt und dann durch Anfügen der jeweils komplementären Basen in Negative »umkopiert«. Ähnlich wie bei der Entwicklung eines Filmstreifens im Fotolabor wird anschließend aus dem Negativ wieder ein Positiv gemacht, die identische Kopie der ursprünglichen Erbinformation: als Grundvoraussetzung dafür, daß jede Tochterzelle bei der Zellteilung einen kompletten Gensatz erhält, der in den Chromosomen des Zellkerns gespeichert wird.

Die meisten Gene codieren wie erwähnt jeweils ein Protein.

Diese Eiweißstoffe dienen den unterschiedlichsten Aufgaben im Körper und sind allgegenwärtig. Um einwandfrei zu funktionieren, müssen sie genau nach Bauplan zusammengesetzt sein. Stimmt aber dieser Plan nicht, entsteht auch ein fehlerhaftes Protein. Karzinogene, die in das Innere der Zelle eindringen und auf die Erbsubstanz treffen, können solche Fehler auslösen. Ein einzelner Schaden kann durch körpereigene Schutzmechanismen noch gut repariert werden und macht sich nicht bemerkbar. Summieren sich aber die Defekte, gerät das System außer Kontrolle. Entscheidend ist außerdem, wo der Schadensfall eintritt.

»Krebsgene«

Zwei kleine und sehr spezialisierte Gruppen von Genen sind besonders gefährdet, zu echten »Krebsgenen« zu entarten:

- *Proto-Onkogene* und
- *Tumor-Suppressor-Gene.*

Beide haben mit dem Zellwachstum zu tun. Und schon ihr Name verrät jeweils etwas über diese Gene. Ein »Proto-Onkogen« ist auf gut Deutsch ein Krebsgen-Vorläufer. An sich also harmlos, birgt er jedoch eine latente Gefahr.

Wozu gibt es diese genetischen Zeitbomben des Krebses überhaupt? Die Antwort fällt schlicht aus. Denn genauer betrachtet sind Proto-Onkogene nicht nur harmlos, sondern vielmehr *lebensnotwendig*. So paradox das klingen mag, doch ohne die Krebsgen-Vorläufer wäre die Welt eine ziemlich öde Wüste. Ohne diesen Gentyp gäbe es kein Leben auf der Erde, zumindest nicht nach der uns bekannten Art. Keine Pflanzen, keine Menschen und Tiere. Denn die Proto-Onkogene sind mitverantwortlich für Wachstum und Teilung einer Zelle. Sie sind für eine ganze Reihe an damit verbundenen komplexen Vorgängen verantwortlich und übernehmen dabei die Funktion eines Antriebsmotors. Wenn das Proto-Onkogen allerdings unkontrolliert tätig wird, treibt es ein unerwünschtes Wachstum weiter. Es wird zum *Onkogen*, einem Krebsgen. Jede Körperzelle ist deshalb auch mit nützlichen Gegenspielern ausgestattet: eben den erwähnten Tumor-Suppressor-Genen, den »Tumor-Unterdrückern«. Sie übernehmen die Funktion von Bremsen: Sollte ein Proto-Onkogen mutieren und sich in ein Onkogen verwandeln, können jene Tumor-Suppressoren einer bedrohlichen Entwicklung entgegenwirken und das Wachstum bremsen. Wenn aber innerhalb einer Zelle sowohl hemmungsloses Wachstum durch *mutierte* Proto-Onkogene gefördert wird als auch die Bremsen defekt sind, weil ebenfalls eine Mutation im Suppressor-Gen stattgefunden hat, dann wird die Situation wirklich gefährlich.

Im Inneren der Zelle spielen sich natürlich viele weitere Vorgänge ab, die ein unkontrolliertes Wachstum verursachen können. Hier gibt es zahlreiche »Schnittstellen« und Ansatzpunkte, an denen ein fehlerhaftes Programm fatale Folgen haben kann. Eine »normale« Zelle wächst nur zeitweilig, wenn sie bestimmte Signale von außen erhalten hat. Schließlich befindet sie sich zusammen mit unzähligen »Artgenossen« in einem riesigen Zellverband und muß mit ihm einen molekularen Dialog führen. Genau wie in unserer Gesellschaft ist nur so eine harmonische, friedliche Koexistenz möglich.

Ständig schießen Abermilliarden von Molekülsignalen durch unsere innere Welt zwischen den 30 Billionen Zellen unseres Körpers hin und her. Ganze Kaskaden und komplexe Informationsketten ergießen sich auf und in die Zellen hinein, um in einer vielfach noch kaum enträtselten Sprache miteinander zu kommunizieren. Diese Sprache ermöglicht erst das Dasein von vielzelligen Lebewesen mit komplizierten und hochspezialisierten Organen.

An der Oberfläche von Zellen warten »Empfangsantennen« auf das Eintreffen von Signalen aus der Nachbarschaft. Diese Empfängermoleküle oder *Rezeptoren* können zum Beispiel speziell auf *Wachstumsfaktoren* ausgerichtet sein – auf Moleküle, die andere Zellen ausgesandt haben und ihrem Partner mitteilen, daß es nun eben an der Zeit ist, größer zu werden und sich zu teilen. Die Botschaft trifft auf dem entsprechenden Rezeptor auf und wird mittels einer vielstufigen Informationskaskade in den Zellkern hinein transportiert, um dort die nötigen Schritte in Gang zu bringen.

Ein völlig natürlicher Ablauf und eine demokratische Entscheidung eines regulären Zellverbandes. Ein mutiertes Proto-Onkogen kann allerdings vieles durcheinanderbringen. Beispielsweise veranlaßt es eine Zelle zur überschäumenden Produktion an Wachstumsfaktoren, die nicht nur die Ursprungszelle zum Wachstum anregen, sondern auch zu den Zellen der Umgebung ausgeschüttet werden. Wachstumsrezeptoren sowie einzelne Elemente einer zum Zellkern führenden Signalkette dieses *stimulatorischen* Systems können ebenfalls schadhaft sein. Zum Beispiel kann ein defekter Rezeptor an der Zelloberfläche fortwährend Wachstumssignale ins Zellinnere abgeben, obwohl überhaupt kein Wachstumsfaktor an ihn gebunden ist. Jener Zelle wird also eine falsche Botschaft untergejubelt, die nie abgesandt wurde.

Dem anregenden System steht eine zweite Signalkette mit hemmender Wirkung gegenüber: das *inhibitorische* Signalsystem. Auch hier kann es geschehen, daß eine wichtige Botschaft, die andere Zellen abgeschickt haben, nicht ankommt. Die Zellnachbarn geben beispielsweise einen wachstumshemmenden Faktor frei, der an einen entsprechenden Rezeptor auf der Zielzelle andockt. Weil aber in der Übertragungskette ein Übermittlungs-Protein ausgefallen ist, geht die Botschaft nicht weiter. Die Leitung nach innen ist von hier an unterbrochen, und die Zelle wächst trotz gegenteiliger Aufforderung weiter. Mehrere Funktionsfehler in ein und derselben Zelle schalten schließlich sämtliche Sicherungssysteme aus.

So können ein defektes Element in der hemmenden Signalkette, ein fehlendes Suppressor-Gen und eine falsche Wachstumsbotschaft vom stimulierenden System unter Umständen den Anfang einer Katastrophe einleiten. Auf der anregenden Seite entstehen fortwährend Wachstumssignale, weil ein defekter Rezeptor diese Geisterbotschaften ohne äußeren Auftrag zum Zellkern schickt; auf der blockierenden Seite bleibt das Stopp-Signal auf halbem Weg stekken. Also wächst die Zelle, was das Zeug hält. Kann das Immunsystem sie rechtzeitig erkennen, wird sie unschädlich gemacht. Sobald aber der immerhin körpereigene Krebskeim sich genügend tarnen kann, entgeht er der Entdeckung und kann weiter wachsen. Und immer weiter, bis er zu einem schwer besiegbaren Tumor wird.

Neben seiner molekularen Fähigkeit, die diversen Angreifer zu täuschen, verfügt er über weitere gefährliche Eigenschaften.

Unsterblichkeit

Das Gen *p53* spielt eine ganz bedeutende Rolle unter den Suppressoren. *p53* codiert das gleichnamige Protein p53. Es nimmt eine Führungsposition bei verschiedenen wichtigen Zellprozessen ein. So kontrolliert es andere Tumor-Unterdrücker, hält nach Schäden im Erbgut Ausschau und kümmert sich darum, daß bei der Zellteilung jeder einzelne Vorgang auch seine Richtigkeit hat. Alles in allem wacht es peinlich genau über den Allgemeinzustand der Zelle. Und sollte p53 dabei bedrohliche Veränderungen feststellen, leitet es sogar ein »Selbstmord-Programm« ein. Im Interesse des Gemeinwohls vernichtet sich dabei die Zelle auf Order von p53 selbst, ein Vorgang, der als *Apoptose* bekannt ist.

Doch auch in der völlig gesunden Zelle steuert p53 den Alterungsprozeß: eine »innere Uhr«, die nur eine gewisse Zahl an Zellteilungen zuläßt, bis die Zelle ganz natürlich abstirbt. Der Countdown dazu wird an den Chromosomen-Enden (*Telomere*) gezählt. Bei jeder Zellteilung verkürzen sich diese Endstücke. Irgendwann ist eine Mindestlänge erreicht. In diesem Moment bekommt die Zelle das Signal, keinen neuen Teilungszyklus mehr einzuleiten. Sollte sie wegen eines Programmfehlers dennoch weiterwachsen und sich reproduzieren, verkürzen sich die Telomere noch mehr, wobei der Gensatz angegriffen und zerstört wird. Die Zelle kann nicht mehr weiter existieren und stirbt ab. Wenn aber *p53* selbst defekt ist und somit auch das zugehörige Protein nicht mehr funktionieren kann, zählt die innere Uhr nicht mehr mit. Die Folge davon ist der Traum eines jeden Menschen, der hier zum Alptraum wird: Unsterblichkeit.

Die Krebszelle wird unsterblich, weil sich ein bestimmtes Enzym bei jeder Teilung darum bemüht, die Chromosomen-Enden wieder zu ergänzen. Damit kann das Wachstum schrankenlos werden und ausarten; selbst wenn die Zyklen längst komplett durchlaufen sind, kommt von nirgendwo her ein Stoppsignal, denn die Mindestlänge der Telomere wird nie unterschritten. Das Wachstum geht folglich ungehindert weiter. Und die Zelle ist auch durch andere Konditionen darin nicht zu bremsen; bei ihr wirkt keine jener Bedingungen, unter denen das Gedeihen einer gesunden Zelle normalerweise sofort zum Stillstand kommt. Tumorzellen sind entartet und nicht auf ein besonderes Gewebe spezialisiert.

Wenn es einer getarnten Krebszelle gelungen ist, zu einem Primärtumor heranzuwachsen, lösen sich irgendwann einzelne bösartige Zellen ab und werden über Blut oder Lymphe durch den Körper in andere Gewebe hineingetragen.

Wachstum und Verbreitung

Da Krebszellen verhältnismäßig groß sind, bleiben sie bevorzugt in feinen Kapillaren hängen, zum Beispiel im Lungengewebe, und können dort Metastasen als Absiedlungen des Primärtumors bilden. Eine gewöhnliche Zelle, die sich aus ihrem Zellverband löst und einsam durch den Körper treibt, wird irgendwann durch Signale auf ihren Alleingang aufmerksam gemacht, was wiederum die Apoptose einleitet. Diese Signalfolge aber ist bei der Krebszelle unterbrochen, folglich wächst sie unbekümmert weiter.

Der Krebs erfüllt alle Voraussetzungen, um sich überall im Körper zu verbreiten. Ein *gutartiger* Tumor wächst nur an einer Stelle und verdrängt das ihn umgebende Gewebe. Wenn der Entstehungsort dieses Tumors nicht kritisch ist, läßt er sich gut entfernen und stellt kein weiteres Risiko dar. Der bösartige Ersttumor jedoch hat bis zu seiner Entdeckung möglicherweise andernorts schon *Mikrometastasen* gebildet, die sich nicht finden lassen und insgeheim wachsen.

Krebszellen sind auch mit Enzymen ausgestattet, die verschiedene Membranen auflösen und damit für die entartete Zelle passierbar machen. So können sie leicht in den Blutstrom oder in die Lymphbahnen gelangen, was ihrer Verbreitung sehr förderlich ist.

Am eigentlichen Entstehungsort frißt sich der bösartige Tumor schließlich invasiv ins umliegende Gewebe hinein. Er verdrängt es also nicht einfach.

Die Entwicklung eines Tumors verläuft in mehreren Phasen. Ein Tumor des Deck- oder Drüsengewebes (*Epithel-Tumor*) beispielsweise durchläuft folgende Entwicklungsstationen:

- Genetische Zellveränderung – Im Gewebe führt eine Mutation bei einer Zelle zu einer Teilung ohne entsprechendes äußeres Signal.
- Hyperplasie – Die Zelle bildet relativ schnell Tochterzellen. Sie fällt ansonsten nicht auf, das Wachstum läuft aber beschleunigt ab mit dem Ergebnis einer Vergrößerung (*Hyperplasie*) des Ursprungsgewebes. Bis zu diesem Zeitpunkt sind aus der ersten mutierten Zelle bereits Millionen Tochterzellen entstanden. Wenn eine dieser bereits veränderten Zellen eine weitere Mutation erfährt, wird das Wachstum noch ungezügelter.
- Dysplasie – Diese neue »Generation« von mutierten Zellen zeigt auch äußerliche Abweichungen; langsam bildet sich ein unregelmäßiger Zellverband deformierter Zellen heraus. Sie sind anomal geformt und zueinander orientiert.
- Präinvasiver Tumor – Eine seltene Folgemutation führt zu noch stärkeren Veränderungen, doch formt der Tumor weiterhin ein eigenständiges Gebilde, das nicht in das umliegende gesunde Gewebe eindringt. Er befindet sich jedoch im Zustand vor seiner Invasion (*»präinvasiv«*). Unter Umständen verbleibt er in diesem Zustand.
- Invasiver Tumor – Das Gebilde entwickelt durch eine vierte sowie nach vielleicht noch weiteren genetischen Mutationen eine stark entartete Zellgeneration, die von nun an in der Lage ist, in das Gewebe der Umgebung einzudringen und seine kranken Zellen in Blut und Lymphe abzugeben. Jetzt ist aus der Geschwulst endgültig ein bösartiger Tumor geworden, der gefährlich wächst und den Körper mit Metastasen heimsuchen kann.

Das Beispiel mit dem Schachbrett

Tumoren wachsen unterschiedlich schnell. Die Rate wird anschaulich durch die *Verdoppelungszeit* ausgedrückt. Bei einigen Formen kann sich die Geschwulstmasse innerhalb von zwei bis vier Wochen verdoppeln, bei anderen Tumoren dauert dieser Vorgang zwischen drei und sechs Monate. Das Wachstum verläuft exponentiell mit Basis zwei. Die Situation gleicht dem bekannten Beispiel mit dem Schachbrett. Hier sind acht auf acht Felder im Quadrat angeordnet. Wenn man ein Reiskorn auf das erste Feld legt und die Zahl auf dem jeweils nächsten Feld verdoppelt, wie viele Reiskörner müßte man auf das letzte Feld – also Nummer 64 – legen? Das zweite Feld erhält zwei Reiskörner, das dritte vier; auf Feld Nummer vier müssen demnach also acht gelegt werden, dann 16, 32 usw. Trotzdem, so viele dürften es ja nicht sein, denkt man. Von wegen. Auf Feld 20 müßte man bereits über eine Million Reiskörner quetschen, wenn das überhaupt ginge.

Und die Menge, die für Feld 64 bereitgestellt werden müßte, existiert auf der ganzen Welt nicht: Es sind über neun Trillionen Reiskörner oder in Zahlen ausgedrückt = 9 000 000 000 000 000 000 Stück!

Wenn ein Krebs sich 20 Mal verdoppelt hat, entspricht das im obigen Beispiel dem Feld 20 mit rund einer Million Körnern. Es ist also gut eine Million Zellen entstanden. Dafür benötigt ein langsamer wachsender Krebs 20 Mal drei Monate, also fünf Jahre. Trotzdem macht er sich im Körper noch nicht bemerkbar und kann auch diagnostisch noch nicht nachgewiesen werden. Bis dahin also konnte er klammheimlich wachsen und gedeihen. Seine Größe entspricht noch nicht einmal der einer Erbse. Doch die Verdoppelung führt nun immer schneller zu einem merklichen Massegewinn, so daß der Tumor jetzt in gleichen Zeiten wesentlich größer wird. Bis zu diesem Zeitpunkt kann er bereits einzelne Zellen von sich abgetrennt haben und Mikrometastasen bilden. Man schätzt, daß nur jede zehntausendste Krebszelle dabei überlebt und andernorts eine Absiedlung bilden kann. Doch leider reicht dieser sehr gering scheinende Prozentsatz aus, um Metastasen zum Hauptübel einer

Krebserkrankung werden zu lassen. Je früher der Krebs entdeckt wird, desto besser.

Doch wie läßt er sich aufspüren?

Kapitel 3

Wie Krebs entdeckt wird

Moderne Diagnostik

Zur Diagnose einer Krebserkrankung kommt es auf unterschiedlichen Wegen und mit unterschiedlichen Methoden. Auf den folgenden Seiten soll es zunächst um die gängigen medizinischen Verfahren gehen, mit denen heute eine Krebserkrankung diagnostiziert wird. Anschließend streifen wir die Wege der etablierten Krebstherapie, um uns dann den Möglichkeiten zuzuwenden, wie sie von der alternativen »sanften« Medizin her bestehen. Einige Methoden sollen etwas ausführlicher beschrieben werden, dem Motto folgend, daß vieles, was fremd ist, zunächst auch Sorgen bereitet, daß jedoch vieles, was man zumindest im Grundprinzip kennen und verstehen gelernt hat, nur noch halb so viel Angst einflößt.

Nicht anders ist dies bei etlichen hochtechnisierten Methoden, die zur Krebsdiagnostik eingesetzt werden.

Der Patient fühlt sich meist von der Apparatemedizin erdrückt, weiß nicht, womit er rechnen muß, und sorgt sich zuweilen völlig unnötigerweise. Nicht alle Prozeduren verursachen Schmerzen oder Unwohlsein. Hier ist es gut, im voraus Bescheid zu wissen. Natürlich sollte man auch da gewappnet sein, wo unangenehme Verfahren angewendet werden. Leider zählen bereits einige diagnostische Methoden zu dieser unerfreulichen Gruppe, vor allem aber auch so manche Therapie. Gerade in der Schulmedizin muß bekanntlich mit sehr belastenden Verfahren gerechnet werden.

Wann Krebs gefunden wird

Wie schon erwähnt, zählt zu den wirklich heimtückischen Eigenschaften des Krebses, oftmals keinerlei greifbare Krankheitssymptome aufzuweisen. Seine Entwicklung beginnt absolut schleichend;

zunächst deutet nichts auf eine bösartige (*maligne*) Veränderung von Gewebe hin.

Nochmals in kurzen Worten zusammengefaßt:

Der Tumor selbst schmerzt nicht; erst wenn er das umliegende Gewebe in Mitleidenschaft zieht, macht er sich bemerkbar. Er drückt nicht nur auf die ihn umgebenden Partien, sondern infiltriert sie. Darin liegt einer der Unterschiede zwischen einer bösartigen Geschwulst und einer gutartigen. Letztere verdrängt Gewebe lediglich durch ihr in der Regel langsameres Wachstum, ohne es gleichsam zu erobern und zu zerstören. Vor allem bilden solche gutartigen Tumoren keine Tochterabsiedlungen, die als Metastasen bekannt sind. Die nicht-krebsigen Formen verbleiben lokal und sind dadurch gut kontrollierbar. Selbstverständlich ist beispielsweise auch ein gutartiger (*benigner*) Gehirntumor eine schwerwiegende Erkrankung; doch das ganze Ausmaß der Bedrohlichkeit liegt bei bösartigen Geschwülsten in ihrer Eigenschaft, teils frühzeitig veränderte Zellen abzusondern, um sie über Blutbahn oder Lymphsystem im Körper zu verteilen. Sehr häufig ist dies bereits der Fall, wenn der Primärtumor entdeckt wird. Je früher man ihn entdeckt, desto höher sind in jedem einzelnen Fall natürlich auch die Heilungschancen.

Ein Lungentumor kann bereits lange bestehen, ohne auf sich aufmerksam zu machen. Er wächst in einen Hohlraum hinein und drückt daher lange Zeit nicht auf Umgebungsgewebe. Ein Hautkrebs wird als Wucherung an der Oberfläche hingegen bereits meist relativ früh erkannt.

Die eigentliche Krebsdiagnose kann mehr oder minder per Zufall erfolgen, wenn eine Untersuchung ursprünglich einem anderen Zweck diente. Man findet den Tumor schließlich bei Routine-Checks oder bei zunächst überhaupt nicht richtig einzuordnenden Beschwerden des Patienten. Häufig ist es auch umgekehrt: Ein Patient kommt zum Arzt, weil er anhaltende Beschwerden hat. Die Sorge, an Krebs erkrankt zu sein, bestätigt sich aber glücklicherweise nicht. Sein Leiden hat viel harmlosere Ursachen.

Anamnese

Der Arzt wird zunächst eine Anamnese erstellen, das heißt, durch gezielte Fragen und Überprüfungen die medizinische Vorgeschichte des Patienten rekonstruieren. Er wird dabei unter anderem folgende Aspekte und Faktoren berücksichtigen:

- Gab es in der letzten Zeit auffallende Veränderungen, beispielsweise im Leistungsvermögen oder beim Körpergewicht (sowohl Abnahme als auch Zunahme)?
- Gibt es eine familiäre Häufung von Krebserkrankungen? Liegen andere Erbkrankheiten vor?
- War der Patient vor längerer Zeit krebsauslösenden Bedingungen oder Substanzen ausgesetzt – chemischen Schadstoffen (*Noxen*), energiereicher elektromagnetischer/radioaktiver Strahlung? Wurde sein Immunsystem belastet?
- Treten Nachtschweiß, Schüttelfrost oder Fieber auf?
- Leidet der Patient unter unerklärlichen Schmerzen, oder finden sich Schwellungen und Rötungen an seinem Körper?
- Leidet der Patient unter Lähmungserscheinungen?

Dies sind nur einige Beispiele für Fragen, wie sie zur ersten Abklärung der Situation gestellt werden. Sichtbare Veränderungen am Körper werden natürlich direkt untersucht. Wie aber finden Ärzte heraus, ob ein Patient wirklich an Krebs erkrankt ist oder nicht? Welche Diagnosemethoden kommen heute zum Einsatz?

Röntgen

Wichtig sind alle bildgebenden Verfahren. Der »gute alte« Röntgenapparat wird dabei nach wie vor eingesetzt, doch wurde die Technik im Laufe der Zeit deutlich ausgebaut. Das Grundprinzip ist jedoch gleich geblieben.

Röntgenstrahlen sind besonders energiereiches Licht, dessen Wellenlänge so kurz ist, daß sie unser Auge längst nicht mehr wahrnehmen kann. Bei der Untersuchung durchdringen diese nicht ungefährlichen Strahlen den Körper des Patienten und fallen auf eine Filmplatte. Da Knochen, verschiedenartiges Gewebe und Organe das unsichtbare Röntgenlicht unterschiedlich stark abfangen, prägt sich dem Film ein Abbild des Körpers auf, das viele krankhafte Abweichungen zeigen kann. Tumore zeichnen sich als »Schatten« auf Röntgenbildern ab, erscheinen auf diesem *Negativ* also *hell.* Ihre Masse filtert die Röntgenstrahlung relativ stark heraus, nur wenig Licht erreicht die strahlungsempfindliche Trägerschicht und hinterläßt dort somit kaum eine Schwärzung. Eine *Osteoporose* als *Knochenausdünnung* hingegen bildet sich *dunkel* ab. Hier gelangt viel Röntgenstrahlung auf den Träger und schwärzt ihn merklich.

Mit Bleischürzen werden während der Aufnahme empfindliche Körperteile vor einfallender Röntgenstrahlung geschützt und nur die Bereiche belichtet, die genauer untersucht werden müssen. Einige wenige Röntgenaufnahmen belasten den Körper noch nicht in gefährdender Weise. Doch gilt: so viel wie nötig, so wenig wie möglich. Häufiges Röntgen stellt eine gesundheitliche Gefährdung dar.

Es ist nicht geklärt, ob schwache Röntgenbestrahlung im Körper befindliche, jedoch nicht aktive Krebszellen gleichsam »wecken« und »reizen« kann. Beinahe jede effektive Diagnosemethode birgt gewisse Risiken, die im Einzelfall abzuwägen sind. Allerdings stellen die konventionellen Verfahren die einzigen wirklich zuverlässigen Möglichkeiten bereit, um überhaupt festzustellen, ob eine Krebserkrankung vorliegt oder nicht. Vor allem geht es darum, den Herd rechtzeitig zu lokalisieren, um eine Streuung von Krebszellen in möglichst engen Grenzen zu halten.

Die Röntgenuntersuchung an sich ist völlig schmerzlos. In einigen Fällen werden zusätzliche Maßnahmen erforderlich, die für den Patienten nicht sehr angenehm sind. Soll beispielsweise der Darm bei Verdacht auf einen entsprechenden Tumor geröntgt werden, muß man ihn vorher mit einem Einlauf reinigen; Kontrastmittel wird dann ebenfalls als Klistier verabreicht. Dadurch entsteht ein starker Stuhldrang.

Kontrastmittel sind bei bildgebenden Untersuchungen allgemein üblich.

Kontrastverstärkung

Wie schon der Name sagt, sollen Kontrastmittel den Aufnahmekontrast erhöhen (Signalmodifikation) und krankhafte Veränderungen stärker hervorheben.

Ein Kontrastmittel wird in bestimmten Organen und Geweben angereichert. Blutgefäße zeichnen sich normalerweise nicht auf Röntgenaufnahmen ab. Injiziert man aber eine jodhaltige Lösung, so filtern sie die Strahlung und werfen einen Röntgenschatten. Diese bildgebende Methode wird *Angiographie* genannt.

Natürlich gibt es zahlreiche andere Verfahren. Zur Untersuchung des Magen-Darm-Bereiches verabreicht man die Kontrastmittel (Bariumbrei) oral, sie müssen also geschluckt werden und schmekken unangenehm. Die beim Röntgen eingesetzten Kontrastmittel lassen sich in zwei Gruppen einteilen:

- *röntgenpositive* Kontrastmittel und
- *röntgennegative* Kontrastmittel.

Die erste Gruppe besitzt eine hohe Dichte für Röntgenstrahlen, läßt sie also verhältnismäßig schlecht durch. Zu ihr zählen auch wasserlösliche und damit ins Gefäßsystem injizierbare jodhaltige Lösungen. Auch nicht-injizierbare, wasserunlösliche Substanzen wie der schon erwähnte Bariumbrei zählen zu dieser Gruppe.

Röntgennegative Kontrastmittel bewirken das Gegenteil im Bild. Die von ihnen beeinflußte Region wird wegen hoher Strahlendurchlässigkeit stark geschwärzt wiedergegeben. Wenn bei einer Angiographie beispielsweise jodhaltige Substanzen wegen Unverträglichkeit nicht injiziert werden dürfen, spritzt man statt dessen Kohlendioxid ins Blut.

Gefahren durch Kontrastmittel

Tatsächlich stellen die Kontrastmittel wie jedes gewöhnliche Medikament auch einen Risikofaktor dar. Allerdings gibt es einen wesentlichen Unterschied: Übliche Medikamente dienen therapeutischen Zwecken, sollen also bereits heilen, während Kontrastmittel allein der Diagnostik von Erkrankungen dienen. Man legt daher bei diesen Mitteln strengere Maßstäbe an, die Toleranzgrenzen sind hier enger gesetzt. Kontrastmittel müssen also im Verhältnis zu Therapeutika »unschädlicher« sein. Schlimmste Erfahrungen mit Kontrastmitteln machten Mediziner jedoch bereits in den 1930er Jahren. Damals gelangte das Mittel *Thorothrast* beim Röntgen zum Einsatz und führte oftmals erst Jahrzehnte nach den Untersuchungen zu malignen Lebertumoren. Strenge Verträglichkeitsstudien sollen Gefahren ähnlicher Art heute möglichst eliminieren. Allerdings darf dabei nicht übersehen werden, daß auch in unseren Tagen der Endpunkt medizinischer Erkenntnisse noch lange nicht erreicht ist. Wenn nicht alle Risikofaktoren erkannt sind und auch die tatsächlichen Gültigkeitsbereiche wissenschaftlicher Studien nicht eindeutig abgesteckt werden können, bleibt ein Restrisiko bestehen. In jedem Falle muß der behandelnde Arzt vor Verabreichen eines Kontrastmittels ein klärendes Gespräch mit dem Patienten führen. Er muß ihn auf die Risiken aufmerksam machen und Risikofaktoren herausfiltern. Zu den Gegenanzeigen zählen beispielsweise eine schlechte Nierenfunktion, eine Schilddrüsenüberfunktion, Allergien oder *Diabetes mellitus*. Unbedenklich sind typische Empfindungen wie Wärme- oder auch Kältegefühl während des Einspritzens von Kontrastmitteln, leichtes Hautjucken oder ein unangenehmer Geschmack. Sie alle vergehen schnell wieder.

Wichtig ist eine hohe Flüssigkeitsaufnahme nach der Untersuchung, um das von nun an völlig überflüssige Kontrastmittel möglichst schnell wieder aus dem Körper zu treiben. Zu Nebenwirkungen bei der Kontrastmittelgabe veröffentlichte die radiologische Abteilung der Universität Bonn folgende Angaben:

»Leichte Reaktionen führen z. B. zu Übelkeit und Erbrechen (1:100). Mittelschwere Reaktionen zu Juckreiz, Hautausschlag mit Quaddeln und leichten Atembeschwerden (1:500). Bei schweren Reaktionen kann es zu einer Verkrampfung der Bronchien, einer gefährlichen Schwellung des Kehlkopfes und zum Schock kommen. Zwischenfälle, die eine Behandlung auf einer Intensivstation erfordern, kommen mit einer Wahrscheinlichkeit von etwa 1:10 000 vor. Selbst ein tödlicher Ausgang ist möglich (1:20 000).

Sollten Sie die oben erwähnten Symptome verspüren, melden Sie sich bitte sofort! Bei allen Untersuchungen werden Sie durch ein Fenster oder eine Kamera überwacht, gleichzeitig ist eine Kontaktaufnahme über eine Gegensprechanlage und/oder eine Alarmklingel möglich.

Bei Auftreten einer Überempfindlichkeitsreaktion werden umgehend Medikamente über eine Armvene eingespritzt, die die Kontrastmittelreaktion unterbrechen. Bei schweren Symptomen kann darüber hinaus eventuell eine stationäre Nachbeobachtung erforderlich werden.

Im Rahmen derartiger Kontrastmittelreaktionen ist auch die Möglichkeit des Erbrechens gegeben. Aus diesem Grunde sollten Sie am Tage der Untersuchung keine großen Mahlzeiten zu sich nehmen und die letzten vier Stunden möglichst nüchtern bleiben … Sind in früheren Kontrastmitteluntersuchungen Symptome einer Überempfindlichkeit aufgetreten, sollten erneute Kontrastmittelgaben möglichst unterbleiben. Ist eine Kontrastmittelgabe unvermeidbar, sollte diese nur unter vorheriger Injektion von allergieblockierenden Medikamenten erfolgen!«

So weit die Patienteninformation der radiologischen Abteilung der Universität Bonn. Kontrastmittel sind also keineswegs ungefährlich, wenn auch die Wahrscheinlichkeit einer ernstlichen Gesundheitsgefahr sehr niedrig angesetzt wird.

Computertomographie

Kontrastmittel werden routinemäßig auch in der *Computertomographie* (*CT*) eingesetzt. Ein *Computertomograph* ist vom Grundprinzip ebenfalls ein Röntgenapparat, jedoch, wie der Name sagt, computergesteuert und hochkomplex. Röntgenstrahlen werden durch den Körper gesandt und gegenüber dem Sender von elektronischen Detektoren aufgefangen. Ein Computer berechnet die Unterschiede zwischen ausgesandter und aufgefangener Strahlung. Er berechnet für jeden einzelnen Punkt im Gewebe Dichtewerte und gibt sie am Bildschirm beziehungsweise im Ausdruck als zweidimensionale Darstellung von Grauwerten wieder.

Im Gegensatz zum konventionellen Röntgenbild läßt eine CT-Untersuchung vielschichtige Schnitte durch den Körper zu, bei theoretisch beinahe beliebiger Wahl der Schnittebenen und Schichtdicken. So entsteht ein dreidimensionales Bild des Körpers, wobei die Bildgenauigkeit mit der Zahl der Schichten zunimmt. Je dünner also der einzelne Schnitt, desto größer die Zahl der Aufnahmen, desto größer auch die Detailgenauigkeit, desto größer aber auch die Strahlenbelastung. Gewöhnliche Röntgenaufnahmen vermitteln hingegen ein »schwammigeres« Bild vom Körper. Die Röntgenstrahlen durchlaufen die gesamte Dicke des durchleuchteten Körperteils und bilden sie dann zweidimensional ab, also auf eine Dicke von Null geschrumpft. Schatten von Geweben unterschiedlicher Bereiche überlagern sich hier und erschweren eine Interpretation des Bildes. Diese Schwäche kennt das CT nicht. Auch Tumorgewebe hebt sich hier deutlicher von der Umgebung ab.

Ein Computertomograph ist ein beeindruckendes Instrument. Die Technik erfordert einen eigenen Diagnostikraum, der vom Tomographen beherrscht wird. In Anbetracht dieser massiven Technik dürfte sich mancher Patient regelrecht verloren fühlen, wobei hier letztlich nichts anderes als ein sehr moderner Röntgenapparat steht.

Der Patient wird auf einer Liege in die mittlere, röhrenartige Öffnung des Gerätes geschoben; eine Aktion, die bei einigen Menschen deutliche Beklemmungsgefühle auslöst. Hilfreich ist dabei, ganz einfach die Augen zu schließen und daran zu denken, sich jederzeit mit dem Personal verständigen zu können – die Geräte sind wiederum mit Gegensprechanlagen ausgerüstet. Auch die Ärzte müssen mit dem Patienten in Kontakt treten können, um etwaige Instruktionen zu geben.

Moderne CT-Systeme arbeiten schnell, so daß der Patient die Untersuchung auch bald hinter sich hat. *Spiral-Computertomographen* schieben den Körper innerhalb weniger Sekunden durch den futuristischen Fotoapparat. Die Röntgenröhre dreht sich ständig um den Patienten und nimmt dabei Bilder aus verschiedensten Winkeln und in unterschiedliche Ebenen hinein auf. Durch Ausstattung mit mehreren Detektoren wird der Vorgang weiter beschleunigt: Ein *Mehrzeilen-Spiral-CT* verfügt über vier bis 16 Detektorreihen. Als Ergebnis liegt dann ein Schichtbild (*Tomogramm*) des Körpers oder bestimmter Körperabschnitte vor.

So viel Technik hat jedoch nicht nur Vorteile.

Allgemein läßt sich feststellen, daß die Computertomographie in der Regel eine höhere Strahlenbelastung mit sich bringt als eine gewöhnliche Röntgenuntersuchung. Nutzen und Risiken sind im Einzelfall abzuwägen; vor allem dürfen keine unnötigen Doppelbelastungen entstehen. Von medizinischer Seite wird der diagnostische Nutzen einer CT-Analyse im Normalfall als so hoch einstuft, daß man die höhere Strahlenbelastung toleriert.

Bei der Krebs-Diagnostik liefert ein CT aussagekräftige Bilder, so daß eine Neubildung (Primärtumor) oder aber Tochtergeschwülste (Metastasen) einer bereits entfernten Geschwulst früher erkennbar werden als auf dem einfachen Röntgenbild. Zahlreiche Körperregionen lassen sich mit dem CT gut darstellen, nicht zuletzt das Gehirn.

Wunder sollte man allerdings auch vom CT nicht erwarten. Lebermetastasen können beispielsweise erst ab etwa ein bis zwei Zentimetern Durchmesser nachgewiesen werden.

Magnetresonanztomographie

Eine ganz andere Art von Tomographie ist die *Magnetresonanztomographie* (*MRT*), auch als Kernspintomographie bekannt, die durch die Magnetresonanzspektroskopie erweitert wurde – tatsächlich erweist sich die Diagnostik schon seit langem als eine medizinische Umsetzung immer komplizierterer physikalischer Vorgänge. Wie bei der CT wird der Patient auch während der MRT durch eine Röhre in die beeindruckende Apparatur hineingeschoben. Doch die äußere Ähnlichkeit täuscht. Physikalisch unterscheiden sich die Verfahren ganz wesentlich: Ein MRT arbeitet nicht mit Röntgenstrahlung, sondern mit einem starken Magnetfeld sowie mit Radiowellen. Vor allem die Weichteile des Körpers lassen sich mittels dieser Technik gut abbilden und geben Aufschluß über krankhafte Veränderungen des Gewebes. Das MRT zielt auf die Wasserstoffatomkerne im Körper ab. Wasserstoff ist das häufigste Element im Universum wie auch im menschlichen Körper.

Bekanntlich enthält jedes Wassermolekül neben einem wuchtigeren Sauerstoffatom noch zwei Wasserstoffatome als die einfachsten und kleinsten Atome, die überhaupt existieren. Ihre Kerne bestehen im Normalfall lediglich aus einem Proton. Dieses Kernteilchen ist positiv elektrisch geladen und wird von Magnetfeldern beeinflußt, ähnlich wie Eisenspäne auf einen kleinen Stabmagneten reagieren. Die Protonen werden mit Hilfe eines starken Magnetfeldes ausgerichtet und anschließend mit Radiowellen aus ihrer Ursprungsposition gedreht. Sobald keine Wellen mehr eintreffen, kehren die Protonen in diese anfängliche Lage zurück und geben Energie ab. So können sie exakt geortet werden und es läßt ein genaues Bild der Situation aufzeichnen.

Vor allem in den Weichteilen des menschlichen Körpers befindet sich Wasser; der unterschiedliche Wassergehalt einzelner Gewebe und Gewebeteile läßt auch ihre Unterscheidung im Bild zu. Weiches Gewebe, das besonders viel Wasser enthält, erscheint auf dem Tomogramm hell, Knochen dagegen schwarz.

Die MRT ist ein bedeutendes Verfahren der Krebsdiagnostik, da sich Tumorgewebe durch seinen abweichenden Wassergehalt ebenfalls von seiner Umgebung abhebt. Ein MRT ersetzt weder Röntgen noch CT. Es ist diesen Methoden auch nicht in allen Fällen überlegen. Bei der Darstellung von Knochenstrukturen gerät das MRT beispielsweise eher ins Hintertreffen. Überhaupt gilt in der Krebsdiagnostik, daß stets mehrere Verfahren angewandt und verschiedene Wege beschritten werden sollten oder sogar müssen, um Sicherheit zu erhalten.

Ein deutlicher Vorteil der MRT-Untersuchung gegenüber Röntgen und CT ist das Fehlen einer Strahlenbelastung. Allerdings steht noch nicht fest, ob die angewandten starken Magnetfelder sich längerfristig auf den Körper schädigend auswirken könnten. Immerhin reagiert jedes Proton innerhalb eines jeden Wassermoleküls unseres Körpers auf diese Felder. Und bekanntlich besteht der menschliche Körper zu rund 70 Prozent aus Wasser. Bis heute wurden jedoch keine schädigenden Nebenwirkungen gefunden. Auch Physiker, die in Großlabors fortwährend starken Magnetfeldern ausgesetzt sind, haben keinerlei gesundheitliche Probleme entwikkelt, die nachweislich in Verbindung mit dieser Arbeit stehen. Interessant ist aber, daß schwächere Magnetfelder durchaus eine Wirkung auf den Organismus ausüben. Je nach Art des Magnetfeldes kann dieser Effekt offenbar negative wie positive Veränderungen nach sich ziehen. Im zweiten großen Abschnitt dieses Buches wird noch einmal ausführlich von diesen interessanten Zusammenhängen die Rede sein.

MRT-Diagnose in der Praxis

Bei der MRT dürfen sich allerdings bis auf wenige Ausnahmen keinerlei Metallteile am oder im Körper befinden. Uhren und Schmuck müssen ebenso abgelegt werden wie Hörgeräte oder Zahnprothesen. Wichtig: Auch Kreditkarten und sämtliche Medien mit magnetischem Speicher dürfen nicht in den Tomographen gebracht werden; andernfalls werden ihre Dateninhalte gelöscht. Bei Metallteilen, die sich aufgrund von Kriegsverletzungen oder chirurgischen Eingriffen (z. B. Endoprothesen) im Körper befinden, entscheidet der untersuchende Facharzt, ob ein MRT durchgeführt werden darf oder nicht. Bei Schwangeren wird versucht, eine MRT-Diagnose zu vermeiden. Personen mit Herzschrittmachern dürfen keinesfalls mit dieser Methode untersucht werden. In jedem Fall muß der Spezialist den Patienten vor dem Einsatz des MRT genau auf entsprechende Risikofaktoren hin befragen. Ein eher geringeres Problem stellen beim MRT die ebenfalls eingesetzten Kontrastmittel dar. Sie werden meist sehr gut vertragen.

Je nach medizinischer Aufgabe wird der Einsatz des MRT modifiziert. Spezielle Computerprogramme lassen verschiedene Darstellungen im Bild zu. Zu weiteren Verfahren im Gefolge der Magnetresonanztomographie zählen Untersuchungen von Blutgefäßen mittels der *MRA* (*Magnetresonanzangiographie*) sowie die *MRS* (*Magnetresonanzspektroskopie*). Sie zeigt, wie sich bestimmte Produkte des menschlichen Stoffwechsels im Körper verteilen. Daraus ergeben sich Schlußfolgerungen auf krankhafte Entwicklungen.

Die MRT-Diagnose ist ein völlig schmerzloses Verfahren. Der einzige damit verbundene Schmerz ist der Nadelstich in die Vene, sofern ein Kontrastmittel verabreicht wird. Manchmal wird auch zunächst ein Bildzyklus ohne Kontrastmittel durchgeführt, wobei bereits ein ganz feiner Schlauch in die Vene eingeführt wurde. Denn der Patient liegt schon in der »Röhre« und müßte andernfalls zur Injektion erst wieder herausgefahren werden. Vor dem Beginn des zweiten Aufnahmedurchgangs spritzt der untersuchende Arzt dann das Kontrastmittel über den Schlauch ein. Der Patient merkt davon so gut wie nichts, allerhöchstens eine leichte Kälte in der Vene, was weder schmerzt noch unangenehm ist. Ähnlich wie beim CT bewirkt auch die MRT-Röhre bei manchen Patienten ein Gefühl von Platznot. Dies ist wohl die unangenehmste Empfindung während der Untersuchung. Immerhin muß man eine ganze Weile möglichst regungslos auf der schmalen Liege ruhen. Auch hier hilft es, ruhig zu atmen, die Augen zu schließen und sich gedanklich abzulenken.

Das Gerät gibt laute, stoßartige und trommelnde Klopfgeräusche von sich, die zunächst irritierend oder sogar etwas bedrohlich wirken können. Doch sind sie Bestandteil dieser speziellen Aufnahmetechnik und keine schädliche Funktionsstörung. Wer sich dennoch dadurch sehr gestört fühlt, erhält einen Kopfhörer oder kann sich gegebenenfalls sogar Musik einspielen lassen. Abgesehen davon besteht jederzeit Sprechkontakt zum Personal, so daß bei starkem Mißempfinden sofort Hilfe bereitsteht. Der Patient ist während der Untersuchung nicht alleine.

Sehr erfolgreich ist die Anwendung von MRT-Diagnoseverfahren beim eventuellen Nachweis von Veränderungen im Gehirn sowie allgemein im Bereich von Kopf, Hals und Rückenmark. Tumore lassen sich in ihrer gesamten Ausdehnung präzise erfassen. Die Untersuchung ermöglicht Bilder aus dem Inneren des Knochenmarks und zeigt weiche Gewebeteile wie auch Gelenke. Insgesamt zählt die Magnetresonanztomographie zu den wichtigsten Methoden der Krebsdiagnostik.

Sonographie

In der Krebsdiagnostik gibt es noch eine ganze Reihe anderer bildgebender Verfahren. Ungefährlich und schonend ist die *Sonographie* – die Untersuchung des Körpers mittels Ultraschall. Anstatt elektromagnetischer Strahlung durchdringen hier hochfrequente Schallwellen den Körper. Die dabei erzeugten Töne liegen weit oberhalb des Bereichs, den menschliche Ohren noch erfassen können. Nachdem ein Kontaktgel auf den Körper aufgetragen wurde, tastet ihn der Arzt mit einem Schallkopf ab. Weichteile verschlukken die hochfrequenten Wellen, härtere Oberflächen wie Knochen reflektieren sie. Am Computer zeichnet sich auf diese Weise ein Bild ab. Die Sonographie kommt vor allem bei erstem Verdacht auf Tumoren in den Geschlechtsorganen, Leber und Nieren sowie in der Bauchspeicheldrüse, in Lymphknoten und Brust zum Einsatz. Die Methode ist völlig schmerzlos und ungefährlich. Manchmal werden auch *Endo-Sonographien* durchgeführt. Der Arzt führt dabei einen speziellen Schallkopf in Körperhöhlungen ein, ähnlich wie bei einer Darmspiegelung.

Szintigraphie

Ein weiteres bildgebendes Verfahren ist die Szintigraphie. Hinter dem Namen verbirgt sich die Aufzeichnung eines spezifischen Aufblitzens (*Szintillationen*), womit in diesem Falle kleine Blitze von Gammastrahlen gemeint sind. Diese Strahlung ist ebenso wie Röntgenlicht unsichtbar und mit ihr eng verwandt, jedoch noch energiereicher.

Ohne künstliche Einwirkung sendet unser Körper selbstverständlich keine Gammastrahlung aus. Zur Szintigraphie muß also zunächst eine entsprechende Quelle in den Körper eingebracht werden, was über ein Kontrastmittel geschieht. Es enthält kurzlebige radioaktive Zerfallsprodukte, die den Körper nach allgemeinem medizinischem Kenntnisstand kaum belasten. Wer sich direkt nach einer solchen Untersuchung allerdings einen Geigerzähler an den Körper hält, wird unschwer feststellen, daß er tatsächlich radioaktiv strahlt. Diese Strahlung läßt allerdings schnell wieder nach; die geringe Menge radioaktiven Materials setzt den Körper demnach einer relativ geringen Gesamtdosis aus, die sogar kleiner ist als bei einer Röntgenuntersuchung. Trotzdem zählt die Szintigraphie eher zu den umstritteneren diagnostischen Praktiken.

Vor allem Naturheilkundler und Alternativmediziner zeigen sich in der Regel skeptisch. Und der Medizinprofessor Dr. Klaus Maar, der uns später noch in einem eigenen Kapitel begegnen wird, stellt ganz allgemein fest: »Eine technikverliebte Überdiagnose ohne Rücksicht auf die Gesamtwirkung auf den Körper ist auf jeden Fall abzulehnen.« Daher sollte eine Doppel- oder Mehrfachbelastung, wie sie durch wiederholte Untersuchungen besteht, in jedem Falle vermieden werden.

Vor allem bei der Suche nach Tumoren finden stärker strahlende Substanzen noch heute Verwendung. Die Radiojodszintigraphie liefert hochaufgelöste Bilder, doch wird dieses Plus eben durch eine ziemlich hohe Strahlenbelastung wieder zunichte gemacht. Bei Routine-Checks wendet man radioaktive Stoffe mit einer deutlich kürzeren *Halbwertszeit* an. Darunter versteht man die Zeit, die verstreicht, bis die Hälfte des ursprünglich vorhandenen radioaktiven Materials zerfallen ist. Man würde meinen, nach Ablauf von zwei Halbwertszeiten müßte demnach die Gesamtmenge des Radionuklids komplett umgesetzt sein. Dem ist aber leider nicht so. Wieder zerfällt nur die Hälfte des noch vorhandenen Materials. So bleiben also noch 25 Prozent der Ausgangsmenge übrig. Jeweils nach Ablauf einer der Halbwertszeit entsprechenden Spanne ist wieder die Hälfte umgewandelt. Die Zerfallskurve flacht also ab, im Verhältnis zerfällt in gleichen Intervallen immer weniger Material. Allerdings wird bei kurzen Halbwertszeiten die gefährliche Schwelle so schnell unterlaufen, daß die Überreste keinerlei Auswirkungen auf unseren Körper mehr haben; er ist auch ständig einer geringen Strahlungsmenge ausgeliefert, die aus dem Kosmos stammt.

Je kurzlebiger die radioaktiven Stoffe, je kürzer also auch die Halbwertszeiten. Und desto ungefährlicher auch die Szintigraphie. Diese Zeitdifferenzen sind in der Diagnostik teils sehr deutlich, selbst wenn ausschließlich kurzlebige Substanzen verwendet werden. Jod-131 beispielsweise besitzt eine Halbwertszeit von acht Tagen, Technetium-99 aber hat sich bereits nach nur sechs Stunden zur Hälfte umgewandelt. Eine kurze Halbwertszeit und damit geringe Strahlenbelastung kennzeichnet auch das Isotop Technetium-43, das vorwiegend bei der Suche nach Knochenmetastasen zum Einsatz kommt.

Was aber geschieht überhaupt bei der Szintigraphie in unserem Körper?

Tracer

Röntgenbilder, CT und MRT zeigen Veränderungen in Gewebe und Anatomie, Tumoren besitzen eine andere Dichte als die Umgebung und heben sich dadurch ebenfalls ab wie durch Formveränderungen. Diesen *radiologischen* Verfahren, bei denen elektromagnetische Strahlung zum technischen Bestandteil zählt, steht die Szintigraphie als ein Verfahren der *Nuklearmedizin* gegenüber: Sie arbeitet mit der Anreicherung von radioaktiv markierten Substanzen in bestimmten Bereichen des Körpers und läßt dadurch Rückschlüsse auf Tumoren zu. Ein Träger, beispielsweise ein Zuckermolekül, wird radioaktiv markiert und läßt sich im Stoffwechsel des Körpers verfolgen, hinterläßt Spuren (engl. *trace*) – daher auch die Bezeichnung *Tracer*. Weil nichts wirklich simpel sein kann, gibt es selbstverständlich auch verschiedene Arten von Tracern. *Bindungsspezifische Tracer* reagieren auf ganz bestimmte Eigenschaften und Merkmale an den Oberflächen von Tumorzellen. *Metabolische Tracer* sind auf den Stoffwechsel ausgerichtet (*Metabolismus* = Stoffwechsel). Sie werden von stoffwechselaktiven Zellen besonders schnell aufgenommen. Nachdem die Tracer-Substanz injiziert wurde, bahnt sie sich ihren Weg durchs Gefäßsystem und wird »verdaut«. Dies geschieht im Tumor mit einer anderen Geschwindigkeit als im gesunden Gewebe. Durch diesen Unterschied reichert sich der radioaktive »Spürhund« verstärkt im Tumorgewebe an und signalisiert seine Lage im Körper durch entsprechend hohe Strahlenwerte (dunklere Bildbereiche), die von einer großflächigen Gammastrahlen-Kamera aufgenommen werden. Sie ist in der Lage, ganze Organe oder sogar den gesamten Körper innerhalb einer einzigen Aufnahme zu erfassen. Natürlich kann die Aufnahme nicht unmittelbar nach der Injektion gemacht werden, denn zunächst einmal muß der Tracer seinen Bestimmungsort erreichen. So liegen zwischen Injektion und Aufnahme etliche Minuten bis zu einigen Tagen.

Die Szintigraphie läßt oft Rückschlüsse darauf zu, ob ein Tumor gutartig oder aber bösartig und damit ein echter Krebsherd ist. Auch gibt das Verfahren einen Überblick darüber, ob ein Tumor sich bereits andernorts im Körper angesiedelt hat, ob also bereits Metastasen entstanden sind. Mit anderen Worten: Die Szintigraphie wird sowohl zur Erstdiagnose von Krebs eingesetzt als auch im weiteren Verlauf der Erkrankung zur Kontrolle von therapeutischen Maßnahmen.

Nach Operationen befinden sich Vernarbungen im Körperinneren, die mit anderen Techniken nicht immer von Tumoren unterschieden werden können. In diesen Fällen greifen Mediziner ebenfalls auf die Szintigraphie zurück. Von verwirrenden Kurven über echte Aufnahmen ist auch beim Szintigramm die Entwicklung zu dreidimensionalen Bildern fortgeschritten. Da der Aufwand sehr groß ist und der Patient lange unter dem Aufnahmegerät verbleiben muß, wird von dieser ausgefeilten Version – der *Single-Photon-Emission-Computertomographie* (*SPECT*) – allerdings nur dann Gebrauch gemacht, wenn spezielle medizinische Fragen anders nicht geklärt werden können.

Endoskopie

Ein wenig angenehmes Verfahren ist die Spiegelung oder *Endoskopie*, bei der nicht nur Bilder direkt aus dem Inneren des Körpers gewonnen, sondern auch kleinere Operationen vorgenommen werden. Fachleute sprechen von *minimal-invasiver* Chirurgie. Endoskope können aus starren oder biegsamen Röhren bestehen, die man in Körperhöhlungen oder aber durch kleine Schnitte einführt. Glasfasern ermöglichen den Blick ins Innere. Endoskope kommen unter anderem bei Spiegelungen von Darm, Magen, Luft- und Speiseröhre, Kehlkopf und Bronchien zum Einsatz. Mittels eines im Endoskop befindlichen Schabers können Abstriche an verdächtigen Gewebebereichen vorgenommen werden. Der untersuchende Arzt verfolgt den Vorgang auf einem Monitor. Auf diese Weise kann er auch eine kleine Schlinge bedienen, um winzige Gewebeproben abzutrennen. Im Rahmen einer solchen *Biopsie* analysiert man die Proben, um bösartige Wucherungen nachzuweisen oder auszuschließen. Allerdings birgt dieser Eingriff immer auch eine gewisse Gefahr, eventuell vorhandene Krebszellen aus einem Tumor zu lösen und in den Körper hinein zu verteilen.

Die Endoskopie zählt wie gesagt nicht zu den angenehmen Diagnoseverfahren. Um Ängste, Verkrampfungen und Beklemmungen beim Patienten zu lindern, werden intravenös manchmal Beruhigungsmittel gespritzt. Auch können Schmerz- und Betäubungsmittel verabreicht werden. Vor einer Darmspiegelung ist ein Einlauf erforderlich, dann wird Luft in den Darm eingeführt und die Untersuchung auf diese Weise erleichtert. Leichte Krämpfe und Bauchschmerzen können die Folge sein. Bei Spiegelungen der Speiseröhre und des Magens muß der Patient nüchtern erscheinen. Die Untersuchung löst Brechreiz aus, der durch betäubende Präparate verringert wird. Obwohl man natürlich dafür sorgt, daß der Patient ständig ausreichend Atemluft erhält, löst das Einführen des Instrumentes gelegentlich, wenn auch nicht immer, das deutliche Gefühl der Atemnot aus. Nach der Untersuchung wird der Patient einige Zeitlang nicht in der Lage sein zu sprechen. Zunge und Rachenraum reagieren sensibel auf den eingeführten Fremdkörper und scheinen angeschwollen.

Auch weitere Formen der Endoskopie werden von deutlich unangenehmen Empfindungen bis hin zu Schmerzen begleitet, die mit örtlicher Betäubung kontrolliert werden können. Man sollte bei entsprechenden Bedenken ohne weiteres vor der Untersuchung mit dem Arzt darüber sprechen und gegebenenfalls direkt um eine Betäubung bitten. Überhaupt zählt es zu den Rechten des Patienten, vom Arzt in verständlicher Form über jede geplante Untersuchung informiert zu werden. Die Behandlung darf nicht zum Überfall werden. In der Praxis wird zwar meist nur wenig Zeit für Fragen übrig bleiben, doch der Patient darf nicht im Ungewissen bleiben. Da Ärzte auch nur Menschen und daher von verschiedenstem Naturell sind, wird man allerdings von Fall zu Fall auf ein unterschiedlich ausgeprägtes Verständnis und Einfühlvermögen stoßen. Wenn es gelingt, im behandelnden Arzt nicht nur einen ausgewiesenen Spezialisten zu finden, sondern stets auch einen angenehmen Ansprechpartner und Menschen, ist das natürlich die Ideal-Situation. Bei einer Krebserkrankung wird der Patient über den Zeitraum der Therapie hinweg jedoch fast immer mit sehr vielen Spezialisten und auch Charakteren konfrontiert sein. Doch selbst wenn man mit seinem persönlichen Anliegen oder zusätzlichen Fragen nicht überall auf Verständnis stößt, steht immer die Kompetenz des Arztes im Vordergrund. Wer seinen Heilberuf allerdings wirklich verantwortungsbewußt ausübt, wird für den Patienten stets ein offenes Ohr haben. Wer dieses Entgegenkommen dann andererseits als Patient ausnutzt und dem Therapeuten mit unnötigen Fragen fortwährend Löcher in den Bauch fragt, muß sich nicht wundern, wenn selbst der Geduldigste plötzlich abschottet. Der Tag besitzt nur 24 Stunden, und ein Arzt muß in der Regel für eine große Zahl an Patienten da sein. Doch grundsätzlich darf keine Prozedur ohne vorheriges *Einverständnis* des Patienten erfolgen, was im Grunde genommen auch sein *Verständnis* der Sachlage voraussetzt. *Ein-Verständnis* also. Insofern muß der Patient über das Geschehen informiert sein, und er kann jeden Eingriff und Vorgang auf eigene Verantwortung ablehnen.

Tumormarker

Ein wesentlicher Bestandteil der Krebsdiagnostik ist das Auswerten von Laborbefunden. Die Analyse verschiedener Körperflüssigkeiten wie Blut oder Urin läßt Rückschlüsse auf vorhandene Krebsherde zu. Denn bösartige Tumore können zu Abweichungen von den Normalwerten führen.

Untersucht wird unter anderem die Zahl von roten und weißen Blutkörperchen sowie der Blutplättchen. Außerdem kann eine erhöhte Zahl an speziellen Zucker-Eiweiß-Molekülen und anderen Stoffen im Körper auf Tumore hinweisen. Diese besonderen Verbindungen sind als *Tumormarker* bekannt. Ihre Häufung muß aber noch nicht zwingend bedeuten, daß wirklich ein Krebs dafür verantwortlich ist. Tumormarker allein besitzen noch keine zuverlässige Aussagekraft, sondern dienen nur als schnell bestimmbare Werte, die vor allem auch im Verlauf einer Krebstherapie als zusätzliche Kontrolle dienen. Nur in Ausnahmefällen haben sich Tumormarker als eindeutige Indikatoren für Krebs erwiesen. Tumormarker können ansonsten zeitweilig auch ohne jeden Tumor im Körper erhöht sein und einen falschen Alarm auslösen. Wenn die Marker allerdings in relativ kurzer Zeit stetig ansteigen, so scheint Gefahr in Verzug.

Wichtige Tumormarker sind:

- *AFP* (*Alpha-Fetoprotein*) – ein wichtiger Tumormarker bei Leber-, Hoden- und Eierstocktumoren.
- *CA 15-3* (*Cancer-Antigen 15-3*) – erscheint bei Tumoren der weiblichen Brust in erhöhter Zahl, ist aber ebenso wie die anderen Marker kein eindeutiges und einziges Merkmal bei der Krebsdiagnose.
- *CA 19-9* (*Cancer-Antigen 19-9*) – häuft sich bei Tumoren des Magens, Darms und der Bauchspeicheldrüse. Hier gilt es als der vorrangige Tumormarker.
- *CA 72-4* (*Cancer-Antigen 72-4*) – ein Eiweiß, das auf den Außenseiten vieler Oberflächenzellen liegt. Dieser Tumormarker tritt bei Magenkrebs auf, zeigt aber auch bei Lungenentzündung, Rheuma, Bauchspeicheldrüsenentzündung und anderen Erkrankungen erhöhte Werte. Nicht zuletzt findet man ihn auch bei Eierstock-Krebs.
- *CA 125* (*Cancer-Antigen 125*) – gilt als wesentlicher Tumor-

marker bei Krebs der Eierstöcke und Eileiter. Seine vermehrte Präsenz deutet auch auf Bauchspeicheldrüsenkrebs hin. CA 125 wird bei diesem Krebs an zweiter Stelle nach CA 19-9 als Tumormarker herangezogen. Wie bei CA 72-4 kann der CA-125-Wert auch bei Bauchspeicheldrüsenentzündung (Pankreatitis) oder Leberzirrhose erhöht sein.

- *CEA* (*Carcinoembryonales Antigen*) – zeigt sich gehäuft bei Darmkrebs, Lungenkrebs und Tumoren in der weiblichen Brust. CEA tritt auch bei Rauchern mit erhöhten Werten auf.
- *CYFRA* (*Cytokeratin-Fragment 19*) – ist ein Eiweiß, das die Zelle stabilisiert. Nummer 19 findet sich auf Oberflächenzellen der Lunge und gilt als der wichtigste Marker beim *kleinzelligen Bronchial-Karzinom*, einer Form von Lungenkrebs. Doch auch während einer Lungenentzündung können höhere Werte auftreten.
- *HCG* (*Humanes Choriongonadotropin*) – zeigt ähnlich wie AFP bei Hoden- und Eierstocktumoren einen Anstieg.
- *MCA* (*Mucin-like Cancer Associated Antigen*) – wird als Tumormarker während der Therapie von Brustkrebs kontrolliert.
- *NSE* (*Neuron-Spezifische Enolase*) – weist als Tumormarker auf Geschwülste der Bronchien hin.
- *PAP* (*Prostataspezifische Saure Phosphatase*) – zeigt erhöhte Laborwerte bei Prostatakrebs, tritt allerdings ebenso wie PSA auch bei gutartigen Veränderungen der Vorsteherdrüse (*Prostata*) vermehrt auf.
- *PSA* (*Prostataspezifisches Antigen*) – ist ein Eiweiß, das von der männlichen Vorsteherdrüse produziert wird. Es gilt als wesentlicher Tumormarker bei Prostatakrebs.
- *SCC* (*Squamous Cell Carcinoma Antigen*) – gilt als Marker für Tumoren von Gebärmutter, Lunge und Speiseröhre ebenso wie im Bereich Hals, Nase, Ohren. Ein Anstieg der Werte wird gelegentlich auch bei nicht-krebsigen Nieren- und Lebererkrankungen beobachtet.
- *TG* (*Thyreoglobulin*) – ist ein von der Schilddrüse produziertes Eiweiß. Dieser Tumormarker wird demnach bei Schilddrü-

senkrebs kontrolliert, auch nach Entfernung der Schilddrüse, um die weitere Entwicklung zu kontrollieren. Ebenso nach bestimmten Entzündungen der Schilddrüse, bei Kropferkrankungen oder Vergiftungen mit Schilddrüsenhormonen.

Nicht zu jeder Krebsart sind Tumormarker bekannt. Doch auch bei den zugeordneten oder identifizierten Markern sind wie gesagt keine eindeutigen Aussagen möglich. Weder weist ein gefundener Marker eindeutig auf einen Krebs hin, noch kann ein Krebs ausgeschlossen werden, wenn kein Marker entdeckt wird. In den Anfangsstadien einer Krebserkrankung zeigen auch die Tumormarker häufig noch völlig normale Werte an. Nach einer gelungenen Therapie sinken sie ebenfalls ab und pegeln sich wieder auf das normale Niveau ein. Die Tumormarker werden demnach auch vorwiegend als Kontrollwerte bestimmt, um Verlauf und Entwicklung einer Behandlung abschätzen zu können. Zur Früherkennung (*Screening*) des Krebses eignen sie sich in der Regel nicht.

Allgemein werden während einer Krebserkrankung immer wieder die Blutwerte bestimmt, um die Funktion von Organen zu kontrollieren und dabei auch zu sehen, welche Auswirkungen die Therapie hat.

Biopsie

Um letztlich Sicherheit zu erlangen, wird im Rahmen einer *Biopsie* verdächtiges Gewebe entfernt und untersucht. Sie findet auf unterschiedlichen Wegen statt, beispielsweise während einer Endoskopie oder eines gesonderten Eingriffs. Manchmal werden nach ersten Proben, die beispielsweise mit einer Nadel aus dem Knochenmark entnommen werden, kleinere Gewebeproben operativ entfernt. In einigen Fällen schneidet der Operateur bereits während des Diagnoseeingriffs nicht nur einen Teil des kranken Gewebes heraus (*Inzisionsbiopsie*), sondern entfernt die komplette Masse (*Exzisionsbiopsie*) und vielleicht auch Lymphknoten. Die komplette Entfernung eines Tumors darf bei einer Biopsie in der Regel nur bei kleineren oberflächennahen Weichteiltumoren von allerhöchstens zwei Zentimetern Ausdehnung durchgeführt werden.

Im pathologischen Labor werden dann Dünnschnitte angefertigt und mikroskopisch genau untersucht. Dabei läßt sich nicht nur feststellen, ob die Geschwulst gutartig oder doch bösartig ist. In letzterem Falle sind darüber hinaus auch Aussagen über den Typ und den Grad der Bösartigkeit (*Malignität*) des Tumors möglich.

Unterschieden werden folgende große Tumortypen:

- *Karzinome*: in Haut und Schleimhäuten,
- *Sarkome*: in Bindegewebe und Knochen,
- *Lymphome*: in Lymphknoten,
- *Blastome*, *Teratome*: in Keimgewebe,
  außerdem als besondere Form:
- *Leukämie*: in Blut und Knochenmark.

Aus besonderen Eigenschaften des gefundenen Tumors leiten Krebsmediziner auch bereits ab, welche Therapie am aussichtsreichsten scheint. Wie gefährlich ein Tumor ist, hängt natürlich nicht nur von seiner bereits erreichten Größe ab, sondern auch vom Typ. Einige Tumoren wachsen sehr schnell und streuen früh.

Die TNM-Klassifikation

Man sollte sich vor Augen halten, daß ein Tumor aus ursprünglich gesunden Körperzellen entsteht und körpereigenes Gewebe darstellt. Er ist kein Fremdkörper, sondern bildet sich durch eine Verkettung unglücklicher Umstände in einem Zellverband. Diese Tatsachen erleichtern es unserem Organismus nicht gerade, die Gefahr zu erkennen und zu bekämpfen. Denn es ist ein »Feind aus den eigenen Reihen«, einer, der sich auch zu tarnen versteht. Das hält ihn jedoch nicht davon ab, sich stark abweichend vom ursprünglichen Gewebe zu verändern. Je größer diese Abweichung, desto bösartiger ist der Tumor.

Eine Gewebeuntersuchung offenbart auch den *Malignitätsgrad;*

diese Bewertung wird als *Grading* bezeichnet. Dafür gibt es für jeden Tumortyp ganz genaue Richtlinien, anhand derer der Grad der Bösartigkeit bestimmt werden kann.

Das Grading teilt Tumoren vierstufig ein, von G1 bis G4, wobei die Bösartigkeit mit der Bezifferung zunimmt. GX bedeutet, daß eine Beurteilung nicht möglich ist. Der medizinische Befund eines malignen Tumors enthält in der Regel die sogenannte *TNM-Klassifikation*. Sie beurteilt den Grad der Ausbreitung des Krebses, also sein Stadium (engl. *Staging*). Dabei weicht die Klassifikation je nach Krebstyp leicht ab. Bei einigen Krebstypen wird diese Klassifikation überhaupt nicht angewandt.

Das »T« steht für den ursprünglichen Tumor, den Primärherd der Erkrankung:

- TX: Der Tumor läßt sich nicht bestimmen,
- T0 bedeutet: Es gibt gar keinen Primärtumor oder keinen Anhaltspunkt für ihn,
- T1 bis T4: zunehmende Größe und Ausdehnung des Tumors.

Das »N« steht für den Zustand der Lymphknoten:

- NX: Der Zustand läßt sich nicht beurteilen,
- N0: Es gibt keinen Befall der Lymphknoten,
- N1 bis N3: Die Lymphknoten sind zunehmend befallen.

Das »M« schließlich steht für Metastasen:

- MX: Eine Beurteilung ist nicht möglich,
- M0: Fernmetastasen sind nicht gefunden worden,
- M1: Fernmetastasen wurden gefunden.

Weitere Ergänzungen verfeinern diese Klassifikation. Hinter der Information zu möglichen Metastasen wird deren Lokalisation/Art durch ein Kürzel vermerkt (z. B. OSS für *ossär*, also in den Knochen). Außerdem ist auch die Sicherheit der Diagnose in einer fünfstufigen Skala festgehalten: C1 bis C5, wobei das »C« für das englische *Certainty* steht, also Gewißheit. Befindet sich noch ein nicht entfernter Tumorrest im Körper, wird dies durch ein »R« für *residual* (verbleibend) markiert.

Erste Gedanken zur Therapie

Wenn die Situation schließlich nach normalerweise etlichen Untersuchungen geklärt ist, was durchaus mehrere Wochen in Anspruch nehmen kann, wird die Therapie gewählt und begonnen. Verschiedene Krebstherapien, vor allem die »sanfteren« Behandlungsmethoden, werden den Hauptteil dieses Buches einnehmen. Bevor wir uns aber mit den Alternativen befassen, sollten wir einen Blick auf den üblichen Weg der Krebsmedizin werfen, wie er heute meist noch beschritten wird.

Jede wirksame Krebstherapie ist mehr oder minder anstrengend, andauernd und immer wieder auch mit deutlichen Unannehmlichkeiten und Schmerzen verbunden. Doch das Spektrum ist hier weit. Gerade die schulmedizinische Behandlungsmethode zeitigt besonders starke Nebenwirkungen und schwächt den Organismus nachhaltig.

Wer im Freundes- oder Verwandtenkreis miterlebt hat, wie ein Mensch an Krebs erkrankt und wieviel Leid durch etablierte Methoden ausgelöst wird, beginnt sich Fragen zu stellen. Viele Menschen haben mehr Angst vor der Therapie als vor dem Krebs selbst. Das klingt paradox, entspricht aber oft der tatsächlichen Sachlage. Sowohl Patienten als auch manch verantwortungsbewußter und aufgeschlossener Arzt haben sich daher die Frage gestellt, wie sinnvoll und notwendig der übliche (Leidens-)Weg ist, jener Kampf gegen Krebs, der bekanntlich mit Stahl, Strahl und Chemo geführt wird. Zweifel wurden laut, ob denn diese Methodik die einzig gangbare, einzig wissenschaftliche und einzig erfolgreiche sei. Zudem stellte sich die Frage, wie erfolgreich diese Methodik selbst überhaupt ist!

Es soll nicht darum gehen, die Schulmedizin nun als Ganzes in Frage zu stellen oder zu verteufeln. Wer dies tut, dürfte sich über die komplizierte Situation im »Fall Krebs« nicht im Klaren sein; er vereinfacht und verallgemeinert zu grob. Auch die Chemotherapie kann nicht durch die Bank als mörderische Teufelsmedizin abgetan werden. Allerdings gibt es viele renommierte Ärzte, die zur Mäßigung und Vorsicht mahnen, die wissen, daß Chemotherapie nur in einigen Situationen angebracht ist, oftmals aber auch zur Katastrophe für den Körper werden kann, ja, zum Todesurteil für den Patienten. Vor allem sollte nach Meinung vieler Kritiker eine unterstützende Behandlung des Körpers weit ernster genommen werden.

Gerade bei einer vielleicht zwingend notwendigen Chemotherapie ist es notwendig, alles zu tun, um die körpereigenen Abwehrkräfte zu steigern und genügend Ressourcen zu entwickeln. Denn nunmehr belastet nicht nur der Krebs selbst, sondern auch die Therapie den Körper. In der Bilanz also hat sich der Körper jetzt also gleich gegen zwei Feinde zu behaupten. Wie geht hier nun die etablierte Medizin vor, um den Körper vom Krebs zu befreien? Schließlich besteht die Schulmedizin nicht allein aus der Chemotherapie, und lediglich mit ein paar Heilkräutern wird man den Krebs wohl auch nicht wegbekommen.

Sehen wir uns zunächst auf jeden Fall einmal die »Scharfschützen der Medizin« an und mit welchen Waffen sie losschlagen. Nur wenn wir uns einen Gesamtüberblick verschafft haben, werden wir ausgewogener urteilen und auch bestimmen können, wo die Krankheitsmedizin aufhört und die Gesundheitsmedizin beginnt.

Kapitel 4

Traditionelle »Waffen« und ihr Einsatz

Mehrere Meinungen

Auch wenn bereits eine sichere Diagnose gefällt ist, sollte man durchaus in Erwägung ziehen, eine zweite oder sogar dritte Meinung einzuholen, bevor mit einer Therapie begonnen wird. Je ungewöhnlicher der Erstbefund, je seltener der entdeckte Krebs, desto notwendiger wird eine weitere Prüfung der Sachlage. Die exakte Diagnose entscheidet ganz wesentlich über die Therapie. Und der dann gewählte Weg wird richtungweisend für alle Zukunft. Er kann über Wohl und Wehe entscheiden und sollte daher von mehreren Fachleuten gründlichst überdacht werden, wobei der Patient das Denken nicht allein seinen Ärzten überlassen, sondern selbst ebenso diverse zusätzliche Aktivitäten entfalten wird.

Sich allein auf den gesunden Menschenverstand zu verlassen und in Unkenntnis medizinischer Sachverhalte im Alleingang letztlich nur »aus dem Bauch heraus« zu entscheiden kann gefährliche Folgen haben. Sich aber unterschiedliche fachkundige Meinungen anzuhören und dann zu entscheiden ist ein gangbarer Weg. Kein Patient muß gegenüber seinem Arzt einen Hehl daraus machen, daß er eine weitere ärztliche Meinung einholen will. Dies ist kein Mißtrauensvotum, sondern eine legitime Verfahrensweise.

Von allen medizinischen Unterlagen sollten Sie eigene Kopien haben. Befunde und Diagnosen werden Ihnen ausgehändigt. Dieses Material können Sie anderen Fachleuten vorlegen. Darauf, daß der erste Arzt sich komplett mit der Krebsdiagnose geirrt hat und der zweite und dritte Arzt Sie als gesund nach Hause schickt, sollten Sie aber besser nicht hoffen; solche »Wunder« geschehen ganz selten. Viel eher wird doch die Erstdiagnose bestätigt, was bei allem Unglück immerhin das Vertrauen gegenüber den beteiligten Ärzten stärken kann. Und was die nun anstehende Therapie betrifft, wie sieht es hier mit den fachlichen Meinungen aus?

Wenn Sie Ärzte verschiedener »Schulen« hören, werden Sie sich vielleicht manchmal wundern, wie unterschiedlich die Ansichten sein können. Ganz besonders bei Krebs fällt dieser Umstand auf. Das erleichtert die Situation natürlich in keinster Weise. Der Patient erlebt Momente absoluter Unsicherheit, in denen er allein auf sich selbst gestellt scheint. Auch das ist völlig normal und typisch bei existentiellen Entscheidungen.

Was tun?

Die pure Gefühlsentscheidung ist sicherlich abzulehnen. Doch nachdem wiederholt Fachurteile und Ratschläge eingeholt wurden, kann sie durchaus sinnvoll sein. Denn diejenige Therapie, welcher der Patient das größte Vertrauen entgegenbringt, besitzt auch bessere Chancen auf Erfolg als eine Therapie, gegen die sich der Patient mit Händen und Füßen wehrt. Wenn er selbst mit Zuversicht und positiver innerer Haltung aktiv am Geschehen mitwirkt, sind in der Regel die Erfolgsaussichten größer.

Ohne jeden Zweifel steht fest: Krebs ist ein Kampf gegen die Zeit. Das bedeutet Handlungsbedarf, man kann sich nicht unbegrenzt Spielraum lassen. Doch noch während die Diagnose im Gang ist, kann die Zeit genutzt werden, um sich grundsätzlich über Therapien zu informieren. Das ist immer noch besser, als sich im scheinbar ewigen Warten auf Ergebnisse nervlich aufzureiben. Wenn sich mit der Diagnose die Krebssorgen in Wohlgefallen auflösen, wenn nichts gefunden wurde, dann um so besser. Doch wenn der Befund einen bösartigen Tumor ausweist, ist rein durch den bisherigen Informationsgewinn bereits etwas Zeit gewonnen. Selbst nach der Diagnose verbleibt genügend zeitliche Toleranz, um noch mit anderen Fachleuten Kontakt aufzunehmen und deren Meinung zu hören. Allerdings: Je schneller dies alles vonstatten geht, desto besser natürlich.

Die Operation

In vielen Fällen von Krebs wird eine Maßnahme kaum ausbleiben: die Operation. Von der *minimal-invasiven Chirurgie* war bereits kurz die Rede. Wie schon ihr Name sagt, finden hier nur geringfügige Eingriffe statt, die in der Regel nicht ausreichen, um einen Tumor komplett zu beseitigen. Wenn lediglich ein kleiner Gewebebereich entfernt wird, besteht auch eine erhöhte Gefahr, daß Teile des Tumors im Körper verbleiben. Der Operateur kann hier keine klare Grenze ziehen. Oft sind bei Krebs größere Eingriffe erforderlich; die Tumormasse soll möglichst vollständig entnommen werden. Gerade wenn nur ein Primärtumor besteht und noch keinerlei Metastasen gefunden wurden, setzt man darauf, den Sieg über den Krebs mittels einer solchen Operation zu erringen.

Jeder muß sich darüber im Klaren sein, daß derartige chirurgische Maßnahmen stets eine starke Belastung für den Organismus bedeuten und je nach Lokalität des Krebses auch zu einer dauerhaften Beeinträchtigung der Lebensqualität führen können. Doch wird mit einem Male ein Großteil des Übels entfernt – unter glücklicheren Umständen bleibt vielleicht sogar überhaupt nichts davon übrig. Um größere Sicherheit zu erlangen, operiert der Chirurg »ins Gesunde« hinein, er entfernt also nach Möglichkeit um den gesamten Tumor herum auch nicht erkrankte Gewebebereiche, damit keinerlei maligne Zellen zurückbleiben, die zu einem neuen Tumor heranwachsen oder streuen können. Auch möglicherweise betroffene, benachbarte Lymphknoten werden entnommen. Diese radikale Entfernung eines lokalen Tumors wird als R_0*-Resektion* bezeichnet.

Durch fortgeschrittene Operationstechniken können die Eingriffe präziser und schonender durchgeführt werden als noch vor wenigen Jahren. Daß Risiken trotzdem gegeneinander abzuwägen sind und von Fall zu Fall entschieden werden muß, ob eine Operation sinnvoll ist, werden wir in einem späteren Kapitel noch kurz betrachten.

Die Bestrahlung

Zu den großen Stützen der schulmedizinischen Krebsbehandlung zählt neben der Operation als massive Maßnahme die Strahlentherapie, die oft als Begleitmaßnahme einer OP gewählt wird.

Den Krebs einer zerstörerischen Strahlung auszusetzen, ist eine schon länger gebräuchliche Methode. Die Idee dahinter ist einfach: Hochenergetische elektromagnetische Strahlung wie auch radioaktive Strahlung beeinflussen das Genmaterial im Zellkern und stören die Zellteilung. Da sich Krebszellen viel schneller als gesunde Zellen teilen, sind sie auch deutlich anfälliger für diese Arten von Strahlung. Sie sind in der Regel auch nicht mehr in der Lage, die Schäden von selbst zu reparieren. Folglich bedeutet die Strahlung für sie das definitive Ende, während die normalen Zellen sich wieder erholen können.

Der Strahlentherapeut steht nun vor einer Gratwanderung, denn einerseits muß die Strahlung wirksam genug sein, um das Tumorgewebe zu vernichten, andererseits aber auch niedrig genug, um das gesunde Gewebe nicht dauerhaft zu schädigen. Die Strahlendosis hängt natürlich zudem wesentlich von anderen Faktoren ab, vor allem vom Typ des Krebses, von seiner Größe und seinem Entwicklungsstadium.

Unterschiedliche Krebsarten sprechen unterschiedlich stark auf die Strahlung an. Und auch bei gleichen Krebsarten können von Patient zu Patient abweichende Ergebnisse erzielt werden. Nicht zuletzt entscheidet, wie schon erwähnt, die Lokalität des Tumors oder der Metastasen über die Wahl der Behandlung und deren Erfolgsaussichten. Das heißt, die Therapie muß in vielerlei Hinsicht sehr *individuell* abgestimmt sein.

In einigen Fällen haben sich Tumoren gegenüber einer Bestrahlung als komplett resistent erwiesen und sind mit dieser Methode demnach nicht behandelbar. Oft wird bestrahlt, wenn nicht sicher ist, ob der Tumor rein operativ wirklich vollständig entfernt werden konnte. Durch die Bestrahlung sollen restliche Teile der Geschwulst unschädlich gemacht werden.

Empfindlich auf eine Bestrahlung reagieren vor allem Tumore

der Hautzellen, des blutbildenden und lymphatischen Gewebes. Das heißt, Lymphome, Leukämien oder auch Hodenkrebs sprechen auf diese Form der schulmedizinischen Therapie in der Regel gut an. Aber auch gesunde Zellen, die sich relativ häufig teilen, reagieren stark auf den Einfluß der energiereichen Strahlung. Die Körperschleimhäute, die Zellen des blutbildenden Knochenmarks oder auch die Haarwurzeln beispielsweise sind davon deutlich betroffen. Deshalb gehen dem Patienten während der Behandlung alle direkt bestrahlten Haare aus. Da sich allerdings die gesunden Zellen wesentlich schneller als Krebszellen erholen – das ist ja die Voraussetzung für die Therapie –, normalisiert sich der Zustand nach Beendigung der Behandlung wieder. Das heißt, in fast allen Fällen wachsen die Haare innerhalb von Wochen oder wenigen Monaten wieder nach, langfristige Schädigungen sind nicht zu erwarten. Nur dort, wo aufgrund des Krankheitsbildes mit einer außergewöhnlich hohen Dosis bestrahlt wurde, muß der Patient mit einer andauernden und nicht mehr reparablen Schädigung der Haarwurzeln rechnen.

Andere schwächende und sehr unangenehme Nebenwirkungen einer Strahlentherapie sind eine Schwächung des Allgemeinzustandes, andauernde Müdigkeit sowie Übelkeit und Erbrechen.

Bestrahlung in der Praxis

In den 1970er und 1980er Jahren bestanden relativ eingeschränkte Möglichkeiten der Strahlentherapie. Der Patient wurde in einen Raum gebracht, in dem sich ein riesiger Apparat mit der Strahlenquelle befand. Je nach betroffener Körperregion mußte er sich auf einen Stuhl oder eine Liege begeben, dann fuhr der Therapeut das Gerät an den Körper heran und projizierte ein leuchtendes Fadenkreuz auf die Haut. Damit war das Zielgebiet anvisiert. Dann blieb der Patient alleine im Raum zurück, die Bestrahlung konnte beginnen – bei einer Dauer von einigen wenigen Minuten.

Auch heute noch müssen die Fachärzte und das übrige Personal den Bestrahlungsraum verlassen. Die Strahlung kann nicht mit hundertprozentiger Wirkung allein auf das angepeilte Areal gerichtet werden, sondern streut auch in den Raum hinein. Für den Patienten ist dieser Effekt unbedenklich, da er ihm nur verhältnismäßig kurze Zeit ausgesetzt ist. Die Therapeuten allerdings wären dieser *Streustrahlung* kontinuierlich ausgesetzt, was sich zu gefährlichen Dosen aufsummieren würde.

Insgesamt hat sich an der Situation zwar auf den ersten Blick bis heute nicht viel geändert, doch läßt sich die Strahlung mittlerweile weitaus gezielter einsetzen. Mit Hilfe von Computerrechnungen werden für den einzelnen Patienten die optimalen Werte für die Bestrahlung bestimmt; dazu kommen vor der Behandlung diagnostische Verfahren zum Einsatz, gegebenenfalls mit Kontrastmitteln, um zunächst den Tumor exakt darzustellen. Je nach Größe und Lage des Tumors sowie nach seinem Typ und Stadium ermittelt der Therapeut die nötige Gesamtstrahlungsdosis, um genau diesen Tumor möglichst wirksam zu vernichten. Aus ihr resultiert auch die Dosis, wie sie bei jeder Behandlung »verabreicht« werden muß. Die Vorbereitungen berücksichtigen sogar den optimalen Einfallswinkel, in dem die Strahlung auf den Tumor auftreffen soll. Wichtig ist gleichfalls die *Art* des Gewebes, in dem er liegt. Denn dieses Gewebe darf durch die Bestrahlung nicht bleibend geschädigt werden.

Diese genauen Berechnungen haben nur dann einen Nutzen, wenn sie auch präzise umgesetzt werden. Daher bringen die Therapeuten für eine solche Bestrahlung auf der Haut des Patienten Farbmarkierungen an. So läßt sich dann die genaue Position schnell und genau einstellen. Die Steuerung der »Strahlenkanone« übernimmt ohnehin der Computer. Je präziser diese Abstimmung durchgeführt wird, desto zielgerichteter kann die Behandlung verlaufen und desto schonender ist sie für den Patienten. Natürlich bestimmt das Ergebnis der Diagnose auch, welche Art von Strahlung zum Einsatz kommen soll. Zwei Arten davon gibt es:

- *Teilchenstrahlung* (= *Partikelstrahlung*): Alpha- oder Betastrahlung.
- *Elektromagnetische Strahlung* (*Photonen*): Röntgen- und Gammastrahlung.

Bei der Alphastrahlung handelt es sich um Helium-Atomkerne, die sehr schwer sind. Sie dringen nur wenige Millimeter tief in die Haut ein. Diese Kerne werden auch per Infusion medikamentös verabreicht und gelangen in den Blutkreislauf. Betastrahlung hingegen besteht aus Elektronen, jenen leichten, elektrisch negativ geladenen Teilchen der Atomhüllen. Mit Elektronen bestrahlt man Tumoren, die nicht tief im Körper sitzen, und Metastasen in der Haut. Auch Röntgenstrahlung erreicht nur Tumoren in oberflächennahen Regionen; harte Röntgenstrahlung kann demgegenüber zudem auf tieferliegendes Gewebe wirken. Eindringtiefe und Energie sind regulierbar. Gammastrahlung schließlich dringt tiefer in das Gewebe ein und läßt sich gut steuern.

Kombinierte Therapie mit Stahl und Strahl

Die beiden grundlegenden Strahlungsarten – Partikelstrahlung und energiereiche elektromagnetische Strahlung – werden häufig auch miteinander kombiniert. Auch können chirurgische Eingriffe gleichzeitig mit einer Strahlentherapie durchgeführt werden. In einem fließenden Übergang zwischen einer äußeren Anwendung von Strahlung (*Teletherapie*) und einer inneren Anwendung (*Brachytherapie*) liegen Methoden, bei denen der Körper zum Tumor hin unter Betäubung operativ geöffnet wird, um eine starke Strahlungsquelle unmittelbar auf das befallene Gewebe wirken zu lassen. So kann der Tumor sehr direkt und gezielt »in Angriff« genommen und einer hohen Dosis ausgesetzt werden. Gammastrahlung läßt sich auch von außen auf betroffene Areale ausrichten, um dort wie ein unsichtbares Messer zu wirken und Schnitte durchzuführen.

Bei der Brachytherapie bringt der Facharzt eine Strahlungsquelle möglichst nahe und wirksam an den Krebs heran. Das geschieht am leichtesten über eine Injektion. Je nachdem, welches radioaktive Isotop verwendet wird, reichert sich dieses Material in verschiedenen Geweben an. So läßt sich die Quelle relativ gezielt zur betroffenen Region führen. Etliche Methoden erfordern eine örtliche Betäubung des Patienten und sind nur bei bestimmten

Krebsformen anwendbar. Dabei kommen spezielle Injektionsnadeln zum Einsatz, die in den Tumor gestochen und mit radioaktivem Material »betankt« werden können. So wird der Tumor von innen heraus bestrahlt. Hierbei handelt es sich allerdings um ein recht riskantes Verfahren, das Krebszellen erst richtig aktivieren und zur Streuung bringen kann.

Bei der Strahlentherapie werden auch Körperöffnungen und -hohlräume als »Zufahrtswege« zum Tumor genutzt. Über sie führt man *Applikatoren* in den Körper ein; sie sind mit radioaktivem Material beschickt und können tagelang im Körper bleiben, was selbstverständlich eine deutliche physische Belastung mit sich bringt und den Patienten zur Bettruhe zwingt. Wenn er sich selbst zu stark bewegt, kann dadurch auch der Applikator in Bewegung geraten und sich verschieben. Auch dieser Eingriff erfordert eine lokale Betäubung, ebenso das Setzen von Implantaten. Sie bleiben verhältnismäßig lange im Körper, durchaus einige Wochen oder Monate, und setzen den Tumor einer fortwährenden radioaktiven Strahlung aus. Auf diese Weise soll sein Wachstum gezügelt und eingebremst werden. Doch bleibt es nicht immer nur beim Implantat oder Applikator.

Da der Körper möglichst ruhig gestellt bleibt, bemühen sich die Therapeuten darum, die Verdauungsfunktionen herunterzufahren. Stuhl- und Harndrang sollen weitgehend vermieden beziehungsweise kontrolliert werden. Dazu wird die Kost umgestellt und vielleicht auch ein Blasenkatheter gesetzt. Was in wenigen sachlichen Sätzen ausgedrückt eher wenig spektakulär klingt, wirkt sich in der Realität natürlich schnell als schmerzhaft und sehr belastend aus. Hinzu kommen die Nebenwirkungen einer Strahlenbehandlung, die allerdings unterschiedlich stark ausfallen werden. Ohnehin hängen sie von Typ und Lokalität der Behandlung ab, so daß von den bekannten Nebenwirkungen immer nur einige wenige auftreten. Aber auch das genügt vollauf. Müdigkeit und Stimmungseinbrüche stellen sich wie schon erwähnt bei vielen Patienten ein, dazu ebenso Haarausfall. Übelkeit und Erbrechen treten vorwiegend bei Bestrahlung des Bauchraums auf. Schleimhäute reagieren ebenfalls deutlich auf die Behandlung. Sodbrennen, Schluckbeschwerden und ein trockener Mund sind oft die Folge, ebenso kleinere ungefährliche, aber schmerzhafte Geschwüre.

Oft erfordern die Nebenwirkungen wieder eigene Behandlungen und das Verabreichen von zusätzlichen Medikamenten. Eine ständige medizinische Kontrolle, nicht zuletzt auch von zahnmedizinischer Seite, ist bei der Anwendung von schulmedizinischen Verfahren auf jeden Fall zu empfehlen.

In der Praxis, die ohnehin meist aus längeren stationären Aufenthalten und zahlreichen ambulanten Arztbesuchen besteht, bedeutet das natürlich: noch mehr ärztliche Visiten. Es ist jedoch klar, daß eine Krebserkrankung nur in seltenen und leichten Fällen weiterhin ein »normales« Leben ermöglicht. In der Regel muß der komplette Tagesplan umgestellt und auf die Therapie ausgerichtet werden. Vielfach trifft diese Feststellung auch auf sinnvolle komplementäre Verfahren zu, nur, daß die Wege zum Ziel hier anders verlaufen.

Die Chemotherapie

Neben Operation und Bestrahlung gilt die Chemotherapie als der dritte große Stützpfeiler der schulmedizinischen Krebsbehandlung. Sie beginnt meist gleich nach der Operation. Wenn ein Patient wirklich wieder gesund wird, läßt sich daher eher schlecht beurteilen, ob dieser Erfolg nun der Chemotherapie zuzuschreiben ist oder aber einer gelungenen R_0-Resektion.

Die Chemotherapie führt ihre Wurzeln auf die Kriegsindustrie zurück. Während und nach dem Zweiten Weltkrieg experimentierte man mit verschiedenen chemischen Substanzen und stellte bei Giften wie Senfgas fest, daß sie die weißen Blutkörperchen abtöten. Bei einer unnatürlichen Vermehrung dieser Blutzellen, wie sie bei einer Leukämie auftritt, ist das eine erwünschte Auswirkung. Die Chemie-Industrie triumphierte, denn offenbar hatte man einen Durchbruch bei der Behandlung von Krebs errungen.

In der Praxis sah die Sache allerdings so aus: 1942 wurde der erste Patient in den USA mit Senfgas behandelt. Er hatte einen fortgeschrittenen Lymphtumor, der anfänglich wirklich auf die Chemikalie reagierte und sich zurückbildete. So weit, so gut. Nach drei Monaten aber hatte sich die Wirkung des Gases wahrhaft verflüchtigt, und der geplagte Patient verstarb. Ungeachtet dessen hatte seine »Behandlung« die Geburt der Chemotherapie eingeläutet.

Die amerikanische Ölindustrie hatte sich verschiedenen Berichten zufolge schon bald mit der nazideutschen Kriegsproduktion verbündet. So wanderten etliche chemische Patente jener neuen Forschungen in die Hände der Ölindustrie. Die Entwicklung der Chemotherapie wurde vor allem in den USA schnell vorangetrieben und kam bereits in den 1950er Jahren regulär zum Einsatz; in den folgenden Jahrzehnten wurde diese »neue amerikanische Methode«, wie manche sie nannten, zur Standard-Krebstherapie.

Während Operation und Bestrahlung den Krebs lediglich lokal angehen, erhebt die Chemotherapie gewissermaßen »ganzheitliche« Ansprüche: sie ist eine *systemische* Therapie, umfaßt also den gesamten Organismus. Gleich wo sich ein Tumor im Körper befindet, die chemischen Wirkstoffe erreichen ihn immer. Genau wie die Bestrahlung zielt auch die Chemotherapie darauf ab, vor allem die sich schnell teilenden, entarteten Zellen zu vernichten, und zwar durch eine Störung der Zellteilung.

Wiederum sind natürlich die gesunden Zellen fast ebenso von der Attacke betroffen. Und wiederum sollen sie sich im Gegensatz zu den Krebszellen nach Abschluß der chemischen Angriffswelle völlig regenerieren können.

Niemand bestreitet, daß die Chemotherapie auch heute noch deutliche Nebenwirkungen zeitigt, die den Körper stark belasten. Um die betroffenen Organe zu schonen, legt man immer wieder Pausen ein und verabreicht die chemischen Zellgifte (*Zytostatika*) in mehreren Schüben oder Behandlungszyklen. Manchmal wählt der Therapeut ein einziges Gift aus, um den Krebs zu bekämpfen. An die Selle dieser *Monotherapie* treten meist aber mehrere Medikamente: Durch simultanes Verabreichen verschiedener Präparate sollen unterschiedliche Phasen der Teilung von Krebszellen gestört und damit eine bessere Wirkung erzielt werden. Einige Mittel blokkieren die Verdopplung von genetischem Material, die vor der eigentlichen Teilung nötig ist, um jede der beiden Tochterzellen mit dem kompletten Erbmaterial auszustatten. Die neuen Zellen sind natürlich auch nur dann funktionsfähig, wenn die Gene gleichmäßig auf sie verteilt werden. Manche Zytostatika setzen genau hier an und stören diese Phase der Zellteilung.

Zellgifte gegen Krebs

Insgesamt unterscheidet man im großen und ganzen fünf verschiedene Gruppen von Zellgiften, die jeweils voneinander abweichende zerstörerische Wirkungen mit sich bringen:

- *Antimetabolite* – stellen sich dem Aufbau des Zellkerns in den Weg und stören biochemische Reaktionen,
- *Pflanzenderivate* – greifen störend in die Zellteilung ein. Spindelgifte der Herbstzeitlosen beispielsweise verhindern eine normale Verteilung der Erbsubstanz auf Tochterzellen,
- *alkylierende Substanzen* – bringen die DNA-Doppelstränge der Erbinformation durcheinander, erzeugen in ihr Brüche und fehlerhafte Verbindungen,
- *Antibiotika* – stellen sich der Eiweißsynthese in den Weg und »hungern« den Krebs dadurch aus,
- *Enzyme* – schalten sich störend in den Stoffwechsel einer Krebszelle ein.

Jede Gruppe wird durch eine Reihe von Medikamenten repräsentiert. Der Einsatzbereich hängt ähnlich wie bei verschiedenen Strahlungsarten und -dosen von der Art des diagnostizierten Krebses ab.

CML (*chronisch-myelonische Leukämie*) als bei uns häufigste Form des Blutkrebses beispielsweise spricht vor allem auf alkylierende Substanzen an, die allerdings auch bei Sarkomen und anderen Krebsarten zur Anwendung kommen. Zu diesen Substanzen zählt das weit verbreitete Präparat *Cyclophosphamid*.

Darmkrebs wiederum läßt sich damit kaum bekämpfen, hier versucht man die chemische Attacke mit Antimetaboliten wie *5-Fluorouracil*. Seit Anfang 2001 kann dieser Wirkstoff übrigens auch mündlich (*oral*) verabreicht werden und ist unter dem Namen *Capecitabin* (*Xeloda*) bekannt. Therapeuten sprechen von einer deutlichen Verringerung der Nebenwirkungen und besseren Erfolgsraten. Während die intravenöse Version bei nur 15 Prozent aller Behandelten einen Tumorrückgang bewirkte, sollen bei der oralen Version rund 26 Prozent einen solchen Fortschritt erleben. Man könnte vermuten, daß die bessere Verträglichkeit auch bewirkt, körpereigene Kraftreserven gegen den Krebs leichter zu mobilisieren und dadurch eine größere Wirksamkeit des Medikaments zu bewirken. Allerdings kommt hinzu, daß das orale Zytostatikum Capecitabin erst im Tumor selbst aktiv wird. Gesunde Zellen werden also geschont – ein Novum. Zunächst wandert das Präparat als ungefährliche chemische Vorstufe durch den Körper. Trifft es dann auf den Tumor, wandelt es sich in das Gift 5-Fluorouracil um. Einige Onkologen gehen davon aus, daß die schulmedizinische Zukunft der *oralen* Verabreichung von Krebsmitteln gehöre.

Bestimmte Zytostatika wirken nicht nur auf eine bestimmte Phase der Zellteilung, sondern davon völlig unabhängig während des gesamten Zellzyklus – sie können nicht *phasenspezifisch* eingesetzt werden, sondern beeinträchtigen den Krebs fortwährend, wobei ihre Gesamtdosis und ihre Giftigkeit entscheidend sind.

Nebenwirkungen der »Chemo«

Eine Chemotherapie erfaßt den gesamten Körper und ergänzt in der Schulmedizin daher die lokale Behandlung (Operation/Bestrahlung), um etwaige Überreste des Krebses, die noch im Körper verblieben sind und dort Metastasen bilden können, effektiv zu bekämpfen. In ihrer grundsätzlichen Wirkungsweise entspricht sie der Strahlenbehandlung – leider auch in ihren Nebenwirkungen. Viele davon treten gleichfalls bei der Chemo-Behandlung auf.

Der Haarausfall, wie er bei der Bestrahlung lokal an der therapierten Stelle auftritt, zeigt sich nun auch beim Haupthaar. Diese Nebenwirkung ist wohl die augenfälligste von allen. Wie stark bestimmte negative Begleiterscheinungen einer Chemotherapie auftreten, läßt sich nicht vorhersagen; ähnlich wie bei der Strahlenbehandlung variieren sie von Patient zu Patient. Die meisten Nebenwirkungen gehen nach der Behandlung vollständig zurück, allerdings können in selteneren Fällen auch dauerhafte Schädigungen eintreten, beispielsweise Unfruchtbarkeit.

Während der Therapie machen sich die Zellgifte genau wie eine Bestrahlung vor allem an den Schleimhäuten, am Knochenmark und an den Keimzellen bemerkbar. Für den Patienten äußert sich die Behandlung oftmals vor allem durch Übelkeit und Erbrechen, Verdauungsprobleme, allgemeines Unwohlsein sowie Abgespanntheit.

Es gibt auch Patienten, die kein größeres Mißempfinden spüren, vor allem, wenn die Chemotherapie nicht zu intensiv gewählt wird. Von Haarausfall ist allerdings jeder betroffen. Mit Nebenwirkungen, die mehr oder minder stark in Erscheinung treten, ist also ausnahmslos zu rechnen. Die zusätzliche Belastung für den Organismus ist ganz und gar nicht unerheblich, weshalb eine ständige genaue Kontrolle von Blutwerten und Allgemeinzustand des Patienten unerläßlich ist.

Sinn und Zweck dieser harten Probe soll zwar grundsätzlich eine Heilung sein, doch nicht selten müssen die Erwartungen auch deutlich zurückgeschraubt werden. Dann geht es vielleicht vor allem darum, das Wachstum des Tumors einzubremsen oder zu stoppen.

Wie wirksam ist die Chemotherapie?

Um es gleich vorweg zu sagen: Manchmal nützt die Chemotherapie überhaupt nichts, und der Tumor vergrößert sich weiter. Sobald dieser Umstand eintritt, stellen die Therapeuten die Chemotherapie um und verabreichen neue Medikamente. Auch können stärkere Dosierungen folgen.

In anderen Fällen zeigen sich Erfolge, der Tumor verkleinert sich. Damit kann dann unter Umständen überhaupt erst eine Operation möglich werden. Eher selten gelingt es, eine Tumorerkrankung allein mittels chemotherapeutischer Maßnahmen zu stoppen und auszuheilen.

Geht ein Krebs tatsächlich aber vollständig zurück (*Totalremission*), sind weitere genaue Kontrollen und Behandlungen nötig, um ein Wiederaufflammen zu verhindern. Manchmal läßt sich der Tumor vorübergehend kontrollieren, wird kleiner oder wächst nicht weiter. Er tritt dann in eine Art Ruhephase ein, die einen nicht unerheblichen Zeitgewinn bedeuten kann, durchaus auch Monate oder Jahre. Entweder beläßt man den Krebs im Körper oder nutzt die Zeit, um beispielsweise ein genaues Konzept zusätzlicher, unterstützender (*adjuvanter*) Behandlungen auszuarbeiten. Wird nichts weiter unternommen, kann der Tumor nach einer längeren Karenzphase plötzlich wieder zu wachsen beginnen und muß erneut intensiv therapiert werden.

Ob und wie weit ein bestimmter chemotherapeutischer Stoff positiv auf den Tumor einwirkt oder nicht, läßt sich nicht im voraus sagen, sondern muß am einzelnen Patienten per Versuch ermittelt werden. Der Therapeut wählt das nach seiner fachlichen Kenntnis geeignetste Verfahren aus, nimmt individuelle Abstimmungen vor und wendet es über einen Zeitraum von einigen Wochen an. Wenn dann keine Besserung feststellbar ist, wird der Therapieplan neu ausgerichtet. Chemische Wirkstoffe werden neu ausgewählt oder kombiniert. Wie bereits erwähnt, sprechen nicht alle Krebsformen gleichermaßen auf eine Chemotherapie an, und selbst der gleiche Tumortyp kann von Patient zu Patient unterschiedlich reagieren.

Leukämien werden heute allerdings erfolgreich mit Chemotherapeutika behandelt, auch Lymphome sprechen in der Regel gut an, sind also *therapiesensibel*. Doch rund 30 Prozent der bekannten Krebsformen zeigen sich demgegenüber *therapieresistent*. An ihren Zelloberflächen tragen sie eine Zucker-Eiweiß-Verbindung – *P-Glycoprotein*. Dieses Molekül schottet die maligne Zelle gegen das Eindringen von Fremdstoffen ab. Dazu zählen natürlich auch die Chemotherapeutika. Der Genforscher Irvin Chen von der *University of California* in Los Angeles veranschaulicht die Wirkung jenes Proteins mit einer »Torwartfunktion«. Er beschreibt die Krebszelle als Fußballtor, das Protein als Torwart, der jeden heranschießenden Ball mit sicherer Hand abwehrt und zurück ins Feld schleudert.

Eine Lösung für das »Torwartproblem«?

Irvin Chen und sein Kollege Kouki Morizono haben allerdings eine erstaunliche Entdeckung gemacht, mit der sie den molekularen Torwart austricksen wollen. Was sie gefunden haben, klingt zunächst paradox: Aids-Viren könnten beim Kampf gegen Krebs bald eine entscheidende Rolle spielen – als Helfer! Die beiden Forscher waren in der Lage, den Aids-Erreger HIV als »Krebsdetektor« einzusetzen. Tatsächlich spürte das Virus im Lungengewebe von Mäusen einzelne Krebszellen auf. Natürlich wird sich niemand mit Aids infizieren, um seinen Krebs besser loszuwerden. Chen und Morizono entfernten sämtliche krankheitserregende Anteile aus dem Genspeicher des Virus und machten ihn damit unschädlich. Als nächstes veränderten sie seine Außenhülle. Sie dockten dort einen Eiweißstoff mit dem diabolischen Namen *Luciferase* an. Dieses Enzym dient Glühwürmchen als Leuchtmittel und sollte die Verfolgung des entwaffneten Aids-Virus im Körper erleichtern. Dann fügten die Forscher noch einen Antikörper gegen P-Glycoprotein hinzu. Er koppelt sich direkt an diesem »Torwart« der Krebszelle an und hat damit unmittelbar das »Tor« aufgespürt, die bösartige Zelle selbst. So gelang dem kalifornischen Forscherteam auch der Nachweis von Krebszellen in den Lungen von Mäusen.

Die nächsten Schritte sollen den Transport von therapeutischen Substanzen direkt zu den sonst therapieresistenten Krebszellen ermöglichen. Das P-Glycoprotein verwandelt sich demnach mit Hilfe des modifizierten Aids-Virus zum Lockvogel oder Signal, das einen Krebs entlarvt. Protein und Virus ziehen sich wie Magneten an, und das Glycoprotein, das bisher jeden Wirkstoff abgewehrt hat, wird nun sogar zum Hilfsmittel, die therapeutische Substanz gezielt an den Krebs heranzuführen. Der Mitläufer wird plötzlich zum Überläufer.

Das Ganze gleicht freilich dem Vorgehen, den Teufel mit Beelzebub austreiben zu wollen, doch trifft man diese Idee immer wieder an. Nicht zuletzt gilt dies auch als Grundsatz der *Homöopathie*, Gleiches mit Gleichem zu heilen. Das täuscht aber nicht über die gewaltigen Unterschiede in der Vorgehensweise hinweg und auch nicht darüber, daß die Arbeiten der kalifornischen Forscher und anderer ihrer Kollegen noch in den Kinderschuhen stecken.

Diese Ansätze allerdings klingen zumindest vielversprechend, vor allem mit Blick auf die Chemotherapie. Denn mit Methoden dieser Art ließen sich die so schädlichen Gifte wirklich genau dorthin verfrachten, wohin sie gehören: ins Zentrum allen Übels, hinein in die Krebszellen. Gesunde Zellen hingegen wären nicht betroffen, und die Nebenwirkungen auf den Organismus gehörten der Geschichte an – wenn nicht andere nachteilige Effekte an ihre Stelle treten.

Insgesamt hoffen Krebsforscher, daß die Gentherapie eine neue und starke Waffe gegen den Krebs werden kann. Die Wissenschaftler versuchen auch, normale Stammzellen per Gentransfer resistent oder Krebszellen leichter angreifbar werden zu lassen. Gegenwärtig aber bleibt dieser junge Forschungszweig insgesamt noch schwierig und riskant in seiner Umsetzung in die medizinische Praxis.

Grenzen der Chemotherapie

So muß die konventionelle, etablierte Krebsbehandlung immer noch mit resistenten Tumoren kämpfen. Nicht nur, daß einige Tumorformen überhaupt nicht auf eine chemotherapeutische Behandlung ansprechen, sie können im Laufe der Therapie erst resistent werden. Damit beginnt der Tumor also wieder zu wachsen, vielleicht sogar schneller als zu Beginn der Behandlung.

Um dieses Risiko zu minimieren, wenden Mediziner bei solchen Tumortypen eine Kombitherapie mit verschiedenen Zytostatika an oder verabreichen relativ hohe Dosierungen, damit der Krebs gar nicht erst die Chance erhält, seine Zellen zu verändern und gegen die chemischen Gifte immun zu machen. Je höher aber die Dosierung, desto stärker auch die Nebenwirkungen und die Schwächung des Körpers. Da unterschiedliche Zytostatika voneinander abweichende Nebenwirkungen zeigen, werden zwar bereits vorhandene nachteilige Effekte im allgemeinen nicht weiter verstärkt, doch kommen neue hinzu.

Der Organismus steht also einer zunehmenden Zahl an Herausforderungen gegenüber. Viele Zellgifte wirken sich sehr negativ auf das Immunsystem aus. Ihre Eigenschaft, die Produktion weißer Blutkörperchen zu blockieren, läßt sich zwar auf Leukämien therapeutisch erfolgreich anwenden. Doch bei anderen Krebsformen wirkt sie sich verheerend aus. Bei reduzierter Anzahl weißer Blutkörperchen (*Neutropenie*) wird die körpereigene Abwehr stark in Mitleidenschaft gezogen, was die Gefahr von ernsten Infektionen merklich erhöht.

Durch Krebs und Chemotherapie wird der menschliche Organismus in einen Kampf an mehreren Fronten verwickelt. Die Onkologen müssen dabei den schmalen Grat beschreiten, auf dem das Zellgift den Krebs in die Knie zwingt, nicht aber den Patienten selbst. Der Ausgang dieser Form von Kräftemessen läßt sich nie vorhersagen. Nun liegt es außerdem in der Natur der Sache, daß die einzelnen Kräfte nicht automatisch aufeinander abgestimmt sind. Anders ausgedrückt: Der erwähnte schmale Grat kann unter Umständen nur sehr schmal sein oder aber überhaupt nicht existieren. Das folgt allein aus der Tatsache, daß verschiedene Tumortypen, beispielsweise Hautkrebs oder Nierenzellkarzinom, resistent gegen eine Chemotherapie sind. Oder daß die nötige Dosis, um einen Krebs zur teilweisen oder kompletten Remission zu zwingen, schlichtweg über der für den Patienten bereits tödlichen Schwelle liegt. Der Augenblick, ab dem beim Patienten kritische Nebenwirkungen auftreten, wird von den Therapeuten als *dosisbeschränkende Toxizität* bezeichnet. Stellt das Knochenmark seine Funktion ein, ist dieser Augenblick eingetreten.

Hochdosis-Chemotherapie

Was tun die klinischen Spezialisten, wenn sie feststellen, daß ein Krebs vielleicht bereits mehrfach zugeschlagen und Metastasen gebildet hat und daß außerdem sämtliche bislang ergriffenen Maßnahmen bei seiner Bekämpfung scheitern? Was tun die Onkologen, wenn Operationen, Bestrahlung und »herkömmliche« Chemotherapie keinen wirklichen Erfolg verbuchen können? Die Waffen strekken oder aufrüsten? Letzteres ist der Fall. Der Onkologe greift dann gleichsam zur chemischen »Atombombe«: zur Hochdosis-Chemotherapie. Dabei überschreitet er die eigentlich zulässige Höchstgrenze der Belastbarkeit eines Patienten. Und deshalb müssen vor dieser extrem belastenden Therapie blutbildende Stammzellen aus Blut oder Knochenmark entnommen werden – Zellen, die aus dem Körper herausgerettet werden müssen, um nicht irreparabel zerstört zu werden. Sie ähneln den Tieren aus der Arche Noah, die nach der biblischen Sintflut wieder zurückgebracht werden und neue Herden gründen.

Wenn die chemische Sintflut vorüber ist und sämtliche Krebszellen ausgelöscht sind, injiziert man die Stammzellen wieder in den Organismus hinein, wo sie ihre ursprünglichen Lokalitäten aufsuchen und Knochenmark bilden. Wurden Stammzellen aus dem Blut entnommen, erholt sich das Mark relativ schnell wieder. Bereits nach zwei bis drei Wochen tritt eine deutliche Besserung der Situation ein. Bei Zellen aus dem Mark selbst dauert dieser Prozeß rund doppelt so lange. Wahrscheinlich liegt das am unterschiedlichen Entwicklungsstadium der beiden Stammzellengruppen. Bevor Stammzellen aus dem Blut herausgefiltert werden, versuchen die Therapeuten, deren zunächst sehr geringe Zahl mittels verschiedener *Wachstumsfaktoren* zu erhöhen. Da aber das Blut dennoch oft nicht genügend Reserven besitzt, müssen entsprechend häufig Stammzellen direkt aus dem Mark abgezweigt werden. Die Verdoppelung der Erholungsphase bringt bei diesem sehr kritischen Verfahren natürlich eine wesentlich erhöhte Gefährdung der Patienten mit sich.

Die Hochdosis-Therapie stoppt die Funktion des Knochenmarks (*Knochenmarkaplasie*), so daß keine neuen Blutzellen mehr gebildet werden. Damit bricht die körpereigene Abwehr zusammen. Blutarmut, Blutungen und Infektionen können die Folge sein. Es ist, als ob plötzlich ein allumspannender Schutzschild weggerissen wird. Nur die Stammzellen-Transplantation zurück in den Patienten kann die Lage wieder normalisieren.

Manchmal ist ein Fremd-Spender erforderlich, dessen Zellmerkmale sich möglichst mit den Empfänger-Merkmalen decken müssen, um Abwehrreaktionen des Immunsystems zu vermeiden. Für diese *allogene* Stammzellentransplantation kommen engere Verwandte oder Personen in Frage, die einen sehr ähnlichen Gewebetypus besitzen. Trotzdem können schon kleinere Abweichungen zu Abstoßungsreaktionen führen. Die New Yorker Krebsspezialistin Karen Antman bemerkt dazu: »In diesem Fall stufen die von den gespendeten Stammzellen erzeugten Immunzellen nicht selten das Wirtsgewebe als fremd ein und greifen es an, wobei sie vor allem Haut, Darm und Leber schädigen. Das Risiko einer solchen Immunreaktion des Transplantats gegen den Empfänger (*graft versus host disease*, *GVHD*) steigt, wenn das Mark nicht von einem Verwandten stammt; auch für ältere Patienten ist es beträchtlich höher. Zwar macht man einen Vortest, vermischt dazu einige Spenderzellen mit dem Gewebe des Empfängers und wählt dann nur Spender aus, deren Zellen keine Reaktion zeigen. Trotzdem treten schwere GVH-Reaktionen auf, die bei rund 20 bis 30 Prozent der Empfänger von Fremdtransplantaten zum Tode führen; wenn die Gewebedaten nicht übereinstimmen, ist der Prozentsatz sogar noch höher. Seltsamerweise sind leichte oder mäßige GVH-Reaktionen manchmal sogar vorteilhaft für Leukämie-Patienten: Die neuen Immunzellen greifen auch die leukämischen Zellen an. Dieser *GVL-Effekt* (für *graft versus leukemia*), eine Reaktion des Transplantats gegen die Leukämie, senkt das Risiko eines Rückfalls.

Ist der Patient in der glücklichen Lage, einen eineiigen Zwilling zu haben, passen beider Stammzellen perfekt zueinander und ermöglichen eine sogenannte syngene Transplantation.«

Dem Spender wird das Mark mittels mehrerer Einstiche aus dem Beckenknochen entnommen. Die allogene Transplantation wird unumgänglich, wenn das Knochenmark des Krebspatienten selbst erkrankt ist.

Wird der Schaden paradoxerweise erst durch die Krebstherapie selbst angerichtet, besteht die Möglichkeit einer *autologen* Knochenmarktransplantation, das heißt, Empfänger und Spender sind identisch. Das Knochenmark wird vor der Hochdosisbehandlung nach dem Arche-Noah-Prinzip entnommen und aufbewahrt, um nach

Abschluß der chemischen Sintflut wieder in den Organismus eingebracht zu werden.

Was sich in der Theorie einigermaßen kurz und anschaulich darstellen läßt, gerät in der Praxis allerdings zum Martyrium für den Patienten. Wenn schon ein weit fortgeschrittener und metastasierender Krebs zum Kampf zwischen Leben und Tod wird, so erreicht er hier wohl seinen Höhepunkt. Nicht umsonst beurteilt Karen Antman diese Extremtherapie mit vorsichtigen, aber eindringlichen Worten: »Jahr für Jahr erklären die Ärzte Tausenden von Patienten, ihnen könne nur noch eine Knochenmark-Transplantation helfen. Allerdings hat das Verfahren – bei einigen Krebsformen ist es noch im Versuchsstadium – mitunter gravierende Folgen und führt unter Umständen sogar zum Tode. Trotzdem wird sich kaum jemand, der relativ jung und ansonsten gesund ist, angesichts einer tödlichen Krankheit die Chance einer Heilung entgehen lassen.« Resümierend erklärt die Krebsärztin: »Doch vorläufig sollten sich Betroffene, falls die Nebenwirkungen einer Knochenmarktransplantation weiterhin so entmutigend bleiben, nur dann zu dieser Therapie entschließen, wenn die Erkrankung wirklich lebensbedrohlich ist und der mögliche Nutzen das zu erwartende Risiko überwiegt. Unter diesen Vorbehalten eröffnet das Verfahren allerdings manchen Patienten, für die ansonsten kaum noch Hoffnung bestünde, eine neue Lebenschance.«

Neuere Therapien

Neben den weithin etablierten Verfahren der modernen Krebsmedizin, die vorwiegend in Operation, Bestrahlung und Chemotherapie bestehen – kurz faßbar mit Stahl, Strahl und Gift –, existieren davon einige Variationen. Beispielsweise eben die *Hochdosis-Chemotherapie* oder im Bereich der radiologischen Behandlung die *Protonen-Therapie*. Bei dieser Art der Bestrahlung hoffen Mediziner auf eine wirksame Krebsbekämpfung mittels elektrisch positiv geladener Kernteilchen, den Protonen oder Wasserstoffkernen. Die *Deutsche Gesellschaft für Radioonkologie* (*DEGRO*) will mit Stand

Sommer 2005 in naher Zukunft eine Liste derjenigen Tumorerkrankungen aufstellen, für die diese Methode geeignet ist. Allerdings ist die Protonentherapie mehr als zehnmal so teuer wie eine herkömmliche Strahlenbehandlung und wurde noch relativ wenig eingesetzt, so daß nicht genügend Erfahrungswerte existieren. Seit den 1970er Jahren wurden weltweit nur rund 40 000 Patienten mit diesem Verfahren behandelt. Seine Vorzüge liegen vor allem in einer besseren Fokussierung der Strahlung. Die Dosis erreicht den angepeilten Tumor gezielt, während sie außerhalb der erkrankten Region schnell abfällt. Das gesunde Gewebe bleibt also von der Strahlung weitgehend verschont. In einigen Situationen kann diese Präzision über Wohl und Wehe entscheiden, beispielsweise bei Eingriffen am Auge. Kleine Tumoren in der Aderhaut werden erreicht, ohne die Netzhaut mit einzubeziehen. Das Sehvermögen bleibt dadurch erhalten. Das Verfahren soll sich auch bei Gehirntumoren, bei Kopf-Hals-Tumoren und als *Boost*-Therapie eignen. Dabei geht es um eine Steigerung der Strahlendosis bei der Behandlung von Lungen- oder Prostatakrebs.

In den vergangenen Jahren und Jahrzehnten wurden in der Schulmedizin viele neue Ansätze für eine Krebsbehandlung gefunden, die sich als mehr oder minder erfolgversprechend erwiesen haben oder zumindest als neue Hoffnung präsentiert worden sind.

Neue Methoden sollen die Wirkstoffe immer perfekter an ihren eigentlichen Einsatzort verfrachten, nämlich zu den Krebszellen selbst. Im Idealfall dürfen gesunde Zellen überhaupt nichts von den Attacken im Organismus »mitbekommen«. Die Substanzen werden in körpereigene Transportzellen gekleidet und ähnlich dem berühmten Trojanischen Pferd in die feindliche Festung des Tumors geschleust. Der Leib des »Pferdes« öffnet sich dann und entläßt die spezialisierten Kämpfer. Sie entfalten ihre Aktivität, indem sie der krankhaften Zellteilung einen chemischen Riegel vorschieben und das Selbstmordprogramm (Apoptose) der kranken Zelle hochfahren. Dieses Zielschießen mit Zellgiften übersetzt sich fachsprachlich als *Drug Targeting*.

Eine andere Möglichkeit sehen Forscher in einem »Präventivschlag«, einer Impfung gegen den Krebs. Unter anderem so heimtückisch an Krebszellen ist ihre Fähigkeit, ihre Andersartigkeit zu verschleiern. Sie setzen sich beispielsweise mittels P-Glycoprotein eine Tarnkappe auf und täuschen absolute Harmlosigkeit vor. Solange Zellen nur entarten und ihre Veränderungen für das Immunsystem erkennbar sind, stellen sie keine Gefahr dar. Rechtzeitig stürzen sich Killerzellen auf sie und vernichten größere Ansammlungen krankhafter Strukturen. Jeden Tag geraten einige Zellen in uns aus den Fugen und entarten. Und jeden Tag werden sie mit großer Zuverlässigkeit entsorgt. Doch sobald diese abtrünnigen Zellen sich zu tarnen beginnen, können sie ungestört ihr Terrornetzwerk im Körper errichten.

Krebsforscher hoffen darauf, die körpereigenen Abwehrzellen speziell zu schulen und gewissermaßen Sonderkommandos gegen die zellulären Terroristen zu schaffen. Wenn jede Tarnmethode bekannt ist, sind die Krebszellen bloßgestellt. Die Hoffnung geht in Richtung echter Krebsimpfungen, um damit die Abwehrzellen möglichst gegen jede Tarnung scharf zu machen.

Wieder andere Verfahren zielen auf die Wachstumsgene von Tumoren ab, um sie einzubremsen. In Deutschland wurde vor einigen Jahren das Präparat *Herceptin* zugelassen, das die Wachstumsgene bei Brustkrebs in Schach halten soll.

In diesem Buch werden wir immer wieder weiteren Methoden begegnen, wie sie von Schulmedizinern außerhalb der heute etablierten Standardverfahren erforscht werden. Einige dieser neueren Therapien können an sich insofern als »sanfte Methoden« bezeichnet werden, als sie relativ geringe Nebenwirkungen besitzen. Manchmal scheinen die Übergänge zwischen Schulmedizin und alternativen Konzepten auch fließend zu sein. Tatsächlich läßt sich eine scharfe Grenze nicht immer ziehen, was auch nicht nötig ist, wenn sich verschiedene Verfahren gegenseitig sinnvoll ergänzen, um die »Viel-Faktoren-Krankheit« Krebs von mehreren Seiten effektiv in die Zange zu nehmen. Andere Methoden scheinen bei genauerer Betrachtung dann wieder zu enttäuschen.

Nicht selten wurden die verheißungsvollen Innovationen weniger von den Ärzten selbst als von den Medien hochgejubelt. Besonders aber bei neuen Errungenschaften auf dem Sektor der *Chemo-*

therapie gab es immer wieder zuversichtliche fachliche Äußerungen, einen nächsten bedeutenden Schritt nach vorne gemacht zu haben. Die Chemie-Industrie sieht das gerne und verfügt auch über Mittel wie Möglichkeiten, direkt oder indirekt für ihre Produkte Werbung zu machen.

Der »Standard«

Wir haben nun die wesentlichsten schulmedizinischen Verfahren kennengelernt, die heute zum Standard in jeder großen Klinik zählen. Man setzt dort diese Methoden in aller Regel nahezu ausschließlich ein, ohne dazu irgendwelche Alternativen zu sehen oder sehen zu wollen. Junge Mediziner, die nach jahrelangen mühevollen Studien endlich ihren Doktor in der Tasche haben, wurden im Studium nicht mit Alternativen beziehungsweise komplementären Methoden vertraut gemacht. Sie hätten sich dafür auch herzlichst »bedankt«, in Anbetracht des gigantischen Pensums, wie es die Ausbildung ohnehin von ihnen abverlangte.

Da bleibt also keine Zeit, um sich noch mit der »anderen Medizin« auseinanderzusetzen. Außerdem, so räsoniert der angehende Arzt, sind die an den Universitäten vermittelten Inhalte gründlich erforscht und in unzähligen wissenschaftlichen Studien überprüft. Riesige Statistiken und Doppelblindstudien legen doch untrüglich dar, wie erfolgreich eine Methode ist. Die konventionelle Krebsbehandlung kristallisierte sich dabei über Jahre und Jahrzehnte hinweg als einzig überhaupt gangbarer Weg gegen den Krebs heraus. Jedem Mediziner ist klar, daß es kein Allheilmittel gegen Krebs gibt und auch die Schulwissenschaft ihn noch nicht im Griff hat, nicht jeden Krebs gleichermaßen behandeln kann. Doch das Dreigestirn Operation, Bestrahlung und Chemotherapie leuchtet als hellste Krebswaffe am Heiler-Himmel. Mehr kann man nicht erwarten. Und die hohe Erfolgsquote der Chemotherapie rechtfertigt ihren Einsatz deutlich. Die meisten Mediziner sind ehrlich davon überzeugt, das einzig Richtige zu tun. Sie wollen helfen. Und sie wenden diejenigen Therapien an, in die sie das größte Vertrauen setzen.

Vor allem dem *Vertrauten* schenkt der Mensch eben sein *Vertrauen*. In das, was er von Anfang an gelernt hat, über das er am meisten weiß und mit dem er immer wieder in Berührung kommt. Ärzte mögen wie Halbgötter in Weiß erscheinen und sie leisten wahrhaft viel. Doch sind auch Ärzte nur Menschen. Und Intelligenz ist nur ein bedingter Schutz vor subtiler Manipulation. Ärzte werden ständig über aktuellste Medikamentenentwicklungen der Pharmaindustrie auf dem Laufen gehalten, werden in der ständig komplexer werdenden Diagnostik und ihrer Anwendung weitergebildet und lernen fortwährend verfeinerte Behandlungsmethoden des Krebses kennen. Obwohl immer noch Menschen an Krebs sterben, läßt sich Krebs immerhin behandeln. Die Lebensqualität läßt sich zumindest verbessern, ein Krebs kann zeitweilig unter Kontrolle gehalten werden. Der seit Jahrzehnten beschrittene Weg ist also der richtige; es gibt wohl keinen, der nicht den Fortschritt der Medizin sehen würde! Die Grundkonzepte bleiben angenehmerweise erhalten, im Mittelpunkt stehen fast ausnahmslos die bewährten Methoden – vor allem die Chemotherapie. So weit die herrschende Meinung.

Wie sieht es aber wirklich aus? Hält die konventionelle Therapie und vor allem die Chemotherapie als Lieblingskind der Schulmedizin wirklich die Versprechungen? Ist ihr Einsatz im Sinne einer etablierten, wissenschaftlich geprüften Standardmethode wirklich gerechtfertigt? Fragen, die nach genaueren Überlegungen und Diskussionen verlangen.

Einige Fakten dürften dem direkt Betroffenen, dem Patienten, einen Einblick in Hintergründe und Zusammenhänge vermitteln, die ihm klarer zeigen, in welchem Spannungsfeld und Interessenkonflikt er sich *zentral* befindet. Er wird dann bald schon leichter verstehen, warum manche Therapien zum Standard werden mußten und ihm geradezu aufgedrängt werden – angeblich ohne jede gangbare Alternative –, während andere Therapien trotz guter Erfolgsquoten schlechtgeredet werden. Deshalb soll auch das folgende Kapitel seinen Platz in diesem Buch haben.

Wohlgemerkt, hier geht es auch nicht darum, die Schulmedizin ihrerseits durch die Bank schlecht zu reden. Ihre vielfache Rechtfertigung steht nicht zur Debatte, allerdings nicht pauschal und überall in der Krebstherapie. So sind auch aus berufenem Mund immer wieder kritische Stimmen zu vernehmen, mit sehr plausiblen Argumenten *gegen* die festgefahrene Standardtherapie und *für* so manche Alternative.

Wo stehen wir also, und vor allem: Wo steht die Schulmedizin wirklich?

Kapitel 5

Erfolgskonzept oder Irrweg?

Gegenposition

Samuel S. Epstein ist Krebsexperte. Und ein unbequemer Arzt. Nicht etwa im Umgang mit Patienten, sondern im Umgang mit der Pharmaindustrie und all den Großverdienern in Sachen Krebs. Schon als junger Mediziner deckte er auf, daß eine Therapie, die sein damaliger Chef zur Behandlung einer Kinderkrankheit anwandte, auf gefälschten Daten basierte. Epstein wurde bald zum Kritiker etablierter Konzepte; er setzte auch durch, daß der Einfluß von Umweltgiften auf die Krebsentstehung endlich ernster genommen wurde.

Der emeritierte Professor erscheint nicht selten in den US-Medien; hier will er auf Sein und Schein des Establishments aufmerksam machen. Denn seiner Ansicht nach stimmt hier vieles nicht. Patienten werden demnach irregeführt und im Interesse des mächtigsten und reichsten Industriezweigs falsch behandelt, um des reinen Profits willen. »Wir sprechen über Vergehen und echte Verbrechen«, so sagt er. »Vom Standpunkt der Volksgesundheit ist die Weigerung des Krebs-Establishments, aufgrund frei verfügbarer Informationen zu handeln, gleichbedeutend mit einer kriminellen Straftat.« Schon Anfang 1992 legte Epstein eine vehemente Anklage gegen die Krebsindustrie vor. Anläßlich einer Pressekonferenz in Washington verfaßte er zusammen mit drei ehemaligen Direktoren von US-Regierungsbehörden eine Rede, die von 65 bedeutenden Krebsspezialisten und Gesundheitsexperten inhaltlich mitgetragen wurde. Die Worte von damals sind deutlich:

»Krebs trifft nunmehr einen von drei Amerikanern und tötet dabei jeden Vierten, gleichbedeutend mit 500 000 Todesfällen im vergangenen Jahr. Im Verlauf der letzten zehn Jahre starben ungefähr fünf Millionen Amerikaner an Krebs, und die Belege dafür mehren sich, daß ein beachtlicher Prozentsatz dieser Todesfälle hätte verhindert werden können. Wir äußern unsere tiefe Besorgnis über das Fehlschlagen jenes ›Kriegs gegen den Krebs‹, seit Präsident Nixon und der Kongreß ihn am 23. Dezember 1971 ausgerufen haben. Dieses Versagen wird über die vergangenen Jahrzehnte hinweg durch das eskalierende Vorkommen von Krebs bis hin zu epidemischen Ausmaßen bestätigt. Parallel und weiter verschlimmernd geht mit diesem Fehlschlag die Abwesenheit signifikanter Verbesserungen bei der Behandlung der Mehrzahl aller Krebsarten einher. Nennenswerte Ausnahmen sind die Erfolge bei einigen relativ seltenen Krebsformen, besonders jenen bei Kindern.« Die Stellungnahme fährt mit der Prognose fort, daß Krebs bis zum Jahr 2000 die führende Todesursache in den USA sein wird.

Epstein hält fest, daß die durch Leid und Tod sowie das inflationäre Auftreten von Krebs erzeugten Kosten auf geschätzt rund 110 Milliarden US-Dollar im Jahr angewachsen sind. »Wir verleihen unserer Besorgnis ferner Ausdruck darüber, daß das mit großzügigen Mitteln finanzierte Krebs-Establishment, das *National Cancer Institute* (*NCI*), die *American Cancer Society* (*ACS*) und rund 20 große Krebszentren, die Öffentlichkeit und den Kongreß durch wiederholte Behauptungen irregeführt und verwirrt haben, man werde den Kampf gegen den Krebs gewinnen … Zudem haben das Krebs-Establishment wie auch führende pharmazeutische Unternehmen wiederholt übertriebene und unbewiesene Behauptungen aufgestellt, dramatische Fortschritte bei Behandlung und ›Heilung‹ von Krebs errungen zu haben. Im allgemeinen gründen solche Behauptungen eher auf einer anfänglichen Verringerung der Tumorgröße (›Tumorantwort‹) als auf einer Verlängerung der Überlebensspanne, ganz zu schweigen von der Lebensqualität, die oftmals durch die hochgiftigen Behandlungsmethoden zunichte gemacht wird.«

Geschäfte mit einer Krankheit?

Demnach wurde von Seiten der großen Krebsinstitutionen bewußt manipuliert. Alles, um zu beweisen, auf dem richtigen Weg zu sein, und mit mehr Geld noch mehr Erfolge vorweisen zu können. Tatsächlich ist die Krankheit Krebs für viele Menschen keine Geißel und auch kein Todesurteil, sondern die Quelle des Lebensunterhalts. Für manche ist sie sogar ein Milliardengeschäft.

Wo es um Geld geht, ist die Abhängigkeit nicht weit. Monopolisten bestimmen die Marschrichtung und kontrollieren das Geschehen. Und ihnen ist nur schwer wirklich eine Verfehlung nachzuweisen. Niemand kann behaupten, daß die Krebsforschung stiefmütterlich behandelt werde oder keine Ergebnisse zeitige. Vor allem auf molekularbiologischem und diagnostischem Sektor sind nur selten angefochtene Erfolge zu verzeichnen. Wie Krebs entsteht, glaubt man heute recht genau zu wissen. Die konventionelle Therapie hingegen bleibt demgegenüber weit zurück.

Gelder fließen heute wie noch nie. Überdeutlich wird die Situation in jenem Land, aus dem die Chemotherapie auch zu uns reimportiert wurde: den USA. Seit 1971, als Nixon den »Krieg gegen den Krebs« ausrief, wuchs das Budget der Krebsforschung allein für das NCI geradezu krebsartig an: Von anfänglich 150 Millionen US-Dollar stieg es auf 4,6 Milliarden Dollar an – das ist das 30fache. Das jährliche Budget des ACS erreicht mittlerweile 800 Millionen US-Dollar.

Trotzdem steigt die Zahl der Krebsfälle weiter. Samuel S. Epstein stellte dazu im Jahr 2005 lapidar fest: »Paradoxerweise scheinen wir um so mehr Krebs zu bekommen, je mehr wir für Krebs ausgeben.« Fortwährend werden neue und bessere Präparate entwickelt, und der außenstehende Betrachter fühlt sich an das tausendste neue Waschmittel erinnert, das noch weißer und sauberer wäscht als sein Vorgänger aus demselben Konzern. Nur die Wäsche, die wird einfach nicht sauberer. Eher das Gegenteil. Und auch einige nachdenkliche Ärzte haben sich die Frage gestellt, ob hier nicht ohnehin massenweise schmutzige Wäsche gewaschen wird. Dem einen oder anderen unter ihnen fiel doch auf, daß hier etwas nicht so ganz stimmen kann. Und daß er selbst möglicherweise zum ausführenden Werkzeug einer gigantischen Interessensgemeinschaft geworden ist, einer Gemeinschaft, die allerdings nicht so sehr an der Gesundheit des Patienten interessiert ist als am eigenen Wohle.

Was wäre denn, wenn die Pharmaindustrie einige effektive Heilmittel gegen die verschiedenen Krebsarten gefunden hätte? Der Leiter einer Forschungsgruppe entdeckt das große Geheimnis nach jahrzehntelangen Forschungen. Mit bebender Stimme schildert er seinem Chef den triumphalen wissenschaftlichen Durchbruch. Sein Gegenüber blickt ihn allerdings nichtssagend an, gratuliert ihm und fordert einen umfangreichen Bericht. Dann geschieht erst einmal länger nichts, bis dem Forscher klar gemacht wird, daß seine Ergebnisse lückenhaft sind, Überprüfungen durch andere Labors seien erforderlich. Man beruft den Experten ab, kümmert sich darum, daß er neue Aufgaben bekommt – und vielleicht eine ganze Menge Geld dazu. Um alles andere hat er sich nicht mehr zu scheren. Und wenn doch, wird man Wege finden, ihn davon abzuhalten, größeren Wirbel zu machen.

Die Entdeckung jedenfalls verläuft im Sande, woanders als unter die Erde gehört sie nicht hin. Natürlich, eine fiktive Geschichte, mehr nicht. Doch: Wäre denn die Krebsindustrie wirklich daran interessiert, sich durch ein paar effektive Präparate selbst wegzurationalisieren? Selbstverständlich würde man am Verkauf dieser Medikamente verdienen, doch nur kurzzeitig. Längst aber könnte man nicht die Umsätze einfahren, die eine teils Jahre währende Krebsbehandlung zwangsläufig durch aufwendige Methoden und teure Präparate mit sich bringt. Und die Erfolge sind entgegen zahlreicher Beteuerungen von Pharmaindustrie und Fachwelt eher mager. Das Geschäft boomt jedenfalls weiterhin. Der weltweite Umsatz von Zellgiften lag zu Beginn des Jahres 2004 bei über 16 Milliarden US-Dollar! In Deutschland nahm der Umsatz von Zytostatika allein in Deutschland um rund 14 Prozent zu und stieg auf 1,8 Milliarden Euro an.

Therapiekonflikte

Natürlich werden auch Mediziner selbst krank und plötzlich zu Krebspatienten. Bekanntlich sind Ärzte ohnehin die schlimmsten Patienten, weil sie genau wissen, was ihnen so alles blüht. Im

Gespräch mit schulmedizinischen Krebsärzten hat der Verfasser wiederholt deutliche Unsicherheit feststellen müssen, sobald es darum ging, ob denn der Onkologe die Chemotherapie auch wählen würde, sofern er selbst oder ein enger Angehöriger betroffen wäre.

Plötzlich zeigten sich ernste Konflikte. »Wenn ich ganz ehrlich bin, ich wüßte nicht, was ich in dieser Situation machen sollte«, so war da zu vernehmen. Ein Satz, der wohl ganze Bände spricht. Andere drücken sich sogar noch deutlicher aus. Auf einem internationalen Medizinkongreß im Jahr 1985 verlautbarte Professor Klaus Thomsen, über 20 Jahre lang Direktor der gynäkologischen Abteilung an der Uni-Klinik Hamburg-Eppendorf: »Es sollte uns nachdenklich stimmen, wenn eine zunehmende Anzahl von Ärztinnen und Ärzten sagt: An mir würde ich eine solche Therapie nicht vornehmen lassen.«

Im angesehenen *Scientific American* konstatierte der amerikanische Mikrobiologe John Cairns im gleichen Jahr: »Was nun die verbreitetsten Krebsarten – gleich welche – angeht, so läßt sich kein Zusammenhang zwischen plötzlichen Veränderungen der Sterbeziffer und der chemotherapeutischen Behandlungsmaßnahmen herstellen. Einige spezielle, selten vorkommende Krebsarten sind von dieser Feststellung ausgenommen. Der Beweis, daß sich die am häufigsten verbreiteten Krebsarten mit Hilfe einer Chemotherapie heilen lassen, muß erst noch erbracht werden.«

Ähnliche Zitate ließen sich zuhauf präsentieren. Nicht nur aus Übersee. Auch hierzulande wogen die Wellen hoch, wenn es ums Thema Krebs und Kritik an der etablierten Therapie geht. Obwohl der Widerstand vergleichsweise mager ausfällt: Denn die großen Medien stimmen in der Regel lieber in den Chemo-Chor ein und loben Fortschritte der anerkannten Krebstherapie. Doch ab und an sind auch andere Töne zu vernehmen. Sehr selten natürlich, denn in den führenden Magazinen findet sich regelmäßig seitenweise Werbung aus der solventen Chemieindustrie. Da darf man sich nicht viel erlauben, andernfalls überdenken die Bosse sehr schnell, ob es weiterhin sinnvoll ist, die sündhaft teuren Anzeigen in einem solchen Verräterblatt zu schalten. Selbstverständlich weiß man auch dort, in den Redaktionen, daß eine gewisse Alibi-Handlung nötig ist, um gegebenenfalls nicht den letzten Rest an Glaubwürdigkeit zu verlieren. Rein präventiv, sollte die bis dahin protegierte Methode doch einmal in Ungnade fallen. Niemand wird dann behaupten können, man habe nicht schon beizeiten deutliche Kritik geübt.

Immerhin, deutliche Kritik findet sich auch in einer jüngeren Ausgabe des *Spiegel* (Heft 41 vom 4. Oktober 2004). Auf Seite 160 beginnt einer der seltenen Berichte, der es wagt, die Chemotherapie großteils in Frage zu stellen und zu titeln: »Giftkur ohne Nutzen« – Nicht einmal ein Fragezeichen! Und der Einleitungstext läßt keinen Zweifel aufkommen: »Immer ausgefeiltere und teurere Zellgifte werden schwerkranken Patienten mit Darm-, Brust-, Lungen- oder Prostatatumoren verabreicht. Nun hat ein Epidemiologe die Überlebensraten analysiert. Sein Befund: Allen angeblichen Fortschritten zum Trotz leben die Kranken keinen Tag länger.«

Der Epidemiologe, das ist der am Münchner Universitäts-Klinikum Großhadern tätige Forscher Dieter Hölzel. Nach Analyse tausender Krankengeschichten von Krebspatienten kommt er zu dem ernüchternden Schluß, daß sich bei den vier häufigsten Organtumoren in den vergangenen 25 Jahren hinsichtlich einer Therapie keinerlei Fortschritte eingestellt haben. Jährlich sterben in Deutschland auch heute noch 100 000 Menschen an Darm-, Brust-, Lungen- und Prostatakrebs. Jörg Blech, Autor des *Spiegel*-Artikels, erklärt zur gegenwärtigen Situation: »Gerade für Menschen mit Metastasen gilt die Chemotherapie als Behandlung der letzten Wahl, wenn sich die verstreuten Tochtergeschwulste mit Strahlen und Skalpellen nicht mehr erreichen lassen. Seit Jahrzehnten werden immer neue Zellgifte eingesetzt. Oftmals verlangen die Arzneimittelhersteller dafür astronomisch hohe Preise. Im Austausch versprechen sie ein längeres Leben … Die neuen Zahlen des Krebsregisters der Universität München indes bestätigen das nicht. Die Überlebensraten haben sich in den vergangenen Jahrzehnten demnach mitnichten verbessert …: Heutige Patienten versterben genauso schnell an Krebs wie ihre Leidensgenossen vor 25 Jahren.« Zum Thema Brustkrebs zitiert Blech ernüchternde Worte des Düsseldorfer Gynäkologen Wolfram Jäger. Wieder das gleiche Bild: »Es gab und gibt keine Erfolge. Da werden riesige Mengen von Frauen behandelt, ohne daß ein Nutzen tatsächlich bewiesen wäre. Wenn Sie das den Patientinnen sagen, die verzweifeln ja total.«

Wo sind die Erfolge?

Wie schon früher erwähnt, begann der Triumphzug der Chemotherapie mit einem ersten Pyrrhus-Sieg des Senfgases. Der an einem Lymphom Erkrankte überlebte die Behandlung zwar nicht, doch immerhin war der Krebs zumindest zeitweilig kleiner geworden. Operation gelungen, Patient tot. Grund genug weiterzumachen. Eingedenk jener bizarren Chemo-Ouvertüre diskutiert Jörg Blech eine fatale Entwicklung: »Weil sie bei Leukämien oder Lymphomen so spektakuläre Erfolge erzielte, wurde die Giftkur bald auch den vielen Patienten mit Organtumoren verordnet. Doch leben diese dank Chemotherapie überhaupt länger? Die entscheidende Vergleichsstudie wurde nie durchgeführt.

Wahrscheinlich wird sich die Frage gar nicht mehr beantworten lassen. In klinischen Studien vergleichen die Hersteller stets nur neue mit alten Zellgiften. Kontrollgruppen, die gar nicht behandelt werden, gibt es nicht. Um auf dem Markt zugelassen zu werden, reicht es, an einer kleinen Schar handverlesener Testpersonen irgendeinen Vorteil gegenüber einem bereits zugelassenen Zellgift ›statistisch signifikant‹ erscheinen zu lassen.«

Der *Spiegel*-Beitrag hat selbstredend für einiges Furore unter den Onkologen gesorgt. So sind beispielsweise die Ansichten des Nürnberger Onkologen und Hämatologen Prof. Dr. Martin Wilhelm den kritischen Behauptungen diametral entgegengesetzt. Prof. Wilhelm war ab 1996 an großen US-amerikanischen Krebszentren tätig und arbeitet heute als Chefarzt der Onkologie am Klinikum Nürnberg. Den *Spiegel*-Artikel bezeichnet er als »unverantwortlich« und entgegnet zu den Vorhaltungen: »Grob vereinfacht und damit für den einzelnen Patienten letztlich falsch werden da die Erfolge der Chemotherapie dargestellt.« – Dabei fragt sich eigentlich, wo hier überhaupt Erfolge dargestellt werden. Jedenfalls führe das zu einer merklichen Verunsicherung bei den Patienten: »Vor allem Betroffene mit fortgeschrittenen Tumorerkrankungen fragen uns, ob sie die Chemotherapie nicht lieber abbrechen sollten, und fürchten, daß ihnen nichts mehr helfen kann. Ich frage sie dann, wie es ihnen unter der Behandlung geht? Wie es ihnen vor der Therapie ging? Dann finden die Patienten schnell von selbst eine Antwort.« – Sehr böse Zungen würden jetzt wieder an den amerikanischen Senfgas-Patienten erinnern, der sich in den ersten Wochen und Monaten nach der Therapie auch besser fühlte, bis er starb …

Ein Schlagsatz des *Spiegel*-Beitrags lautet: »Der Fortschritt der Chemotherapie liegt eher darin, Leiden zu mindern, die sie selbst bewirkt.« Befürworter der Therapie sehen das natürlich wieder komplett anders. Immerhin werde die Überlebenszeit verlängert, und bei unheilbar Kranken könne man viele Beschwerden und belastende Symptome deutlich lindern, vor allem die Schmerzen. Doch wie hoch ist der Anteil der Chemotherapie selbst, der zu quälenden Begleiterscheinungen führt? Im Gegensatz zu früher haben die Ärzte heute immerhin Nebenwirkungen wie Übelkeit und Erbrechen besser im Griff. Jörg Blech zitiert einen Onkologen, der in seiner Praxis endlich auch Teppich verlegen konnte, weil »die Menschen nicht mehr spucken müssen«.

Ziel sei die Sicherung der Lebensqualität und eine lindernde Medizin, auch *Palliativ-Medizin* genannt. Eine individuelle Therapie schließlich soll unheilbar Kranken auch einen würdevollen Tod ermöglichen.

Doch nach wie vor schwächt die Chemotherapie den menschlichen Körper nachhaltig. Eine Chemotherapie kann in einigen Fällen zwar helfen, aber sie wird von der Schulmedizin nach Aussage zahlreicher unabhängiger Fachleute überbewertet und in Variationen allzu häufig zum Einsatz gebracht. Und sie kann bei einigen Patienten mehr Schaden anrichten als nutzen.

In seinem hervorragenden Krebsbuch schreibt der schon erwähnte Düsseldorfer Krebsarzt Professor Maar: »Wenn die herkömmliche Vorstellung von Krebs als lokaler Krankheit richtig wäre, dann wäre der routinemäßige Einsatz der Chemotherapie nach einer Operation eine gute Idee: Ich entferne den Tumor und jage im ganzen Körper die versprengten Einzelkämpfer mit Chemie, bevor sie sich zu einem größeren Verband formieren können. Da Krebs aber keine lokale Krankheit ist, funktioniert dieses Verfahren nicht. Konservative Schätzungen geben eine Verbesserung der Überlebensrate durch Chemotherapie von etwa drei bis vier Prozent an. Über die negative Seite der Chemotherapie auf breiter Basis gibt es leider keine verläßlichen Daten: Wie viele Menschen sind gestorben, weil die Chemotherapie ihr Immunsystem geschwächt und beim Kampf gegen den Krebs behindert hat?

Hier möchte ich ausdrücklich anmerken: Auch die Chemotherapie hat ihren Platz in der Krebstherapie; sie kann Leben retten, wenn sie richtig eingesetzt wird. Ich habe viele Patienten in unserer Tagesklinik, die nebenbei woanders eine Chemotherapie erhalten, die wir begleitend unterstützen … Gedankenlos und unkritisch eingesetzt kann die Chemotherapie jedoch vom Verbündeten zu einem furchtbaren Feind werden und das Zerstörungswerk nicht aufhalten, sondern beschleunigen.«

Jeder Patient wünscht sich in erster Linie, wieder gesund zu werden. Selbst ein spät entdeckter Krebs muß zudem kein Todesurteil sein, auch wenn er die Chancen deutlich schmälert. Niemand, auch nicht der beste Arzt, kann aber wirklich vorhersagen, was passieren wird. Viele »austherapierte« Fälle, also Patienten, denen die Schulmedizin nicht mehr helfen konnte, haben eine erstaunliche Entwicklung genommen. Die Kranken wurden gesund, obwohl Fachärzte ihnen den baldigen Tod prognostiziert hatten.

Natürlich können die Mediziner nur vom üblichen Verlauf ausgehen. Sie erahnen, womit bei einem bestimmten Krankheitsbild zu rechnen ist. Trotzdem sind feste Prognosen nach der Art: »Sie haben noch etwa ein halbes Jahr (zu leben)« sträflich und unverantwortlich. Denn solche »Gottesurteile« nehmen dem Patienten die letzten vielleicht noch vorhandenen Kräfte. Jetzt sitzt der Schock erst richtig, denn alle Hoffnung ist genommen. Der Körper stellt sich geradewegs aufs Sterben ein, obwohl sich der Arzt vielleicht komplett geirrt hat. Unter Umständen bringt eine solche Äußerung ganz unnötigerweise alles zum Kippen.

Wir werden bald sehen, daß eine Chemotherapie nicht der einzige gangbare Weg der Krebsbehandlung sein muß und daß einige ausgebildete Mediziner und Krebsärzte – *keineswegs* Kurpfuscher und Scharlatane, die es natürlich ebenso gibt – sinnvolle Verfahren entwickelt haben, die dazu noch vergleichsweise kostengünstig sind. Die auch unter Medizinern verbreitete Ansicht, eine Krebstherapie müsse schmerzhaft und teuer sein, um zu wirken, trifft in dieser Form nicht ganz zu.

Und die Hochdosis?

Massive Angriffe auf den Krebs sind auch massive Angriffe auf den Körper und damit auf wesentliche Abwehrmechanismen. Die wohl schlimmste denkbare Attacke ist die schon beschriebene Hochdosis-Chemotherapie, die ultimative Waffe gegen den Krebs, eine Waffe, in die viel Hoffnung gesetzt wurde. Noch heute ist sie bei schweren Fällen im Einsatz. Doch schon vor Jahren war klar, daß die Hochdosis ähnlich wie die »gewöhnliche« Chemo den an sie geknüpften Erwartungen nicht gerecht wird. So erschien bereits im Jahr 1999 ein Artikel im *FOCUS*-Magazin, der unter der Überschrift »Hohe Dosis, wenig Erfolg« eine ernüchternde, wenn auch sehr zurückhaltend formulierte Analyse vorlegte. Ein weiteres Beispiel der so seltenen kritischen Berichterstattung über die wahre Wirkung des chemischen Wahnsinns. »Jetzt mußten Forscher eingestehen, daß die Hochdosis-Behandlung der Standard-Chemotherapie offenbar nicht so überlegen ist, wie erhofft. Die Fachgesellschaft ASCO hatte vorvergangene Woche die Ergebnisse aus den fünf bislang größten klinischen Studien im Internet veröffentlicht …

- Nach drei Jahren Behandlungszeit mit herkömmlichen Zellgiften lebten noch 80 Prozent der Patientinnen. Die Hochdosis verbesserte das Ergebnis nicht; in dieser Gruppe lebten nach drei Jahren noch 78 Prozent.
- Bei einer Gruppe von Frauen mit Metastasen waren nach drei Jahren Standardtherapie 63 Prozent gestorben, nach einer Hochdosistherapie 68 Prozent.«

Damals schrieb Richard Klausner, Chef des US-amerikanischen *National Cancer Institute (NCI)*: »Die Hochdosis-Therapie hat ihre Überlegenheit nicht unter Beweis gestellt.« Ergebnisse aus Südafrika hingegen würden Grund zu Optimismus geben, so der Beitrag. Denn nach fünfjähriger Beobachtungszeit lag dort die Todesrate nach Hochdosis bei 17 Prozent gegenüber 35 Prozent bei konventioneller Behandlung. So hoffte man längerfristig bessere Statistiken zu erhalten. Wie aber kommt es zu derart unterschiedlichen Ergebnissen? Führte man in Südafrika die Behandlung anders durch? Nein, keineswegs. Wie sich rund ein Jahr nach dem *FOCUS*-Artikel herausstellte, fälschte der südafrikanische Teamleiter die Ergebnisse.

Der *Schweizer Tagesanzeiger* berichtete am 5. Mai 2000: »Lediglich Werner Bezwoda von der Universität Witwatersrand in Südafrika hatte günstige Effekte dokumentiert. Aber ausgerechnet diese Studie beruht auf falschen und betrügerischen Angaben. Ein unabhängiges US-amerikanisches Audit-Team hat vor einigen Wochen die Originaldaten vor Ort überprüft, wobei es Unregelmäßigkeiten festgestellt hat. Beispielsweise hatten erkrankte Frauen aus der Kontrollgruppe andere Medikamente erhalten als in der Studie angegeben. Zudem fehlten teilweise die Krankengeschichten der Patientinnen sowie deren Einwilligungserklärungen. Es ist noch nicht einmal sicher, ob die Studie wirklich stattgefunden hat. Inzwischen hat Bezwoda zugegeben, gegen die Regeln wissenschaftlicher Praxis verstoßen zu haben. Die Universität hat ihn von seinem bisherigen Posten als Direktor des Krebszentrums in Witwatersrand enthoben; alle von ihm geleiteten Forschungsprojekte werden überprüft. Dieser Fall der Fälschung wiegt umso schwerer, als bereits die Vorveröffentlichungen der Bezwoda-Studie Wasser auf die Mühlen der Hochdosisbefürworter geschüttet hatten.«

Von der Objektivität wissenschaftlicher Studien

Kein Einzelfall. Bezwoda befindet sich gar nicht einmal in so schlechter Gesellschaft. Als Mitte der 1990er Jahre eine groß angelegte, vergleichende Studie zur Überlebensrate bei Brustkrebs mit und ohne chemotherapeutische Behandlung durchgeführt wurde, ergab sich eine Steigerung von 4,7 Prozent gegenüber den nicht behandelten Frauen. An sich schon kein sehr präsentables Ergebnis. Zudem kam dann auch noch ein Schwindel ans Tageslicht. Die Ergebnisse waren »geschönt« worden. In Wirklichkeit lag die Steigerung gerade einmal bei 4,1 Prozent. An einem blanken Irrtum lag diese Differenz nicht, infolgedessen mußte damals der Chef des NCI zurücktreten.

Beispiele, die wieder einmal zeigen, daß Forscher auch nur Menschen sind. Wir erinnern uns außerdem an die ersten Sätze dieses Kapitels: Der Chef des Kritikers Professor Samuel Epstein hatte ebenfalls Fakten manipuliert.

Nur noch eine abschließende Bemerkung zum Thema Betrug in der Wissenschaft: Die renommierte englischsprachige Wissenschafts-Zeitschrift *Nature* veröffentlichte im Juni 2005 das Ergebnis einer anonymen Umfrage unter US-Wissenschaftlern. Brian Martinson von der *Health Partners Research Foundation* hat diese Erhebung zusammen mit Kollegen durchgeführt und dabei genau 3247 US-Wissenschaftlern – Biologen, Medizinern, Chemikern, Physikern, Ingenieuren und anderen Experten – eine Gewissensfrage gestellt. Es ging um ihre wissenschaftliche Aufrichtigkeit. Die Antworten sind erschreckend. Demnach hat jeder dritte Forscher laut eigenen Angaben allein in den vergangenen drei Jahren mindestens ein potentiell strafwürdiges Vergehen begangen, indem er unter anderem Daten gefälscht, verschwiegen oder hinzugedichtet habe. Die Gründe sind vielfältig, vor allem aber spielt zunehmender Erfolgsdruck bei hartem Wettbewerb eine bedeutsame Rolle. Nur wenige Fälle werden bekannt oder sorgen für echte Schlagzeilen. Die Dunkelziffer ist hoch und Betrug steht gewissermaßen an der Tagesordnung: »US-Wissenschaftler zeigen Verhaltensweisen, die weit über Fälschungen, Erfindungen und Plagiate hinausgehen«, erklärt Martinson. Man macht selbst dort nicht halt, wo es um das Leben von Patienten geht. Der südafrikanische Betrug zur Hochdosis-Chemotherapie beispielsweise untermauert diese Feststellung. Durch derartige Verfälschungen werden Therapien gefördert, die in Wirklichkeit nur in wenigen speziellen Fällen sinnvoll einsetzbar sind, während sie meistens eher versagen und den Patienten nur unnötige Qualen bringen.

Was die Hochdosis so attraktiv macht

In medizinischen Veröffentlichungen finden sich schon seit Jahren deutliche Resümees wie »Frauen mit einem prognostisch ungünstigen Mammakarzinom [Brustkrebs] profitieren nicht von einer Hochdosis-Chemotherapie« oder »Die Hochdosistherapie hat derzeit in der Behandlung von Hals-Kopf-Tumoren keinen Platz«.

1996 diskutierte Prof. Dr. Dieter Kurt Hossfeld die Hochdosis-Chemotherapie in einem Beitrag für das Forum der *Deutschen Krebsgesellschaft* (*DKG*). Professor Hossfeld war bis Ende 2004 Direktor der *Medizinischen Klinik II* (*Onkologie/Hämatologie*) Hamburg-Eppendorf, wirkte also an der gleichen Klinik wie der schon erwähnte Professor Klaus Thomsen, der mahnend an die Haltung vieler Onkologen erinnerte, sich selbst nicht chemotherapieren zu lassen. Auch Professor Hossfeld sah die Situation skeptisch und bezog sich wie manche Fachleute damals auf die »Studie« aus Südafrika: »Kennedy … hat zu der Arbeit von Bezwoda et al. einen guten sachlichen Kommentar verfaßt, in welchem er sagt, daß auch diese Resultate, so wichtig sie sind, keinen Freibrief für die Hochdosis-Therapie bei Patienten mit metastasierendem Mammakarzinom darstellen können.« In seinem Bericht scheut er sich nicht, die Hintergründe auf den Punkt zu bringen, warum diese Therapie so favorisiert wird: »Was macht die Hochdosistherapie derart attraktiv? Das beherrschende Motiv ist auf Seiten der Ärzte und Patienten der Drang, die Prognose zu verbessern, und die zunehmende Realisierung, daß die konventionelle Chemotherapie an ihre Grenzen gestoßen ist … Bei der Frage nach den Ursachen der rapide zunehmenden Attraktivität der Hochdosistherapie können noch zwei weitere, nicht ganz unbedeutende Motive benannt werden. Diese sind zum einen der archaisch-primitive Glaube, daß grundsätzlich ein Mehr besser ist, also auch mehr Chemotherapie besser ist; hier unterscheiden sich manche Ärzte kaum von unseren Patienten. Zum anderen ist die Hochdosis-Chemotherapie noch immer ein profitables Geschäft, so daß nicht nur in den USA mehr und mehr private Institutionen die Methode auf ambulanter Basis anbieten … Die Weigerung großer amerikanischer Versicherungsträger, die Kosten bei Patientinnen mit Mammakarzinom [für eine] nach ihrer Meinung in ihrem Wert unbewiesene Methode zu übernehmen – in Deutschland ist dies (noch?) kein Thema –, wird in der Mehrzahl durch Gerichtsurteile überwunden … Die Hochdosistherapie mit Stammzellenersatz bei Patienten mit Lymphomen und soliden Tumoren bewegt sich derzeit zwischen zwei Polen: Die Optimisten behaupten, ›mehr ist besser‹, die Skeptiker sprechen von der letzten grünen Wiese der Chemotherapie … Es wird noch Jahre dauern, bevor wir wissen, wer Recht hat.«

Seit diesen Aussagen sind Jahre vergangen. Im März 2005 statuierte ein Bericht der Deutschen Apotheker- und Ärztebank: »Nach anfänglicher Euphorie macht sich zunehmend die Erkenntnis breit, daß die Hochdosis-Chemotherapie bei den meisten soliden Tumoren keine Behandlungsform für die breite Masse, sondern, wenn überhaupt, eher für relativ kleine, im Einzelfall noch zu spezifizierende Subgruppen darstellt.«

Viel klüger ist man also nicht geworden.

Was in den letzten 100 Jahren wirklich besser wurde

Viel klüger ist man auch nicht, wenn es um eine qualitative Aussage zur Wirkung der Chemotherapie ganz allgemein geht. Als zentrale schulmedizinische Gegenmaßnahme gegen den Krebs steht sie natürlich auch im Zentrum vieler kritischer Diskussionen. Ihre Verteidiger weisen darauf hin, daß sich die Krebs-Überlebenschancen im Laufe des vergangenen Jahrhunderts drastisch geändert hätten, doch in seinem Werk *Jahrhundert-Skandal Krebs* rückt der Autor W. O. Lenberg diesen Umstand in ein anderes Licht: »Die Krebsforschung behauptet, daß Krebskranke um 1900 nur eine fünfprozentige Chance gehabt hätten, die nächsten fünf Jahre zu überleben. Heute nähere sich die Heilungsrate bereits den 50 Prozent! Das klingt zunächst einmal und trotz des Eingeständnisses fatalen Versagens bei mehr als 50 Prozent immerhin schon hoffnungsvoll. Aber: Der Countdown bei Krebs des einzelnen Patienten beginnt nun einmal mit dem Tag der Diagnose. Je eher man aber die Diagnose Krebs zu stellen vermag, desto länger ist zwangsläufig die Frist bis zum Exitus. Vor einem Jahrhundert wurde in den meisten Fällen überhaupt erst dann Krebs diagnostiziert, wenn der Patient bereits auf den Tod wartete. Das heißt: Die Krankheit war in den meisten Fällen schon so weit fortgeschritten, daß die Überlebensrate von fünf Prozent die logische Folge dessen sein mußte. Jetzt geht man davon aus, daß ein Krebskranker vom Frühstadium des Tumors bis zum Exitus eine durchschnittliche Lebensspanne von sieben bis zehn Jahren habe. Einigermaßen zwangsläufig muß sich mit immer früherer Erkennung von Tumoren die Zahl jener erhöhen, die die als ›Heilung‹ bezeichneten fünf Jahre nach der Erstdiagnose überleben. Es ist unwissenschaftlich und ganz einfach falsch, die fünfprozentige Überlebensrate von 1900 im Vergleich zur 45%igen von 1986 als Erfolg der Krebsmedizin hinzustellen. Tatsächlich sagt die eben zitierte Statistik lediglich aus, daß die Leute sich heute eher untersuchen lassen und zudem die Diagnostik gegenüber der von vor hundert Jahren erheblich leistungsfähiger geworden ist.«

Die Diagnostik wird damit zum erfolgreichsten Krebs-»Therapeutikum« der Gegenwart. Ganz klar, je früher ein Tumor gefunden wird, desto größer die Chancen, ihn in den Griff zu bekommen. Daß die Chemotherapie immer wieder das Gegenteil bewirkt, haben zahlreiche Fachleute festgestellt. Warum das so ist, haben sogar Molekularbiologen herausgeschält. Nach ihren Modellen spiele hier manchmal das Selbstmordprogramm und das Suppressor-Gen *p53* bzw. das von ihm codierte Eiweiß p53 eine wichtige Rolle. p53 kontrolliert die Abläufe in der Zelle und leitet ihre Selbstzerstörung ein, sobald ihr Erbmaterial merklich geschädigt worden ist. Zellgifte sind als *mutagene* Substanzen bekannt, als Stoffe, welche die genetische Information angreifen und verfälschen. Zellgifte, das sind bekanntlich auch Zytostatika. Doch bei bestimmten Tumoren ist p53 blockiert. Damit setzt auch das Selbstmordprogramm nicht ein.

Also wächst die Zelle trotz chemotherapeutisch verursachter Schäden weiter. Die gesunden Zellen in der Umgebung werden ebenfalls vom Gift geschädigt und vernichten sich durch das in ihnen aktive p53 prompt selbst. Also sind die Krebszellen eindeutig im Vorteil. Sie überleben die Chemoattacke wegen des schlafenden p53. Nur ein Beispiel dafür, welche zellulären Eigenheiten dazu führen mögen, daß eine Chemotherapie mehr schaden als nutzen kann. Natürlich sind diese Vorgänge schon länger bekannt, man hat heute auch einen weit besseren Überblick über die *therapieresisteten* Tumoren. Doch das war nicht immer so. Früher nämlich therapierte man ohne Rücksicht auf Verluste, ohne zu wissen, was man damit bewirkte. Und auch heute noch sind viele Prozesse völlig unbekannt. Vielleicht müssen auch manche Modellvorstellungen überholt werden. Außerdem weiß man nie im voraus, ob eine Therapie anschlägt oder nicht – jeder Patient kann anders reagieren.

Theorie und Praxis

Die meisten Mediziner wenden die Chemotherapie gemäß ihrer langjährigen wissenschaftlichen Ausbildung und fachärztlichen Spezialisierung an, wobei letztere für sich allein bereits wieder mehrere Jahre in Anspruch nimmt. Was Methodik und Präparate, neue Techniken der Behandlung und Apparatemedizin betrifft, erhalten sie auf zahlreichen Wegen aktuelle Informationen. Sie beziehen Fachzeitschriften, nehmen an großen Kongressen teil, stehen im Austausch mit Universitäten sowie zahlreichen Kollegen und werden von pharmazeutischen Unternehmen versorgt. Man ist Teil eines großen funktionierenden und bewährten Systems, das zu umfangreich und verwoben ist, um allzuviel Spielraum zu lassen. Die meisten sind fest überzeugt davon, auf der richtigen Seite zu stehen.

Es gibt kaum Mediziner, die entgegen ihrer Überzeugung handeln – auch wenn, wie wir schon gesehen haben, bekanntlich so manche wohl doch vor allem Zweifel an der Chemotherapie hegen und sich so nicht behandeln ließen. Das Problem der Konformität im Medizinbetrieb liegt am fachlichen Volumen, das Ärzte heute bedienen müssen, und an der dogmatischen Geschlossenheit der etablierten Konzepte. Sämtliche Informationen, die auf einen angehenden oder auch schon lange Jahre praktizierenden, spezialisierten Mediziner einströmen, stammen im Grunde aus der gleichen Hand. Sie wird vom großen Geschäft gelenkt und prägt eine standardisierte, konforme Lehre, die Ärzte schon beginnend mit ihren allerersten Schritten in der Medizin normalerweise umsetzen. Immer wieder blicken aber einzelne Experten auch über den Tellerrand, vielleicht, weil ihnen hie und da Merkwürdigkeiten auffielen. Sie stellen während ihrer täglichen Berufsausübung fest, wie weit Theorie und Praxis auseinanderklaffen, hören andere kritische Stimmen, erfahren von geschönten Zahlen oder gefälschten Studien, sehen, wie ihnen durch die etablierte Lehre immer wieder Patienten wegsterben und beginnen, nach Alternativen zu suchen.

Sie stellen sich somit plötzlich gegen den etablierten Medizinkomplex, trotz dessen ewiger Beteuerungen, daß es nur diesen einen Weg gebe und keinen anderen, um den Kampf gegen den Krebs einigermaßen erfolgreich zu führen. Albert Einstein hat einmal gesagt: »Immer weigere ich mich, irgend etwas deswegen für wahr zu halten, weil Sachverständige es lehren, oder auch, weil alle es annehmen. Jede Erkenntnis muß ich mir selbst erarbeiten. Alles muß ich neu durchdenken, von Grund auf, ohne Vorurteile.« – Das trifft gut auch auf die etablierte Krebstherapie zu.

Einzelkämpfer in Sachen Krebs

Man würde meinen, daß es in Forschung und Lehre zumindest keine Ideologien gibt. Doch leider ist das Gegenteil der Fall, gerade dort, wo erhebliche finanzielle Interessen im Spiel sind. Auch das wurde manchen Ärzten klar, und sie haben diese Einsicht nicht sofort wieder verdrängt, was manche wohlweislich tun, um selbst keinen beruflichen Schiffbruch zu erleiden.

Einer derjenigen, denen die reale Situation nicht verborgen blieb, ist der österreichische Arzt Dr. Thomas Kroiss, der sich auf Herz-Kreislauf-Erkrankungen und Krebs spezialisiert hat. Bald nachdem er ein mutiges Buch über *Heilungschancen bei Krebs* veröffentlicht hatte, wurde ihm mit Wirkung vom 8. Februar 2005 Berufsverbot erteilt. So schnell kann es gehen, wenn man nicht mit den Wölfen heult!

Dr. Kroiss, der in mehreren Veröffentlichungen (auch im Internet: www.dr-kroiss.at) über seine persönlichen Erfahrungen berichtet, hat klare Worte für die Sachlage um etablierte Krebstherapien gewählt. Nur einige kurze, aber sehr interessante Auszüge daraus:

»Bei keiner Erkrankung wird die medizinisch-pharmazeutische-industrielle Maschinerie so augenfällig wie bei der Behandlung von Krebskranken. Hunderte Milliarden Dollar werden jährlich durch Krebstherapien eingespielt, die bei fortgeschrittenem Krebs unter dem Strich fast überhaupt keine Lebensverlängerung bringen, sondern oft – leider ganz im Gegenteil – eine starke Belastung und herabgesetzte Lebensqualität des Erkrankten.

Auch ich habe viele Jahre gebraucht, um all das Schöngerede und wissenschaftliche Getue abzustreifen, so daß die nackten Tatsachen übrig geblieben und ans Tageslicht gekommen sind: Die heutige schulmedizinische ›Krebstherapie-Maschine‹ dient nicht wirklich dem Patienten, sondern jemand anderem.

Wieder ist mir wichtig zu betonen, daß Ärzte nicht die bösen Buben sind – sie sind die Verblendeten und die Werkzeuge.

Leider werden die Krebspatienten zu Horden unter dem Deckmantel ›wissenschaftliche Notwendigkeit‹ in diese Maschinerie hineingetrieben und ›verarbeitet‹, um dann am Ende in einem Zustand ausgespuckt zu werden, in dem absolut keine Therapie mehr greift.

Nach schulmedizinischen wissenschaftlichen Untersuchungen, die natürlich nicht verbreitet werden, gibt es keinen Beweis dafür, daß man mit Chemotherapie länger lebt als ohne jede Behandlung … Obwohl es freie Arztwahl gibt und der Patient rechtlich über seine Therapieart entscheiden kann, wird ihm nur diese eine Therapie bezahlt und keine andere, die er wählen würde! Und es gibt andere Behandlungsmöglichkeiten!«

Speziell mit Blick auf die Chemotherapie erklärt Dr. Kroiss:

»Kein kranker Organismus wird dadurch gesund, daß man ihn

zusätzlich vergiftet ... Es stehen große industrielle Interessen dahinter, und die Chemotherapie hat nur bei vier bis fünf seltenen Krebsarten eine so positive Wirkung, daß man damit echte Heilungsaussichten hat ... Ich will die Chemotherapie hier keineswegs verteufeln, aber sie soll zweifellos zu jener Größe zurechtgestutzt werden, die ihr zukommt. Sie bringt nur in manchen Fällen mehr Nutzen als Schaden.«

Auch Dr. Kroiss will nicht falsch verstanden werden und beabsichtigte weder einen Angriff auf seine Kollegen noch eine Pauschalattacke auf die Schulmedizin. Seine Kritik richtet sich vor allem auf eine verantwortungslose, weil ausufernde Anwendung der Chemotherapie.

Sobald diese Methode dogmatisch betrieben und zur einzig seligmachenden Heilslehre wird, ist Gefahr in Verzug. Und genau diese Situation besteht schon lange. Einzelne kritische Stimmen gehen leider oft sehr schnell unter. Und auch in unseren Zeiten müssen Ketzer den vermeintlichen Irrlehren abschwören, die sie zu verbreiten pflegen. Überspitzt ausgedrückt, findet die kirchliche Inquisition heute Ersatz im Konglomerat wissenschaftlich-industrieller Instanzen. Nirgendwo anders als beim Geschäft um den Krebs treten sie deutlicher hervor. Relativ preiswerte und zudem wirksame Methoden sind offenbar eine mißliebige Zeiterscheinung, sonst müßten sie nicht ganz im Sinne onkologischer Radikalmethoden bekämpft werden. Tatsächlich stehen Stahl, Strahl und Chemo gegen eine »Pseudowissenschaft«, die sich gerne als »sanfte Medizin« bezeichnet und den verzweifelten Patienten allein schon deshalb weitaus sympathischer ist als die Hammer-Methoden, wie sie in Großkliniken zur Anwendung kommen.

Alternative »Nischen-Onkologen« nutzen demnach die Notlage der Patienten schamlos aus, um deren letzte Gunst mit nutzlosen Tinkturen zu erschleichen und Schindluder mittels einer Menschheitsgeißel zu treiben. Trifft diese Beschreibung wirklich auf die Alternativen zu, wie sie heute auch von ausgebildeten Medizinern anstelle von aggressiven Verfahren angewandt werden?

Tatsächlich sind die Fronten teilweise sehr stark verhärtet – bei entsprechend ausgeprägter Polarisierung. Da stehen dann schulmedizinische Hardliner auf der einen Seite und esoterische Heilsteinanbeter auf der anderen. Eine solche Polarisierung soll in den folgenden Kapiteln gar nicht erst aufkommen. Vielmehr wird es um einige interessante und sinnvolle Konzepte unweit der Nahtstelle zwischen Schulmedizin und Alternativmedizin gehen, um dann auch einige unkonventionellere Methoden zu betrachten, die wichtige Ansätze in sich bergen und eine gute Ergänzung zu anderen Behandlungen, auch schulmedizinischer Art, bieten können.

Wir haben schon gesehen und werden letztlich immer wieder feststellen, daß Krebs eine Krankheit mit vielen Faktoren und zahlreichen Facetten ist; sie besitzt nicht eine einzige Ursache. Und nicht allein eine einzige Schädigung des Organismus resultiert gleich in einem Tumor. Krebs ist eine Krankheit, die simultan mit verschiedenen »Waffen« angegangen werden muß, um wirklich ausgemerzt werden zu können.

Teil 2

ALTERNATIVE WEGE

Kapitel 6

Alternativ – alles naiv?

Splitter und Balken

Kritik an einer Methode macht die andere nicht besser. Es ist wie gesagt auch nicht Sinn und Zweck dieses Handbuchs, die Schulmedizin samt und sonders in den Orcus zu schicken, um sanfte Therapien auf ein höheres Podest zu stellen und als neue Wunderwaffe zu propagieren. Doch die etablierte medizinische Methodik zeigt nachweisbare Schwächen, sie gerät daher ganz allgemein zunehmend ins Kreuzfeuer und spart ihrerseits natürlich auch nicht an deutlicher Kritik, wenn es um alternative Wege im Kampf gegen den Krebs geht. Etwas anderes darf man auch nicht erwarten. Vieles, was von ihren Verfechtern dann vorgebracht wird, relativiert sich allerdings recht schnell von selbst, wenn man an die Fakten denkt, wie sie auch im vorigen Kapitel schon zur Sprache kamen; darunter nicht zuletzt so manche Vorwürfe, die alternative Medizin beruhe auf pseudowissenschaftlichen Annahmen.

Unweigerlich fällt dem unabhängigen Betrachter dazu die biblische Frage ein: »Warum siehst du den Splitter im Auge deines Bruders, aber den Balken in deinem Auge bemerkst du nicht?« Den Repräsentanten alternativer Medizin wird in erster Linie vorgehalten, mit unwissenschaftlichen Methoden zu arbeiten, deren Wirkung nicht nachgewiesen ist.

Das ist der Splitter.

Wie sich zeigt, gibt es bei den meisten Krebsarten auch keinen gültigen Beweis für die Wirksamkeit der Chemotherapie. Nachgewiesen ist nur, daß diese Heilige Kuh der Schulmedizin in der Lage ist, die Gesundheit eines Patienten erst so richtig niederzutrampeln. Sie ist die Therapieform, die nachgewiesenermaßen die verheerendsten Nebenwirkungen mit sich bringt.

Das ist der Balken.

In der Wissenschaft wird gerne gemahnt: Außergewöhnliche

Behauptungen verlangen nach außergewöhnlichen Beweisen. Abgesehen davon, daß ein Beweis grundsätzlich eine Maximalbedingung darstellt und nicht graduell verstanden werden sollte – so sträubt sich auch die Sprache ganz zu recht gegen eine Steigerung von »bewiesen« –, abgesehen davon also: Wenn man überhaupt von »außergewöhnlichen Beweisen« sprechen will, dann müssen sie vor allem erst einmal für die *gefährlichsten Therapieformen* erbracht werden, für diejenige mit den *ausgeprägtesten Nebenwirkungen bei nicht nachgewiesener Effektivität der Behandlungsform.* Diese Therapien aber finden sich ganz deutlich auf Seiten der etablierten Medizin. Sie werden jedoch auch ohne außergewöhnliche Beweise heute millionenfach angewandt. Wie verträgt sich das mit den wissenschaftlichen Prämissen?

Manchmal ist es verblüffend, wie Fachleute sich selbst widersprechen. In einem Atemzug geben sie sogar die oftmalige Nutzlosigkeit der konventionellen Methode zu, greifen aber die alternativen Methoden wegen ihrer Nutzlosigkeit gleichzeitig an. Der einzige Unterschied wird dahingehend gemacht, daß die Alternativen angeblich nie etwas nützen. Kein größeres Wunder, denn wo und wann auch immer deutliche Erfolge von ihr verzeichnet werden, erklärt man sie mit allem Möglichen, nur eben nicht mit der Anwendung einer Alternativtherapie. Der französische Psychiater und Pharmakologe Jean-Jacques Aulas widmet sich schon seit vielen Jahren der Aufgabe, gegen alternative Methoden deutlich Stellung zu beziehen. Einen Bericht über »Alternative Krebstherapien« beginnt er mit den Worten: »Die konventionelle Krebstherapie ist im allgemeinen schmerzhaft und sehr angreifend. Nur allzu oft ist sie erfolglos oder verlängert das Leben nur um eine geringe Zeitspanne. Für einen Menschen, der mit einem schweren Leiden und dem Tod zu rechnen hat, ist eine Therapie, die als sanfter oder wirksamer – oder beides – angepriesen wird, unweigerlich attraktiv. Sich wirklich dafür zu entscheiden ist jedoch sehr schwer; denn in anerkannten klinischen Tests konnte die Wirksamkeit der allermeisten unkonventionellen Methoden nicht nachgewiesen werden. Darüber hinaus sind manche von ihnen sehr teuer, nutzlos oder verkürzen das Leben des Patienten, statt es zu verlängern.« – Diese Argumentation entspricht genau dem zuvor Gesagten. Sehr teuer sind vor allem die etablierten Verfahren, nicht selten auch nutzlos und sogar lebensverkürzend.

Häufig werden Statistiken und diverse Studien herangezogen, um nachzuweisen, daß die meisten alternativen Methoden auf Sand gebaut sind. Daß aber Statistiken stark interpretierbar sind und für sich keine echte Aussagekraft besitzen, ist bald ein Gemeinplatz. Anerkannte klinische Tests, wie sie Aulas in seinem Bericht anführt, lassen oft auch Zweifel aufkommen.

In einem stark konventionell orientierten Buch für Krebspatienten wird vor alternativen Therapien ausdrücklich gewarnt. Die Notwendigkeit hierzu soll durch das Beispiel einer Nürnberger Forschergruppe untermauert werden, die in den 1990er Jahren 500 Alternativmethoden einer Überprüfung unterzog. Wie es heißt, erwies sich keine dieser Methoden, die bei Patienten als Geheimtips galten, als wirksam genug, um klinisch eingesetzt zu werden. Ein niederschmetterndes Ergebnis. Einmal völlig ungeachtet dessen, daß ohne jeden Zweifel zahlreiche unwirksame Mittel gegen den Krebs angepriesen werden, drängt sich geradezu die Frage auf: Wie in aller Welt will eine *einzige* Forschergruppe geschlagene *fünfhundert* Verfahren wissenschaftlich auf ihre Wirksamkeit testen?

Jene Feststellung führt die behauptete Wissenschaftlichkeit doch unmittelbar selbst ad absurdum.

Das geht einfach nicht. Um so mehr demonstriert dieses eine Beispiel bereits, wieviel von solchen Überprüfungen zu halten ist!

Stichwort »fragwürdig«

In diesem Handbuch sollen aber auch die Argumente der Gegner vieler, bis vielleicht sogar aller, alternativer Methoden nicht ausgespart werden. Und nicht alles, was die Skeptiker vorbringen, läßt sich von der Hand weisen. Denn natürlich gibt es unwirksame Alternativtherapien ebenso wie Scharlatane, die Geschäfte mit Krankheit und Angst machen. Andere wiederum wenden unwirksame Methoden in voller Überzeugung ihrer Nützlichkeit an. Zudem sind in vielen Fällen hundertprozentige Wirknachweise kaum zu erbringen. Aber sieht es da bei der Chemotherapie eigentlich viel anders aus?

Problematisch auch, daß beinahe jeder der Betroffenen zunächst einmal in die Fänge der Standardtherapie gerät. Alles andere wird auch von den Kassen kaum oder gar nicht mitgetragen. Nun darf man in jedem einzelnen Fall spekulieren, was ohne Chemo geschehen wäre oder wie weit eine alternative Begleitbehandlung im Einzelfalle geholfen hat.

Und da die Chemo oftmals einer Operation folgt, läßt sich auch nicht einfach bestimmen, ob sie oder die OP den Erfolg brachte, wenn er sich denn überhaupt einstellt.

Vor allem das US-amerikanische Krebs-Establishment hat der Alternativmedizin den Kampf angesagt. Die Internet-Initiative *Quackwatch* (www.quackwatch.org), die von Stephen Barrett, einem Mediziner aus Philadelphia, USA, geleitet wird, versucht auf einer umfangreichen Website ganz generell, die Öffentlichkeit über alle Arten von alternativer Quacksalberei aufzuklären und betreibt auch einen deutschsprachigen Ableger (www.quackwacht.de).

Es lohnt, sich die Argumentation der »Quackbusters« anzusehen – so nennen sich Angehörige der Gruppe. Unter der Überschrift »Hüte dich vor ›Alternativen‹ Heilmethoden« schreibt Dr. Barrett, daß »alternative Medizin« der politisch korrekte Begriff für fragwürdige Praktiken sei, die früher als Quacksalberei und betrügerisch bezeichnet wurden. Die meisten Medienberichte hätten in den vergangenen Jahren keinerlei kritische Wertungen enthalten. Dann versucht Barrett selbst eine Differenzierung, da lockere Definitionen zur Verwirrung betragen würden. Alternative Methoden sollten aber eingeteilt werden in aufrichtig, experimentell und fragwürdig. Das klingt absolut sinnvoll und angemessen. Nur bleibt zunächst unbeantwortet, wie und wo hier die Grenzen gezogen werden. Aufrichtig seien vergleichbare Methoden, die auf wissenschaftlichen Prinzipien basierende Kriterien von Sicherheit und Effektivität erfüllen. Experimentelle Alternativen seien unbewiesen, jedoch plausibel. Es handele sich um Methoden, die verantwortungsbewußt untersucht würden. Fragwürdig seien unfundierte Alternativen, denen jede plausible wissenschaftliche Grundlage fehle. Ihr Archetyp sei die Homöopathie. Barrett bringt die Unterscheidung dann auf die simplere Formel, es gebe folgende drei Formen von Methoden:

- solche, die wirken,
- solche, die nicht wirken,
- solche, über die wir uns nicht sicher sind.

Und er ergänzt: »Die meisten als ›alternativ‹ beschriebenen Methoden fallen in die zweite Gruppe.« Dr. Barrett orientiert sich bei seiner Differenzierung eng an den Richtlinien, welche die Amerikanische Krebsgesellschaft (*American Cancer Society*, *ACS*) vorgibt. Das dortige *Komitee für fragwürdige Methoden der Krebsbehandlung* der *ACS* »beurteilt Heilmethoden nach drei Gesichtspunkten:

a) Wird die Methode in der wissenschaftlichen Literatur objektiv als wirkungsvoll dargestellt?
b) Ist die Wahrscheinlichkeit positiver Auswirkungen dieser Methode deutlich höher als die negativer Auswirkungen?
c) Sind objektive Studien korrekt und unter sachkundiger Aufsicht durchgeführt worden, anhand derer diese Fragen beantwortet werden können?«

Barrett beschreibt ferner die Hauptgefahren der Anwendung fragwürdiger Therapien und erklärt, sie »liegen in der verzögerten Inanspruchnahme wirkungsvoller Behandlung, verminderter Lebensqualität, direkter physischer Schädigung, negativer Beeinflussung bewährter Therapien, Verschwendung wertvoller Zeit sowie finanzieller und psychischer Schädigung«. Die größte Gefahr, so drängt es den kritischen Beobachter zu ergänzen, dürfte wohl die finanzielle Schädigung der etablierten Krebsindustrie darstellen.

In Anbetracht der nach wie vor hohen Todesraten bei konventionellen Therapien erscheint unter anderem die »negative Beeinflussung bewährter Therapien« geradezu zynisch. Doch es wird noch besser. Patienten, die nicht dem vorgeschriebenen Pfad folgen, werden immer wieder als Menschen dargestellt, die nicht kritisch genug seien und sich von Quacksalbern verführen ließen, sich in der Not eben an den allerletzten Strohhalm klammerten. Wer sich nicht in die übliche Mühle begeben will, wird plötzlich auch nicht mehr als Patient bezeichnet, sondern als Kunde – nämlich Kunde der Kurpfuscher. So schreibt Stephen Barrett: »Die Vertreter fragwürdiger Behandlungsmethoden behaupten normalerweise, daß Nachfrage und Bestätigung durch zufriedene Kunden Beweise für die Wirksamkeit ihrer Mittel seien.« Und: »Krebsheilungen, die auf fragwürdige Behandlungsmethoden zurückgeführt werden, sind für gewöhnlich in eine oder mehrere der folgenden fünf Kategorien einzuordnen: (1) Der Patient hatte nie Krebs, (2) Der Krebs wurde durch bewährte Methoden geheilt oder in seinem Wachstum gebremst, gleichzeitig wurde aber eine fragwürdige Behandlungsmethode angewandt, der fälschlicherweise das positive Resultat zugeschrieben wird, (3) Der Krebs schreitet weiter fort, es wird aber fälschlicherweise behauptet, daß er in seinem Wachstum gebremst oder der Patient geheilt sei, (4) Der Patient ist am Krebs gestorben (oder hat den Tod vor sich), wurde aber bereits als geheilt erfaßt, oder (5) Der Patient hat eine Spontanheilung erfahren (ein sehr seltener Fall), oder ein langsam wachsender Krebs wird als geheilt bewertet.« Das scheint großteils reichlich an den Haaren herbeigezogen. Wenn man sich vorstellt, daß die meisten Patienten zunächst Tuchfühlung mit der konventionellen Medizin aufnehmen und dort auch diagnostiziert werden, dann erscheint es schon seltsam, warum nun der Eindruck erweckt werden soll, daß Patienten sich nachher für eine alternative Behandlung entscheiden, wieder gesund werden und sich letztlich herausstellt, daß der Patient gar keinen Krebs hatte. Und wie will man dann nachweisen, daß ein Mensch, der nach einer Chemotherapie wieder gesund wird, nicht auch eine Spontanheilung erfahren hat? Ist der Körper dazu viel zu geschwächt, um noch eine Chance zu haben?

Von Geheilten hört man nichts – oder hatten sie nie Krebs?

Der US-Anwalt Tim Bolen stieß erstmals durch einen Klienten auf Dr. Barrett und beobachtet dessen Aktivitäten bereits seit vielen Jahren. Er erklärt sie als eine Art Konspiration, durch die alles und jedes attackiert, unterdrückt und diskreditiert werden soll, was als »Alternative Medizin« bezeichnet werde. Es sei ein erklärter Krieg gegen die Realität, und hinter ihm stehe laut Bolen die Pharmaindustrie: »Wir wissen, daß die ›Quackbusters‹ ursprünglich von der pharmazeutischen Industrie organisiert und gegründet wurden.« Nach 25 Jahren unbehelligter Aktivität würden diese extremen medizinischen Hardliner endlich unter Beschuß geraten, so freut sich Bolen, der sich auch ein wenig über die Namenswahl »Quackbuster« amüsiert und an eine mögliche Herkunft der »Quacksalberei« erinnert. Quacksalber waren demnach ursprünglich Zahnärzte, die Quecksilber als Zahnfüllung verwendeten. Auch Salben gegen Syphilis wurden mit Quecksilber hergestellt. Auf seinen Internetseiten favorisiert Stephen Barrett seinerseits *Amalgam* (deutlich quecksilberhaltig) als Zahnfüllung. Barrett selbst fühlt sich beim Begriff Quacksalber an Wanderärzte erinnert, die ihre Mittelchen einst marktschreierisch anpriesen (mittelalterlich »quaken« – »laut schreien«, »Salber« für Arzt).

Gleich wie, *Quackwatch* läßt den alternativen Methoden letztlich einen Spielraum, der gegen Null geht. Wenn auch etwas gemäßigter, so schlägt der weiter oben erwähnte Pharmakologe Jean-Jacques Aulas in dieselbe Kerbe, wenn er feststellt: »Bis jetzt ließ sich noch bei keinem alternativen Verfahren zeigen, daß es die Rückbildung eines Tumors bewirkt oder die Überlebensrate des Patienten verlängert.« Wie denn auch, wenn beispielsweise feste Diagnosen plötzlich anders dargestellt werden und Patienten angeblich überhaupt nie Krebs hatten? Hinzu kommt, daß an den großen Kliniken in der Regel keine alternativen Verfahren durchgeführt werden und Patienten den alternativen Weg meist nach erfolglosen Standardtherapien beschreiten. Von den Geheilten hört man nichts mehr. Sie werden auch nur selten in die großen Kliniken zurückkehren, um dort von der wundersamen Heilung zu berichten. Nicht selten sind es eigentlich bereits *austherapierte* Patienten, denen kein »seriöser« Arzt mehr helfen kann. Genau sie wenden sich Alternativen zu. Natürlich sind somit auch für die nicht-konventionelle Medizin die Voraussetzungen denkbar schlecht, hier noch etwas zu bewirken. Trotzdem geschieht das immer wieder.

Eine Garantie auf Erfolg kann allerdings weder die Schulmedizin noch jegliche andere Form der Behandlung geben. Überraschenderweise sieht Aulas dennoch einen gewissen Nutzen alternativer Therapien: »Wenngleich keine derzeit bekannte alternative Behandlungsmethode den Verlauf der Krebserkrankung merklich beeinflußt, können komplementäre Verfahren unter gewissen Umständen hilfreich sein. Viele Ärzte empfehlen psychosoziale Umstellungen. Ich sehe keinen Grund, solche Möglichkeiten nicht wahrzunehmen. Dies gilt auch für Akupunktur, Homöopathie und die ergänzende Einnahme von Spurenelementen.« Hier also schneidet die Homöopathie besser ab als bei Stephen Barrett. Aber der vielleicht unbewußt gewählte Zynismus folgt nun auf dem Fuße: »Gerade wenn die konventionellen Behandlungsmethoden ausgeschöpft sind, können alternative Methoden dem Patienten subjektives Wohlbefinden vermitteln und das Gefühl, nicht untätig auf den Tod warten zu müssen – auch wenn er dadurch nicht länger lebt …, es muß aber gewährleistet sein, daß die angewandten Methoden den Patienten nicht gefährden, und sie dürfen auf keinen Fall als Ersatz für konventionelle Methoden mit erwiesener Wirksamkeit dienen. Es wäre tragisch, wenn ein leukämiekrankes Kind oder ein Patient mit Hodgkin-Lymphom sterben müßten, weil sie eine alternative Methode der wohlerprobten Standardtherapie vorgezogen hätten.« Sicherlich stimmt das in diesem Fall. Aber daß Dr. Aulas ausgerechnet Leukämie und Morbus Hodgkin als Beispiele wählt, ist kein Zufall. Genau diese Krebsformen zählen zu den wenigen, die auf Chemotherapie gut ansprechen und sich damit in den Griff bekommen lassen!

Ansonsten bläst Aulas ins gleiche Horn wie Barrett: »Bei behaupteten Heilerfolgen vergewissere man sich, ob die Krankheit je bestanden hat. Bei Durchsicht der Krankenakten von Patienten, die angeblich mit alternativen Methoden von einem Krebs geheilt wurden, fanden Ärzte in einigen Fällen keinen verläßlichen Nachweis (zum Beispiel den Befund einer Gewebeprobe), daß der Patient je eine bösartige Geschwulst hatte …«

Wie schnell aber auch konkret schulmedizinisch diagnostizierte Fälle durch solche Prüfungen in ein ganz anderes Licht gerückt werden können, wie schnell eine lange Jahre feststehende Diagnose plötzlich umgekrempelt wird, sobald eine alternative Methode erfolgreich war, das alles konnte der Verfasser dieses Handbuches vor etlichen Jahren höchstpersönlich erleben. Kurz der Hintergrund dazu: Seit Jahrzehnten von einer schweren Krebserkrankung geheilt, wollte ich meine Geschichte als Berufsautor aufgreifen und in Buchform veröffentlichen. Als Kind war ich an der aggressivsten Form von Knochenkrebs erkrankt und wurde zunächst schulmedizinisch behandelt: Radikal-OP, Chemo, Bestrahlung. Fünf Jahre später wieder Krebs, Metastasen in der Lunge. Noch eine Radikal-OP. Nachdem schon wieder die erste Chemospritze gesetzt worden war, entschied sich die Familie, einen anderen Weg zu gehen: Mistelpräparate (in diesem Falle: *Iscador*), Homöopathie, Akupunktur und andere alternative Verfahren in Kombination. War das nun eine leichtsinnige und gefährliche Entscheidung, im naiven Hoffen auf pflanzliche Wundermittelchen? Die Schulmediziner schienen skeptisch, aber unschlüssig; sie ließen mich dennoch gehen, ihrer Ansicht nach war ich ohnehin vollständig austherapiert – also Überlebenschance gleich Null. Nun ging es nur noch darum, die Lebensqualität für die noch verbleibende Zeit einigermaßen aufrechtzuhalten. Denn mit Sicherheit war davon auszugehen, daß die Lungenmetastasen lediglich die Spitze eines Eisberges waren. Der Krebs hatte bestimmt schon anderswo im Körper ebenfalls gesiedelt und Mikrometastasen gebildet. Er hatte viel Zeit dafür gehabt. Vielleicht verschaffte mir die Lungen-OP aber noch ein paar beschwerdefreie Jahre, das war zumindest die bescheidene Hoffnung der Onkologen. Nach einem Vierteljahrhundert sowie jahrelangen alternativen Behandlungen und Kontrolluntersuchungen lebte ich aber immer noch. Der Krebs war nämlich weg. Nachdem viele Jahre vergangen waren, begann ich mich beruflich im Kontext mit der Buchrecherche für die alten Aufzeichnungen über meine Erkrankung zu interessieren und suchte die Kliniken auf, in denen ich damals operiert und weiterbehandelt worden war. Was ich dann erlebte, damit hatte ich wirklich nie gerechnet.

Mein auf den folgenden Seiten nach Art eines sehr persönlichen »Patientenberichts« beschriebenes Erlebnis belegt, was alles möglich ist, und bleibt zudem kein Einzelfall. Viele alternative Mediziner können das geschilderte Vorgehen aus dem Umfeld ihrer Praxiserfahrungen heraus bestätigen.

Die geänderte Diagnose – ein Beispiel für viele

Der 15. August 1999 wurde für mich ein denkwürdiger Tag.

Für dieses Datum hatte ich einen Termin mit meinem ehemaligen Onkologie-Professor Dr. D.-U. Fuchs [Name geändert, Anm. d. Verf.] vereinbaren können. Ich war natürlich richtig gespannt, ihn nach so vielen Jahren wiederzusehen. Allein von der menschlichen Seite her betrachtet war das schon interessant. Aber was würde er heute über den Verlauf meines Falles und auch über die mittlerweile erreichten medizinischen Fortschritte im Allgemeinen zu sagen haben? Ich wollte natürlich auch wissen, was man heute machen würde. Vor allem aber wollte ich sein Gesicht sehen, wenn ich als damals echter Todeskandidat nach so vielen Jahren quicklebendig vor ihm stehen würde.

Mir war klar, daß der Professor nicht allzu viel Zeit für ein Gespräch mit einem ehemaligen Patienten würde erübrigen können, doch ein paar wichtige Dinge sollten sich eigentlich besprechen lassen. Außerdem hatte ich ihm zuvor mitgeteilt, daß ich meine Geschichte gerne veröffentlichen würde, um dadurch vielleicht anderen in einer ähnlichen Situation ein wenig helfen zu können.

Als ich die Klinik betrat, überkam mich natürlich ein seltsames Gefühlsgemisch. Und vor allem das typische Unbehagen. Die onkologische Station befand sich nun in einem anderen Trakt des Gebäudes. Da kamen die Erinnerungen wenigstens nicht gleich so intensiv hoch. Trotzdem betrat ich diese Abteilung zögernd und mit dem Empfinden, dort eigentlich nichts verloren zu haben. Nichts mehr. Nicht, weil ich mich nun so gesund fühlte, sondern einfach, weil ich zu keiner der typischen Personengruppen gehörte, die sich dort normalerweise aufhielten. Weder war ich Patient, noch gehörte ich zu den Eltern noch zum medizinischen Team. Vor allem handelte es sich um eine Kinderstation.

Ich war etwas früher eingetroffen als vereinbart und nahm auf einem der Stühle im Flur Platz, die sich direkt vor dem Büro des Professors befinden. Hier saß ich also nun in der neuen Onkologie für Kinder.

Ich wartete noch ein wenig, und als ich eine der Schwestern dann nach der Anmeldung fragte, meinte sie, ich solle einfach hier sitzenbleiben, dann könne ich den Professor keinesfalls verpassen. Er sei gerade noch auf Visite. Also beobachtete ich weiter. Auf dem Flur hielten sich einige kleine Kinder auf, allesamt fast kahlköpfig. Jedes schob seinen elektronisch kontrollierten Tropf vor sich her, und ich überlegte dabei, welche Einzelschicksale sich hinter diesen Kindern verbargen, ob und welche Zukunft sie wohl noch vor sich haben würden. Wenigstens schienen sie allesamt guter Dinge und wirkten nicht so gequält, wie man es von der Situation her eigentlich erwarten würde. Doch wie trügerisch konnte dieser Eindruck sein! Ich grübelte vor mich hin und wartete weiterhin gespannt auf meinen »alten Doktor«. Wie er heute aussah, wußte ich bereits, denn an der Wand hingen recht aktuelle Fotos aller Mitarbeiter der Station. Natürlich fehlte dort auch der Chef nicht. Ich erkannte ihn sofort, er hatte sich in den vielen Jahren ohnehin nicht sehr verändert.

Nach etwa einer halben Stunde ging die Türe hinter mir auf, und bevor ich mich noch umdrehte, hörte ich schon die mir immer noch vertraute Stimme des Professors, eine Stimme, die tatsächlich stets sehr professoral klang: »Herr von Rétyi, was kann ich für Sie tun?« – Wir gingen daraufhin in das Büro, und auch mein alter Professor meinte, er habe mich sofort erkannt, und nahm sich dann die Unterlagen von damals vor. Jetzt legte er los, wobei ich bald einige echte Überraschungen erleben sollte, in Form ungewöhnlicher Aussagen, die allerdings auch *in sich* kaum vereinbar sind. Später haben mir das auch andere Mediziner bestätigt.

Zunächst fiel mir die Bemerkung auf, mein erster Onkologie-

Professor habe mir seinerzeit eine für heutige Begriffe sehr milde Chemotherapie verabreicht. Ich mußte unmittelbar wieder an die gräßlichen Nebenwirkungen denken und wollte mir ein »Noch-mehr« gar nicht vorstellen. Die Beobachtung, daß der hauptsächliche Fortschritt der schulmedizinischen Krebsbehandlung vorwiegend in einer Intensivierung der Chemotherapie bestand, ist tatsächlich enttäuschend.

Wie auch immer, Professor Fuchs betonte daraufhin, daß der Tumor auch in der heutigen Zeit, also »im Jahr 2000«, genauso behandelt worden wäre wie damals: Operation, Bestrahlung und ebenfalls eine nicht sehr starke Chemotherapie. Denn dieser Tumor hätte, sofern eine Operation im Gesunden möglich gewesen wäre, keiner weiteren Behandlung bedurft. Schon diese ersten Bemerkungen verwunderten mich einigermaßen. »Aber der Ärger damals war«, so führte der Professor weiter aus, »daß es nicht gelungen war, das ganze Ding herauszunehmen, weil es schon mit Knochen und Sehnen verwachsen war.«

Die nächsten Erläuterungen nach so vielen Jahren machten mich allerdings nun mehr als stutzig. Mein Professor sprach davon, daß nach Jahren bei mir dann die »Sensation« auftrat – nämlich Metastasen in der Lunge –, und er erklärte mir, daß es *nicht* jener hochbösartige Knochentumor gewesen sein *kann*, wie man ihn damals diagnostiziert hatte. Denn der hätte weit früher metastasiert als das bei mir der Fall gewesen ist. Ursprünglich war ja der weit gefächerte Begriff *Retikulumzellsarkom* im Gespräch gewesen, der heute kaum mehr bzw. gar nicht mehr zu finden sei. Statt dessen würde man nun eher von einem *mesenchymalen Tumor*, einem *Mesenchymom* oder *malignen fibrösen Histiozytom* (*MFH*) sprechen, das tatsächlich noch nach fünf Jahren die Möglichkeit habe, als Metastasen oder Reste des ehemaligen Primärtumors in der Lunge zu erscheinen. Dort wurde dann wiederum operiert, aber hinein bis in den gesunden Bereich. Tatsächlich versuchte mein Chirurg damals, so viel wie nur eben möglich zu entfernen, vor allem, weil ein extrem bösartiger Ersttumor diagnostiziert worden war. Jedenfalls sei dabei alles, was vom Krebs übrig war, radikal und weiträumig entfernt worden. Damals habe man trotz allem noch eine anschließende Chemotherapie für unabdingbar gehalten. Denn bei einem metastasierenden *Ewing-Sarkom* (*EWS*) wäre ich ohne Chemo laut Schulmedizin verloren. Wie sich Professor Fuchs ausdrückte, sagte damals im Grunde genommen jeder, ich sei ohnehin verloren, egal, was nun geschehe. Man könne den Tumor praktisch gar nicht mehr aufhalten. Nur erklärte mir mein Professor jetzt, nach fast einem Vierteljahrhundert, man habe damals eben irrtümlich angenommen, ich hätte ein Ewing-Sarkom, jenen schwerwiegenden Knochentumor. In Wirklichkeit könne es aber kein solcher gewesen sein, da ich ja *ohne Chemotherapie* gesund wurde – was ein unumstößlicher Beweis gegen das Ewing-Gewächs sei. Auch der Pathologie-Experte von damals schrieb angeblich, es könnte auch ein MFH sein, genau was Fuchs auch sagen würde, wenn er nicht wüßte, daß es angeblich ein Retikulumsarkom sein sollte.

Ziemlich kompliziert und entsprechend verwirrend, das Ganze. Für meinen Professor jedenfalls schloß sich damit der Kreis im Sinne einer ehemals unkorrekten Diagnose.

Ich verstand zunächst die Welt nicht mehr, und erst bei weiterem Nachdenken wurde mir immer klarer, daß hier etwas definitiv nicht stimmen konnte. Ich komme gleich darauf zurück.

Aufgrund eines eigentlich riesigen Zufalls habe man damals jedenfalls alles richtig gemacht, vor allem auch durch die von der Familie erfolgte Ablehnung einer zweiten Chemotherapie nach der Lungenoperation. Das hätte man damals sonst nie getan. Wie sich mein Professor ausdrückte: »Es ist ein Fall, der gut gelaufen ist, trotz totaler Unkenntnis der Einzelheiten, so könnte man sagen. Durch irgendwelche Zufälle ist auch der Glücksfall eingetreten, daß dann bei dem angeblichen Metastasenbefall keine Chemo erneut gegeben wurde, was sich retrospektiv als richtig herausstellt, aber in den siebziger Jahren keiner gewagt hätte, vor allem, wenn er auf den Tisch gelegt bekommt: Retikulumzellsarkom, Metastasen in der Lunge. Und er sieht die Katastrophe nahen in dem Sinne, daß er, wenn er jetzt nichts unternimmt und sich der Tumor dann tatsächlich ausbreitet, vom Patienten vorgeworfen bekommt, er hätte das doch wissen müssen! Und warum habe er dann nichts getan?! Und der Glücksfall war eben, daß die Familie sagt: ›Wir machen nichts.‹

Denn heute würde man ehrlich sagen, wir lassen den Patienten in Ruhe, wir haben alles herausgeholt, nun warten wir ab, weil eigentlich muß jetzt nichts mehr geschehen.« Aber beim Primärtumor würde man auch heute nach wie vor bestrahlen.

»Ohne Bestrahlung wären Sie tot, denn es ist bösartig. Die Bestrahlung konnte man nicht vermeiden, sonst wären Sie mit Verlaub gesagt tot.« – Daran zweifle ich auch gar nicht. Mein damaliger Hausarzt hatte den schon gut sichtbaren Tumor nur oberflächlich begutachtet und war zu dem Schluß gekommen, das sei ein harmloses Überbein. So lief ich noch viele Monate mit diesem »Überbein« herum, das noch größer wurde und mit einem Male höllische Schmerzen verursachte. Die Fehldiagnose brachte mir viele vermeidbare Qualen und beinahe den Tod. Sie war auch nicht die erste Fehldiagnose, denn schon Jahre zuvor hatte es, wie ich heute weiß, einen Zwischenfall gegeben, bei dem man hätte stutzig werden müssen. Doch das führt an dieser Stelle zu weit, ich habe darüber in meinem Buch *Kerngesund nach Krebs* berichtet, das allerdings von Anfang an massiv unterdrückt wurde. Ich mußte regelrecht um seine Veröffentlichung kämpfen, nachdem etliche Großverleger es mit fadenscheinigen Argumenten abgelehnt hatten. Der ehrlichste von ihnen meinte nur: »Das traue ich mir nicht zu.« Schließlich veröffentlichte es eines der ältesten Verlagshäuser Deutschlands. Doch das Buch wurde wahrhaft totgeschwiegen. Im Gegensatz zum Umfeld meiner anderen Veröffentlichungen herrschte hier absolute Funkstille; bis auf Ausnahmen wurde das Buch nirgends besprochen, weder positiv noch negativ. Die großen Medien hüteten sich, die Sache anzutasten. Kein Wunder, wenn man sieht, wer dort seine Werbung für teures Geld schaltet, Geld, das solche Magazine erst überlebensfähig macht. Hält man sich in den Redaktionen nicht an die Regeln, macht man Informationen publik, die gefährlich für die Industrie werden können, zieht sie ihre Werbung zurück und läßt das Magazin verhungern. Publizistische Anti-Angiogenese! Hier aber war es mein Buch, das verhungern sollte. Im Gegensatz zu zahlreichen durchaus erfolgreichen Werken, die ich über die Jahre veröffentlichte, floppte meine Arbeit zum Thema Krebs komplett. Denn ich hatte den Fehler gemacht zu überleben.

Ich hatte auch den Fehler gemacht, erst Jahrzehnte verstreichen zu lassen, bis ich über meine Heilung und die Wege zu ihr berichte. Ich schrieb nicht zwei, drei, vier oder fünf Jahre danach; ich schrieb 24 Jahre danach! Damit war klar, daß ich es wirklich geschafft hatte. Nur sollte das niemand hören. Die Gefahr, wieder an Krebs zu erkranken, ist bei mir heute nicht höher als bei jedem anderen. Das hat mir sogar auch mein damaliger Onkologe bestätigt; natürlich kann es jederzeit wieder geschehen, davor ist eben niemand gefeit. Niemand weiß, was die Zukunft bringt. Nur würde eine solche Erkrankung, auf die ich dankend verzichten kann, nicht mehr mit derjenigen vor so vielen Jahren kausal zusammenhängen.

Was aber mein Gespräch mit Prof. Fuchs angeht, war ich mehr als verwundert. Abgesehen von der so plötzlich abgewandelten Diagnose wunderte mich doch ganz extrem die von ihm gewählte Formulierung »*angebliche* Metastasen«; denn was in aller Welt sonst als *waschechte* Metastasen waren diese *Rundherde*, die man in meiner Lunge entdeckt hatte? Ich halte die so »vorsichtige« Umschreibung des Professors daher nicht gerade für angemessen.

Professor Fuchs gab mir eine wissenschaftliche Publikation zum malignen Histiozytom mit, in der 78 Fälle statistisch untersucht wurden. Ich fragte ihn, ob diese Krebsform selten sei, und er erwiderte darauf mit ehrfurchtsvoll hauchendem Tonfall: »Total! – total! Statistisch kommt das gar nicht vor in den Krebserkrankungen. Wir hatten insgesamt zwei fibröse Histiozytome, *wenn* Ihres eines war. Das war alles in 25 Jahren … Also wenn hier einer 78 Fälle irgendwo aus ganz Amerika gesammelt hat, dann ist das sensationell, denn gewöhnlich überblickt man *einen* Fall! Aber Sie sehen« – er deutete dabei auf eine grafische Darstellung der Haupt-Entstehungsorte des Tumors –, »daß es exzellent paßt, es tritt hauptsächlich an Armen und Beinen auf … Genau das hatten Sie.«

Interessant. Ich war wieder, wenn auch nur leicht, verwirrt, denn so sicher schien sich auch mein Professor nicht zu sein, sagte er doch zuvor gerade, »*wenn* Ihres eines war«. Gut, das mag die Vorsicht eines Wissenschaftlers sein. Ich will keine Wortklauberei betreiben. Doch mich verwunderte noch weit mehr.

Da war unter anderem die Bemerkung, unsere Familie habe sich gegen die Chemo entschieden, statt dessen dafür, *nichts zu tun.* »Nichts«, das waren dann wohl nach schulmedizinischer Definition meine *Iscador*-Mistelbehandlung mit mehreren tausend Injektionen und alle alternativen Verfahren dazu. Doch gerade Professor Fuchs hatte seinerzeit diesbezüglich recht angetan reagiert und zeigte sich auch für die Zukunft sehr interessiert, als meine Eltern ihm erklärten, Misteln einzusetzen. Natürlich, man kann seine Meinung ändern, vor allem nach so vielen Jahren und vielen neuen Erkenntnissen. Also fragte ich ihn nach seinem aktuellen Standpunkt. »Da hat sich nichts ergeben. Leider.« Ich sprach ihn auf einen von ihm damals erwähnten Kollegen in Freiburg an, der sich doch sehr intensiv mit dieser Frage auseinandersetzte und offenbar ebenfalls sehr begeistert von der Methode war. Kurze Antwort: »Jaja, aber das hat nicht standgehalten.« – Ich hatte aber von vielen erstaunlichen Erfolgen gelesen, nicht nur in Boulevardzeitschriften. Für ihn schien das alles Unfug zu sein.

Ich wußte, daß ich das alles in der knappen zur Verfügung stehenden Zeit nicht mehr mit meinem Professor diskutieren könnte. Mir wurde auch zunehmend klarer, daß in seinen Augen *Iscador* wohl das Hauptproblem war. Und schließlich galt ihm die Tatsache, daß der Tumor trotz abgelehnter Chemotherapie nicht wieder kam, als unumstößlicher Beweis dafür, daß auch nichts mehr vorhanden gewesen war – denn *Iscador* allein oder auch andere alternative Verfahren *konnten* ja schlichtweg überhaupt nichts bewirken! Demzufolge blieb also für Prof. Fuchs keine andere logische Folgerung, als daß es sich wohl *nicht* um ein EWS gehandelt haben konnte, worüber ich im Grunde genommen eigentlich ohnehin sehr froh wäre. Doch die Sache ist verwickelter.

Gleich zu Anfang des Gesprächs meinte der Professor, es gäbe da eine »Gefahr«, die mit meinem Fall verbunden sei, und er sagte, er wolle das später besprechen. Ich wurde doch etwas unruhig, dachte ich doch daran, eventuell immer noch mit irgendwelchen mir bisher unbekannten gesundheitlichen Problemen rechnen zu müssen. Gebranntes Kind …

Nun, endlich kam der Professor wieder auf diese dubiose »Gefahr« zu sprechen. »Also, wenn Sie sagen würden«, so begann er,

»nehmen wir einmal an, Sie sagen: ›Ich hatte einen schrecklichen Fall, war praktisch aufgegeben, so könnten Sie es ja darstellen, und wurde als mit Lungenmetastasen – Sarkom diagnostiziert‹ – daraus kann man ja einen Sensationsbericht machen – ›und ich bekam *Iscador* und wurde geheilt.‹ Dann wäre das eine tolle Story. Das Problem ist bloß, daß dann sehr viele Leute natürlich jetzt auch *Iscador* wollen bei Lungenmetastasen und dann vielleicht zum Beispiel die Operation nicht machen lassen, die sie heilt. Da liegt nämlich der Problemfall bei Ihnen, weil Sie könnten es auch so darstellen, denn niemand kann es feststellen. Ich kann genauso sagen, Herr Professor X. hat gesagt, Herr von Rétyi hatte einen Knochentumor, ein Sarkom, er bekam Lungenmetastasen, bekam *Iscador*, war geheilt. Und da haben wir das Problem, das überhaupt solche Storys in der Presse ermöglicht, weil es – aus Unkenntnis, nicht aus Bosheit – eben so und so interpretiert werden kann. Würde man aber genau nachprüfen, hundert *Iscador*-Fälle, wie wir es in der Schulmedizin machen, und unterm Strich schauen, wieviele haben überlebt, dann hält es nicht stand. Da gibt es immer nur Einzelfälle. Und wenn etwas wirklich wirkt, kann man es nur erkennen, wenn man eine Studie macht … mit hundert Kindern. Da kommen mit den betreffenden Medikamenten beispielsweise siebzig durch, ein anderes Land führt ebenfalls eine solche Studie durch, Frankreich tut dasselbe, dann wird es auch genauso sein.«

Das war also der wunde Punkt. Abgesehen davon, daß durchaus einige sehr aussagekräftige Studien zu *Iscador* und der Misteltherapie existieren, wurde ein »Problem« immer klarer: Hier gab es einen enormen Erfolg, nämlich die Heilung einer fest diagnostizierten malignen Erkrankung mit extrem schlechter Prognose. Vor allem aber war das eine Heilung ohne Präparate der Schulmedizin! Da das aber unmöglich sein konnte, mußte etwas an der ganzen Sache faul sein – da blieb nur übrig, die alte und sehr feststehende Diagnose zu ändern!

Wie ich schon öfters erwähnt habe, bin ich mir auch im klaren darüber, daß ich ohne die operativen Eingriffe verloren gewesen wäre und daß zur Krebstherapie sicherlich nicht nur eine einzige Methode erforderlich ist. Ich würde niemandem empfehlen, sich in einem solchen Falle nicht operieren zu lassen und einfach auf *Iscador* zu hoffen, das auch alleine für sich gewiß gleichfalls keine Wunder bewirken kann.

Wie gesagt, ohne die Schulmedizin wäre es bei mir sicherlich nicht gut gegangen, ein *Iscador*-Alleingang hätte nicht gereicht. Ich bin auch davon überzeugt, daß der Professor mehr als recht hat, wenn er sagt, etliche glückliche Zufälle hätten zum Erfolg geführt – seien es nun Zufälle mit Blick auf die schulmedizinischen Verfahren oder solche mit Blick auf die homöopathischen und »alternativen« Verfahren, die bei mir zur Anwendung kamen. Doch daß *Iscador* unwirksam sei und als unterstützende Therapie keinerlei Rolle spiele, das scheint mir und so manchem ausgebildeten Mediziner weit verfehlt.

Der Professor erklärte mir sogar, *Iscador* sei auch zur begleitenden Behandlung *ungeeignet*, solle höchstens bei Schleimhaut- oder Hautkrebs ein bißchen wirken. Bei Kinderkrebs aber habe es überhaupt keinen Sinn. Schließlich meinte er nur noch: »Also, man muß ehrlich sagen, es war eigentlich ein Fehler, es zuzulassen, man hätte Ihnen das ausreden müssen, weil es konnte gar nicht wirken …, *Iscador* kann überhaupt nichts bewirken bei einem Sarkom. Es ist einfach auch vom Hersteller überhaupt nicht behauptet worden. Der hat eben an die Leute gedacht, die eben auf der Haut diese schwarzen Flecke oder Schleimhautkrebs haben.«

Ich war wieder überrascht, wo doch *Iscador* genauso wie andere Mistelpräparate definitiv auch gegen Sarkome eingesetzt wird. Und zwar von medizinischen Fachleuten, teils sogar an schulmedizinischen Kliniken! Nun, mir wurde klar, daß hier immer noch eine große Lücke zwischen den beiden medizinischen Welten klaffte, eine bedauerliche Lücke, die auch das Beispiel meines »Falles« nicht würde schließen können. Ich hatte allerdings nicht in diesem Maße mit einer Ablehnung des von uns damals gewählten Weges gerechnet, vor allem deshalb nicht, weil ich noch die geradezu begeisterten Reaktionen von damals gut in Erinnerung hatte. Doch die waren nun vergessen oder zumindest offenbar irrelevant.

Der Professor mußte nun zu einem Termin weiter und überreichte mir noch zwei Broschüren über Krebs im Kindesalter sowie jenen

Fachbeitrag über das MFH. Ich bedankte mich für das aufschlußreiche Gespräch.

Als ich später meinem Mistelarzt die wesentlichsten Aussagen jener Unterredung mit dem Professor schilderte, um nun *seine* Meinung zu hören, zeigte sich der nicht minder überrascht als ich: »Wie? Heißt das, man will *jetzt* eine derart feste Diagnose, wie sie damals gestellt worden ist, nach so vielen Jahren bezweifeln und abändern?«, fragte er zunächst ungläubig und mit einem unwillkürlichen Kopfschütteln, um sich daraufhin jedoch sofort an ähnliche Erfahrungen zu erinnern: »Aber es wäre nicht das erste Mal, daß man versucht, eine Diagnose im nachhinein abzuschwächen und sie zu ändern, wenn eine alternative Methode gegriffen hat! Ich habe das wiederholt erlebt.«

Ich will meinem Professor, den ich als eine Kapazität in der schulmedizinischen Onkologie und als durchaus angenehmen Menschen schätze, nichts unterstellen. Ich will eigentlich auch nicht daran zweifeln, daß er mittlerweile von der Chemotherapie als einzig richtiger Behandlung überzeugt ist. Das war nicht immer so, denn er zählte zumindest damals zu jenen, die nicht wußten, ob sie diese Therapie selbst wählen würden. Jedenfalls sagt einem der gesunde Menschenverstand, daß an seiner Darstellung etwas nicht stimmen kann.

Nachdem Prof. Fuchs mir sehr selbstbewußt erklärt hatte, der Pathologe habe doch laut Aufzeichnungen seinerzeit bereits ein MFH diagnostiziert und sich darüber gewundert, wie sein Vorgänger damals bei der Untersuchung des Primärtumors auf *Ewing* kam, nahm ich mir die Papiere noch einmal vor und las wieder nach, denn ich wußte, hier lag der Hase im Pfeffer und schnalzte. Der Pathologe schrieb im Rahmen seines abschließenden »Kritischen Berichts« nämlich vielmehr klipp und klar: »Differentialdiagnostisch wäre auch die Möglichkeit eines malignen Histiozytoms in Erwägung zu ziehen, *jedoch auch dafür keine weiteren Anhaltspunkte* [Hervorhebung durch den Verf.], insbesondere keine Zeichen der z. B. Erythrophagozytose [Vorgang, bei dem eine ›Freßzelle‹ rote Blutkörperchen in sich aufnimmt, Anm. d. Verf.] und keine Retikulinfaserbildung [feine Bindegewebsfasern, Anm. d. Verf.]. Obwohl die in *vielen* [Hervorhebung durch den Patienten] Fällen als charakteristisch bezeichnete PAS-positive Granulierung des Zytoplasmas nicht nachzuweisen ist [entspricht kaum oder wenig Glykogen, d. h. ›Leberstärke‹, im Zellplasma, Anm. d. Verf.], sind die hier vorhandenen Befunde am ehesten vereinbar mit [vom Pathologen unterstrichen, Anm. d. Verf.] Lungenmetastasen bei einem Ewing-Sarkom (längliche chromatinarme Kerne, unschuldiges Zytoplasma und keine Retikulinfasern) … P. S.: Auch Alter, Geschlecht und Lokalisation sind gut vereinbar mit einem Ewing-Sarkom.«

Na also. Der Pathologe *selbst* diagnostizierte also aufgrund des mikroskopischen Befundes ein *Ewing-Sarkom*! Wo behauptet er, daß es ein *Histiozytom* war? Bei dem mir vorliegenden Text handelt es sich um einen *kritischen Bericht* in der üblichen wissenschaftlichen Argumentationsweise, bei der naheliegende Alternativerklärungen der Vollständigkeit halber erwähnt und besprochen werden, im Sinne eines Ausschlußverfahrens. Der Pathologe geht auf das Histiozytom letztlich nur ein, um gleich vorsorglich aufzuzeigen, *warum es in meinem Falle keines sein konnte*. Er geht sogar noch weiter und fügt zur Bekräftigung einen Anhang mit zusätzlichen Gründen an, die für die Diagnose eines Ewing-Sarkoms sprechen. Nirgends aber fragt er, wie denn der Vorgänger auf diesen Sarkomtyp kommen konnte. Interessanterweise fand ich später auch etliche Fachpublikationen, die Literaturhinweise auf Arbeiten genau jenes Pathologen zum malignen Histiozytom enthalten. Er war ein ausgesprochener Fachmann für diesen so seltenen Tumor!

Ungeliebte Heilungen

Soweit mein »Patientenbericht«. Dazu einige kurze Hintergrund-Informationen: Das dubiose, seit 1963 als eigener Krebs-Typus klassifizierte MFH ist nur bei Kindern selten, nicht aber bei Erwachsenen. Hier zählt es laut einer aktuellen Veröffentlichung des führenden US-amerikanischen *Sloan-Kettering*-Krebszentrums mit 17,6 Prozent Anteil zu den fünf häufigsten Sarkomen. Da die vom Patienten erwähnte Studie von 1985 aber ein breites Altersspektrum umfaßt – wobei übrigens unter zehn Jahren kein Fall auftritt und die meisten erst ab dem *fünfzigsten* Lebensjahr –, ist die Zahl von 78 Fällen auch nicht so sensationell, wie jener Professor das nahelegte. Viel wesentlicher waren aber andere Erkenntnisse über das MFH selbst. Aus verschiedenen weiteren Arbeiten darüber geht unter anderem hervor, daß auch beim MFH nicht stets zwei Lungenmetastasen erwartet werden, weshalb diese Beobachtung wohl nicht als zusätzliches Argument in jenem speziellen Falle gelten kann. Zudem sind die MFH-Zellen gut differenziert, also gut entwickelt, und ähneln *Fibroblasten* (Bindegewebszellen). Im geschilderten Fall waren die Zellen aber undifferenziert, also entsprechend entartet.

Aus diversen Quellen geht auch hervor, daß bei MFH-Metastasen, die zeitlich nach dem Primärtumor (*metasynchron*) entstehen, ein langfristiges Überleben nach einer alleinigen Chemotherapie der klinisch sichtbaren Metastasen *nicht wahrscheinlich* ist und häufig nur nach wiederholter Operation erreicht wird, wobei auch hier erneut chemotherapiert wird. Man überläßt also auch den operierten MFH-Patienten in der Regel nicht sich selbst und rechnet vielmehr mit weiteren Problemen. Die Rede ist ebenso wie beim Ewing-Sarkom von einem *hochmalignen*, also sehr bösartigen Tumor, bei dem wiederholt eine Fünf-Jahres-Überlebensrate von höchstens 20 Prozent nach einer ausschließlich örtlichen Behandlung angegeben wird. Die Zeit für ein lokales Rezidiv, also ein örtliches Wiederaufflammen des Tumors, wird einer Studie zufolge mit im Durchschnitt 9,3 Monaten angegeben; sie lag im Mindestfall bei einem Monat und maximal bei 28 Monaten, also bei nicht einmal zweieinhalb Jahren.

Im Rahmen dieser Studie starben alle Patienten mit Lungenmetastasen bis auf eine Ausnahme innerhalb eines Jahres. Diese Details demonstrieren, daß das MFH in etlichen zusätzlichen Punkten meinen persönlichen Fall offenbar nicht erklärt; sie zeigen außerdem, daß auch dieses Sarkom sehr bösartig ist und im Prinzip gar nicht so viel ändern würde, *selbst wenn* ich tatsächlich unter diesem Tumortyp gelitten hätte.

Und noch etwas: Einmal angenommen, alles wäre wirklich anders gewesen, als man damals unumstößlich diagnostiziert hatte, und für mich hätte nach der Lungen-OP keine Gefahr mehr bestanden, dann würde diese Variante der Geschichte nur eine mächtige *Fehldiagnose* bedeuten sowie eine damals völlig unberechtigte fatale *Prognose*. Wie Prof. Fuchs bestätigte, räumte die Ärzteschaft mir seinerzeit keinerlei Überlebenschancen mehr ein. Man ließ mich gehen, mit *Iscador* oder ohne, mit Chemo oder ohne, völlig egal. *Die Prognose war Null!*

Dieses Beispiel würde dann aber nur sehr deutlich vorführen, wie wenig wir auf Prognosen geben können – denn sicher machen Ärzte heute genau wie vor 20 Jahren und zu jeder anderen Zeit eines immer wieder: *Fehler*.

Trotzdem, die Art und der Verlauf des Gespräches erwecken unwillkürlich den Eindruck, daß hier die Geschichte einer ungewöhnlichen Heilung diminuiert werden sollte, einer Heilung, die sicherlich auch den Alternativtherapien zuzuschreiben ist. Denn nach einer vieljährigen Verweilzeit im Körper war mit weiteren Krebsnestern zu rechnen, die rein operativ nicht in den Griff zu bekommen waren.

Für den Professor war die Gesundung aber ein Beweis für das MFH und für die gelungene totale Ausräumung des Tumors, da eben andernfalls jene Gesundung ohne Chemo seiner Ansicht nach schlichtweg niemals möglich gewesen wäre. Um darin einen echten Beleg zu sehen, müßte aber erst die absolute Wirksamkeit der Chemotherapie in allen Fällen unter Beweis gestellt werden, was bis heute nicht geschehen ist. Außerdem waren die Metastasen *trotz Chemo* über fünf Jahre danach aufgetreten.

Der geradezu Freudsche Versprecher bezüglich *»angeblicher* Metastasen in der Lunge« macht mich doppelt stutzig, denn nichts war eindeutiger, als daß hier tatsächlich Tochtergeschwülste vorhanden waren, die radikal entfernt werden mußten – mit der Folge, daß mir ein Drittel der Lunge herausgenommen wurde, wobei sich mikroskopisch wiederum ein weitreichender Befall des entfernten Gewebes zeigte. In einem Schreiben, das Prof. Fuchs zweieinhalb Jahre nach der letzten OP verfaßte, heißt es noch: »... wurden dann durch eine Thorax-Röntgenaufnahme zwei Metastasen [!] im linken Oberlappen der Lunge festgestellt. Auf Grund dieses Befundes wurde in der hiesigen Klinik eine Resektion des gesamten linken Oberlappens der Lunge durchgeführt … Auf Grund des geschilderten Krankheitsverlaufs kann kein Zweifel an dem Ernst der Erkrankung und der deutlich geschmälerten Prognose hinsichtlich der Heilungschancen des Patienten bestehen. Es war daher in der Vergangenheit unser Hauptziel, bei dem Patienten körperlich und seelisch einen insgesamt befriedigenden Zustand zu erreichen, wobei laufende Kontrollen in der hiesigen Klinik zum gegenwärtigen Zeitpunkt keinen Hinweis auf erneute Metastasen [d. h., *nach* der Lungen-OP, Anm. d. Verf.] erbracht haben.«

Wer heilt, hat recht!

Alles in allem recht erstaunliche Fakten. Selbst wenn Alternativmethoden oft nur begleitend zu einer Chemotherapie zum Einsatz kommen, scheinen sie doch ein erheblicher Störfaktor im chemischen Weltbild zu sein. Jeder Erfolg wäre ein Wunder, das nicht geschehen könnte, weil es das so nicht geben dürfte.

Einige gegenüber konventionellen Verfahren skeptische Mediziner sind überzeugt, daß die große Industrie ein sehr wachsames Auge darauf hat, welche Therapien den Ärzten in Forschung, Lehre und Praxis als seriös präsentiert werden dürfen. Gradmesser ist offenbar der zu erwartende Profit bei allem. Und genau deshalb werden sogar einige vielversprechende schulmedizinische Verfahren eher stiefmütterlich behandelt, eben weil sie in finanzieller Hinsicht nicht viel abwerfen.

Wie weit die Industrie zu gehen bereit ist, belegt ein Skandal, der im Jahr 2005 durch die Medien ging. Mit Genehmigung der New Yorker Stadtverwaltung wurden HIV-positive Kleinkinder von Wissenschaftlern als Versuchsobjekte mißbraucht. Speziell angewiesene und mit Tausenden von Dollars monatlich entlohnte »Pflegemütter« verabreichten den Kindern in den Jahren zwischen 1998 und 2002 verschiedenste neue AIDS-Medikamente zu Sicherheitstests. Über 1000 Kinder fielen den Versuchen zum Opfer. Wie hoch mag hier die Dunkelziffer sein?

Was Krebstherapien betrifft, wird auch unter neuen schulmedizinischen Verfahren ausgewählt, was unterstützt wird und was nicht.

Dr. Kroiss, der wegen gegen ihn erhobener, aber unhaltbarer Vorwürfe im Jahr 2005 monatelang nicht mehr praktizieren durfte, nennt in diesem Zusammenhang das alles entscheidende Kriterium der Industrie: »Leider läßt sich auch hier die Medizin von der Pharma-Industrie leiten, die nur dann etwas vorantreibt, wenn es patentierbar ist und sich damit ein Geschäft machen läßt. Mit anderen Worten: Eine künstliche beziehungsweise eine neue Sache kann man patentieren. Handelt es sich aber um eine natürliche Substanz, ist sie nicht patentierbar – weil sie ja ›schon da ist‹. Ein Beispiel: Sollte sich also im Laufe von Forschungen herausstellen, daß ein natürlicher Stoff zur Krebsheilung beiträgt …, ist diese Substanz für die Pharma-Industrie uninteressant, ja möglicherweise geschäftsschädigend. In diesem Fall würde man so lange an der natürlichen Substanz herumtüfteln, bis man etwas erzeugt hat, das chemisch so verändert wurde, daß man es zum Patent anmelden und dadurch geschäftlich ausnutzen kann. Möglicherweise wirkt dieses veränderte Mittel dann nicht mehr so wie die ursprüngliche natürliche Substanz, aber das ist immer noch besser, als kein Patent zu haben (aus der Sicht der Industrie).« Diese Äußerungen und Schlußfolgerungen werden von anderen argwöhnisch gewordenen Ärzten bestätigt. Damit dürfte nun vieles klarer werden, vor allem, warum pflanzliche Mittel bei der Pharma-Industrie verpönt sind, solange man gewissermaßen noch die Pflanze daran erkennt. Gerade bei der Mistel hat sich übrigens gezeigt, daß nur das Zusammenspiel ihrer ungezählten Inhaltsstoffe die gewünschten Wirkungen mit sich bringt, während ein chemisch weitgehend umgewandelter, »getesteter und standardisierter« Abklatsch davon nicht mehr viel bringt. Der Saft ist gleichsam raus …

Man verschanzt sich ansonsten gerne hinter der »Wissenschaftlichkeit« von Studien und wundert oder ärgert sich über die »naiven« Patienten, die sich eher fragwürdigen Methoden blind anvertrauen, als eine anerkannte Therapie zu akzeptieren. Gerade diese Patienten sind aber oft kritische Personen, die gewohnt sind, selbst Entscheidungen zu treffen und sich nicht alles vorkauen zu lassen.

Natürlich sollte diese Kritikfähigkeit auch gegenüber den Alternativen erhalten bleiben.

Letztlich aber ist es doch immer so:

Wer heilt, hat recht!

Kapitel 7

»Alternative« Schulmedizin

Zur Sachlage

Im ersten Teil dieses Buches haben wir die etablierten Methoden der Schulmedizin und die damit verbundenen Ideen in Augenschein genommen. Die Diagnostik hat hier zahlreiche Erfolge aufzuweisen, auch wenn nicht alle Verfahren ohne Risiken sind. Doch das Verhältnis zwischen Nutzen und Risiko entscheidet eindeutig für die Methode. Auch von den Therapien sind viele sehr sinnvoll. In etlichen Fällen sind Operationen zumindest ein erster und weitreichender Weg zur Beseitigung des Übels, auch wenn eine OP als *lokal* wirksame Methode selten dazu geeignet ist, einen Krebs komplett zu beseitigen. Trotzdem wird unter zeitweiliger starker Belastung des Organismus eine baldige Erleichterung bewirkt. Das soll nicht darüber hinwegtäuschen, daß einige Operationen durchaus überflüssig oder nicht empfehlenswert sein können. Auch bei sehr alten Patienten sind hier Nutzen und Risiken sorgfältig abzuwägen.

Die mittlerweile ausgefeilten Methoden der Krebsbestrahlung können Erfolge mit sich bringen, führen jedoch zu massiven Nebenwirkungen, die den Körper schwächen. Und ganz bestimmt nicht zuletzt die Chemotherapie reiht sich unter die geradezu oft bedrohlichen Verfahren ein. Genau wie der Krebs kann auch sie Menschen geradewegs in den Tod reißen. Ihre Wirksamkeit konnte für viele Krebsformen im Gegensatz zu so manchen Beteuerungen der Schulmedizin nicht einwandfrei nachgewiesen werden. Gerade bei einer so nebenwirkungsreichen Methode erscheint dieses Manko als fatal. Tatsächlich drängt sich bei der so betriebenen etablierten Krebstherapie der Vergleich auf, den Teufel mit Beelzebub austreiben zu wollen. Was hier geschieht, gleicht einem wissenschaftlichen Exorzismus. Und der Patient wird auch nach Ansicht so mancher Fachleute zunehmend zum Bestandteil eines ausufernden mechanistischen Systems, er wird manchmal so weit von der Apparatemedizin beherrscht, daß er schließlich mehr einem Cyborg denn einem Menschen aus Fleisch und Blut ähnelt. Ganz zu schweigen von der Anonymität, die ein Schleusensystem nach Art des stereotypen modernen Medizinbetriebs für das einzelne Individuum mit sich bringt. Der Patient wird nur noch als Krankheit angesprochen, er wird zur Nummer. Dies trotz aller individuellen Therapieabstimmung. Das Problem ist weithin bekannt. Nur, was tun? Es geht nicht anders, keine Frage, denn wie in diesem Buch schon häufig bemerkt: Ärzte sind auch nur Menschen, und bei der Zahl der Patienten, die den Durchsatz eines Großklinikums bilden, verwundert das Prozedere dort kaum. Nur bleibt der nicht zu unterschätzende Faktor eben bestehen, daß der Einzelne, das Individuum, mehr denn je seine offenbare Bedeutungslosigkeit verspürt, vor allem in einer für ihn alles bedeutenden, lebensentscheidenden Situation. Der Gesunde glaubt kaum, was den Kranken alles bewegt. Und dann drücken diese Therapien auch noch alles zu Boden, was im Körper bisher noch normal funktionierte. Ein Abgrund tut sich auf. Viele Kliniker sind sich dessen völlig bewußt. Für sie ist es auch nicht einfach, tagtäglich mit ewigem Leid konfrontiert zu sein. Doch abgesehen von einer gewissen Routine im Umgang mit schweren Krankheiten arbeitet man im sicheren Bewußtsein, eben diesen leidgeprüften Menschen nach allen Kräften zu helfen. Die Nebenwirkungen zu reduzieren oder ganz zu beseitigen ist auch ein Wunsch der Schulmedizin. Und sie tritt dabei nicht auf der Stelle, sondern sucht. So gibt es moderne Ansätze für künftige Therapien. Einige befinden sich in einer ersten Erprobung, andere liegen nur in der Theorie vor und sind noch weit davon entfernt, in die medizinische Praxis umgesetzt zu werden. Diese neuen Krebstherapien stellen das Kontingent einer »alternativen Schulmedizin«, die manchmal sogar eine Art Übergangsglied zur Philosophie natürlicher Heilverfahren sind, jener Praktiken, bei denen neben »mehr Natur« meist auch »mehr Mensch«, aber »weniger Nebenwirkungen« gilt. Was allerdings diese Nebenwirkungen angeht, stehen nicht wenige etablierte Mediziner auf dem Standpunkt einer deutlichen Korrelation zwischen ihnen und dem zu erwartenden Heilerfolg. Denn ein Medikament, das nicht in der Lage sei, sich durch solche negativen Effekte im Körper bemerkbar zu machen, dürfte eher kaum in der Lage sein, eine merkliche positive Auswirkung auf den Organismus zu haben. Der schon zitierte Jean-Jacques Aulas trägt dieser Schlußfolgerung indirekt Rechnung, indem er zu Skepsis aufruft, wenn Vertreter einer alternativen Heilmethode behaupten, »die Therapie sei harmlos, schmerzlos und ohne unangenehme Nebenwirkungen«.

Immerhin aber sollen die neuen schulmedizinischen Alternativen möglichst schonender als die bisherigen Standardtherapien wirken.

Das Immunsystem und seine Aktivierung

Eine alternative Idee, die auch in den rein naturkundlichen Verfahren schon lange eine große Bedeutung besitzt, ist die Aktivierung des menschlichen Immunsystems. Die Standardmethode verursacht weit mehr das Gegenteil und entzieht dabei dem ohnehin vom Krebs unterjochten Körper auch noch sämtliche Möglichkeiten, selbst aktiv bei seiner Bekämpfung mitzuwirken.

Dem Krebs kann das nur recht sein. Denn damit öffnet sich konsequenterweise die Schere zwischen Erfolgsaussichten und Realität noch weiter. Aber, das sei eben der Preis, den man für eine wissenschaftlich getestete und als einzig wirksame Therapie erkannte Vorgehensweise zu bezahlen habe. Und die Hoffnung stirbt auch hier zuletzt.

Sinnvoller erscheint hingegen dennoch, dem körpereigenen Immunsystem hilfreich zur Seite zu stehen, um den Kampf auch mit körpereigenen Mitteln führen zu können.

Unser Körper stellt sich bei genauer Betrachtung als ein eigenes Universum dar, und ohne Wissenschaft wären jene atemberaubenden Vorgänge in unseren Zellen, Geweben und Organen natürlich nie gefunden worden. Nur sollte der Wissenschaftler daran denken, daß alle Wissenschaft die Natur zu akzeptieren hat. Sie ist deren Forschungsgegenstand, und sie ist es, die dem Forscher alltäglich überhaupt erklärt, was Wissenschaft ist. Die Natur hält aber oft viele

Lösungen für ein Problem parat und kennt zahlreiche Wege. Genau deshalb muß die Schulmedizin nicht die einzig wahre Erkenntnis bergen.

Auch innerhalb der Schulmedizin gibt es viele verschiedene »Schulen« mit unterschiedlichen Überzeugungen und Ansätzen. Nur so ist Fortschritt möglich. Schon lange haben Forscher fasziniert beobachtet, mit welch raffinierten Mechanismen das Immunsystem unseren Organismus doppelt und dreifach vor gefährlicher Fremdeinwirkung zu schützen versucht. Gäbe es diese Mechanismen nicht, hätte es der Mensch nicht bis in die Gegenwart geschafft. Vor allem die letzten Jahre vermittelten den Forschern tiefere Einblicke in das Immungeschehen des menschlichen Körpers. Und sie fanden denkbare Lösungsansätze, die zur Grundlage einiger alternativer schulmedizinischer Verfahren wurden.

In unserem Immunsystem spielen vor allem die weißen Blutkörperchen oder *Leukozyten* eine zentrale Rolle. Sie dienen einer großen Anzahl verschiedener Aufgaben und kommen in unterschiedlichen Varianten vor. Sie arbeiten als Putzkommando des Körpers und machen alle möglichen Fremdkörper unschädlich – darunter Zellbruchstücke, Bakterien, Viren, sogar Staub und natürlich auch entartete Zellen.

Die Armee der Leukozyten ist ständig unterwegs, um solche Eindringlinge anzugreifen, aufzulösen und aufzufressen (*Phagozytose*). Sie erinnern ein wenig an Schlangenmenschen, weil sie sich extrem verformen können und dies auch müssen, um aus Blutbahnen auszuwandern. Sie bewerkstelligen dieses Kunststück, indem sie durch winzige Lücken zwischen Gefäßwandzellen treten. Die Leukozyten demonstrieren anschaulich, daß jede einzelne Zelle unseres Körpers ein echtes Lebewesen darstellt. Sobald sie in Körpergewebe eingedrungen sind, können sie sich dort fast nach Raupenart oder wie eine Amöbe bewegen. Sie verformen sich, stülpen einen Teil ihres Leibes nach draußen und bilden eine Art Greifarm oder Füßchen, mit dessen Hilfe sie den restlichen Körper nachziehen. Von den Leukozyten existieren drei große Gruppen:

- *Granulozyten* – sie leben nur ein paar Stunden bis Tage und werden vor allem als *kleine Freßzellen* (*Mikrophagen*) tätig.
- *Monozyten* – sind die größten Leukozyten. Sie stellen die Gruppe *großer Freßzellen* (*Makrophagen*) und wandern schon nach ein bis zwei Tagen aus dem Blut ins Gewebe hinein. Sie präsentieren Teile der von ihnen aufgefressenen Fremdkörper wie Jagdtrophäen auf ihrer Membranoberfläche.
- *Lymphozyten* – im Blutstrom zirkulieren nur rund vier Prozent von ihnen; einige sitzen im Knochenmark und bestimmten Geweben, während der »Löwenanteil« von rund 70 Prozent das Lymphsystem besiedelt. Die Lymphozyten lernen die von den *Monozyten* präsentierten Beutestücke chemisch kennen. Diese Vorführung charakteristischer Fremd-Eiweiße als *Antigene* regt Lymphozyten zur Produktion geeigneter *Antikörper* (Zellmarker) an. Es gibt sehr viele Stoffe, die als Antigene in Frage kommen – organische und anorganische Substanzen wie auch ganze Viren und Bakterien. Antigene besitzen molekulare Erkennungszeichen an ihren Oberflächen. An diesen *Epitopen* erkennt das Abwehrsystem die Fremdkörper. Antigen und Antikörper passen wie Schlüssel und Schloß zueinander. Sobald beide zusammenkommen, beginnt das körpereigene Räumkommando sein Werk und unternimmt alle möglichen Anstrengungen, den Fremdling zu beseitigen.

Die Lymphozyten werden in zwei wichtige Untergruppen aufgeteilt: die *B-* und *T-Lymphozyten*. Beide gehen aus dem Knochenmark hervor und werden dann andernorts speziell zu einer der beiden Formen ausgeprägt. Wo das bei den B-Lymphozyten geschieht, ist nicht sicher geklärt. Die Prägung zum T-Lymphozyten findet im *Thymus* (*Bries*) statt, der seinerseits im *Mediastinum* liegt. Es enthält ohnehin alle Organe der Brusthöhle, mit Ausnahme der Lungen. Mit der Pubertät bildet sich der Thymus langsam zurück und verkümmert. Beim Erwachsenen besteht er vorwiegend aus Fettgewebe. Da er eine wichtige Rolle für das Abwehrsystem spielt, kann das erhöhte Krebsrisiko im Alter mit dem Schwinden des Thymus zusammenhängen. Die B-Lymphozyten stellen Antikörper bereit, die auf ein bestimmtes Antigen passen. Stößt der B-Lymphozyt irgendwo auf ein solches Antigen im Körper, reagiert er sofort, verwandelt sich in eine *Plasmazelle* und klont sich selbst, um den Kampf gegen den Eindringling zu beginnen. Er schafft identische Kopien seiner selbst. Diese Klonkrieger stehen dann als einheitliche Front zur Verfügung. Sie sind auch in der Lage, sich eine Reihe von Informationen über den Feind zu »merken«, Eigenschaften, die fortan abgespeichert sind. So werden diese Lymphozyten zu *Gedächtnis-* oder *Memoryzellen.* Die Informationen bleiben Jahre und in seltenen Fällen auch ein Leben lang erhalten. Dringt der gleiche Feind wieder in den Körper ein, reagieren die Abwehrzellen sofort und produzieren ein Arsenal geeigneter Antikörper, um die Krankheit erst gar nicht ausbrechen zu lassen. Leider können schon leichte Abweichungen an den Antigenen eines Erregers das Immunsystem verwirren, so daß die Krankheit trotz aller Mobilisierung doch ausbricht. Außerdem geraten die Informationen über die meisten Krankheiten nach Jahren oder auch nur Monaten in »Vergessenheit«. Wenn bis dahin nicht wieder ein gleichartiger Erreger den Organismus heimgesucht und eine »Gedächtnis-Auffrischung« bewirkt hat, ist gegen eine Neuerkrankung kein Klonkrieger gewachsen. Die T-Lymphozyten erzeugen nach ihrem Zusammentreffen mit einem Antigen ein chemisches Alarmsignal, um die Abwehr auf den Plan zu rufen. Dieses Signal wird als Mittlersubstanz freigesetzt und regt verschiedene Leukozyten zur erhöhten Aktivität an. Die T-Lymphozyten treten als *T-Helferzellen* in Erscheinung und unterstützen B-Lymphozyten bei der Umwandlung in *Plasmazellen.* Sie bringen auch Freßzellen auf Trab. Auch für den Fall, daß das Immunsystem überschäumt, was zum biochemischen Eigentor der körpereigenen Defensive werden kann, hält der Organismus eine Lösung bereit: Ähnlich wie beim inhibitorischen System einer Zelle und seinen wachstumsbremsenden Tumor-Suppressor-Genen bremsen hier nun T-Suppressorzellen die heftigen Reaktionen. Außerdem gibt es neben *T-Memoryzellen* auch noch *Killerzellen*. Sie reagieren entweder auf Antigene und attakkieren unter anderem Krebszellen oder greifen sie auch unabhängig vom Antigen direkt an.

So raffiniert das gesamte System der körpereigenen Abwehr ist, so raffiniert ist auch deren Feind, nicht zuletzt der Krebs. Ohnehin schon aus gesunden Körperzellen hervorgegangen, versteht er es – vielleicht gerade dadurch – besonders gut, seine Gegner nach allen Regeln der Kunst »auszutricksen«, wenn wir es trotz Gefahr der eigentlich besser zu vermeidenden, aber doch anschaulichen Vermenschlichung einmal so salopp formulieren wollen.

Zwar erfaßt unser Immunsystem fast sämtliche entartete Zellen und erstickt sie im Keim, noch bevor sie sich zur echten Revolte aufschwingen können; dieser Kampf wird Tag für Tag im menschlichen Körper geführt und gewährleistet unser Überleben. Doch durch das engmaschige Gitter der Abwehr fallen dennoch immer wieder mal einzelne Krebszellen. Sie beherrschen zahlreiche Kniffe der Tarnung und irritieren die Leukozyten. So sind die zellulären Abweichler in der Lage, ihre Oberflächen unverdächtig zu gestalten. Obwohl sie entarten, fallen sie nicht auf. Sie »wissen«, daß Diskretion ihre Lebensversicherung ist. Also halten sie auch die übliche Bildung von Antigenen zurück. Wenn es aber diese Andockstellen für Antikörper nicht gibt, herrscht Funkstille. Die Abwehr greift nicht ein. Oder sie wird durch irritierende Moleküle abgelenkt, welche zwar von den Krebszellen ausgehen, die Angreifer aber auf eine falsche Fährte führen. Das geschieht genau wie in der modernen Kriegsführung, wenn wärmeempfindliche Gefechtsköpfe von Flugzeugtriebwerken abgehalten werden; Militärjets werfen zu diesem Zweck glühende Leuchtbälle ab. Und die Lenkrakete steuert nicht mehr das Flugzeug, sondern die heißen Lichtbälle an. Das Militär könnte seine Taktiken geradewegs den Vorgängen im Organismus entlehnt haben! Auch bombensichere Rückzugsräume und Panzertüren gibt es da. Denn Krebszellen schaffen sich gelegentlich sichere Nischen durch Manipulation von Blutgefäßen. Sie bauen gewissermaßen neue Türschlösser ein: Der Schlüssel der Abwehr-Einheiten paßt nicht mehr. Die entarteten Zellen können sich auch dadurch abkapseln, indem sie sich in eine dicke Hülle aus Bindegewebe betten. Oder sie beginnen ein Wettrennen mit dem Feind: Sie wachsen so schnell, daß weit mehr von ihnen entstehen, als vom Immunsystem im gleichen Zeitraum zerstört werden können. Der Krebs »verzeiht« keine Fehler, weder dem Immunsystem noch einer Therapie. Er nutzt jede Schwäche des gegnerischen Systems unmittelbar für sein eigenes Gedeihen.

Immuntherapie

In solchen Fällen, wenn der Krebs sich anschickt, die Oberhand über das Geschehen zu gewinnen und zu einer echten Gefahr zu werden, müßte die Immunabwehr durch zusätzliche Hilfen unterstützt werden. Dieser Gedanke ist nicht neu, denn schon vor rund hundert Jahren stellten Forscher einen interessanten Zusammenhang fest, der ihnen geradezu vorzuführen schien, daß eine Anregung der Immunabwehr zur Krebsbekämpfung tatsächlich im Bereich des Machbaren liegt.

Manche Krebspatienten der damals weitgehend völlig machtlosen Therapeuten erlebten nämlich eine Rückbildung von Tumoren, kurz nachdem sie sich eine bakterielle Infektion zugezogen hatten. Diese Beobachtung machte sich vor allem der amerikanische Chirurg William B. Coley zu eigen, der bis in die 1930er Jahre hinein in New York wirkte. Er infizierte seine Patienten absichtlich mit bestimmten Keimen, um eine verstärkte Abwehrreaktion zu provozieren. Im Prinzip führte er unverantwortliche Experimente durch, doch wie wir wissen, findet so etwas tragischerweise selbst heute noch statt. Warum also sollte es damals anders gewesen sein!

Coley konnte teilweise jedenfalls eine wirklich erstaunliche Besserung bei seinen Patienten beobachten. Mit seiner Methode vollbrachte er bei einigen von ihnen regelrechte Wunderheilungen, bei denen Tumore komplett verschwanden. Allerdings konnte sich der Allgemeinzustand auch verschlimmern; für den Einzelfall war keine konkrete Entwicklung absehbar – das Verfahren glich dem berüchtigten Russischen Roulette. Retrospektiv lassen sich Coleys Infektions-Experimente als erste, wenn auch gefährliche Schritte zur Immuntherapie einordnen.

Die Immuntherapie ließ sich nicht gezielt steuern, sie griff allerorten ein und wird heute als eine *unspezifische* Therapie bezeichnet, während das Augenmerk sich später zunehmend auf eine *spezifische* Immuntherapie richtete, die direkt auf das Krebsgeschehen zielt. Was nicht heißt, daß sie nur lokal am Primärtumor wirken sollte, sondern ebenso überall dort, wo sich Absiedlungen gebildet hatten.

In den 1980er Jahren konzentrierte sich die Forschung auf Moleküle, die hierbei möglicherweise weiterhelfen konnten: die *Zytokine*. Sie entstehen als körpereigene Botenstoffe im Gefolge viraler und bakterieller Infektionen, um die Immunabwehr zu mobilisieren und gegen Tumoren zu richten. Zu den Zytokinen zählen verschiedene »Molekülfamilien« wie die *Interferone*, die *Interleukine* oder der *Tumornekrosefaktor* (*TNF*). Allerdings ist nicht wirklich geklärt, ob alle Zytokine das Immunsystem anregen und stärken oder ob einige eher eine wachstumshemmende Wirkung auf den Tumor ausüben. Interleukin zählt zur Gruppe der Zytokine, welche die Immunabwehr stimulieren, während Interferon wachstumshemmend wirkt. Auch eignen sich die Zytokine nicht für jede Krebsform. Besonders das Interferon zeigt positive Effekte bei Lymphomen, Nierenkarzinomen und Melanomen. Doch treten deutliche Nebenwirkungen auf. Interferon führt zu grippeähnlichen Zuständen.

Monoklonale Antikörper

Ein weiterer Schritt nach vorne schien erreicht, als es den beiden Genforschern César Milstein und George F. F. Köhler von der englischen Elite-Universität Cambridge im Jahr 1975 gelang, sogenannte *monoklonale Antikörper* in jeder gewünschten Menge herzustellen. Diese identischen Antikörper werden in speziell gezüchteten Zellen produziert und reagieren auf ein einziges bestimmtes

Antigen; diese Antigene erscheinen gehäuft auf den Oberflächen von Tumorzellen. Der Antikörper wird zur »Suchmaschine«, die direkt an den Tumor führt. Die englischen Forscher verschmolzen antikörperproduzierende Immunzellen – die erwähnten B-Zellen – mit Krebszellen und versetzten sie damit in den Status der Unsterblichkeit. So konnten sie Antikörper nonstop produzieren. Milstein und Köhler erhielten dafür 1984 den Nobelpreis.

Die richtigen monoklonalen Antikörper wären in der Lage, an den Antigenen entarteter Zellen anzudocken und das Immunsystem an Ort und Stelle auf den Plan zu rufen. Die heftige Immunantwort würde sich aber nicht zusätzlich auch noch gegen gesunde Zellen richten, sondern spezifisch die Krebszellen bombardieren. Außerdem würde sich der Mechanismus anderweitig zur Krebsbekämpfung nutzen lassen: Die Idee bestand darin, chemische Giftstoffe huckepack auf die Antikörper zu setzen und mit ihnen zu den Tumorzellen zu schleusen. Auch radioaktive Isotope wie Jod-131 können an den Tumor gebracht werden und ihn direkt bestrahlen.

Auf diese Weise hoffte man die starken Nebenwirkungen zu umgehen oder zu lindern. In der Praxis gab es aber Probleme. Denn die meisten Antigene ragen auch aus den Oberflächen *gesunder* Zellen hervor; so zielgenau würde die ganze Angelegenheit also nicht zu bewerkstelligen sein. Anfangs gab es ohnehin Probleme, da die krebstherapeutischen Antikörper aus dem Genmaterial von Mäusen hergestellt wurden. Die Maus-Moleküle, die auch als *murine Antikörper* bezeichnet werden, wurden aber vom Immunsystem als artfremde Eindringlinge erkannt und bekämpft. Immerhin liegt es ja auch schon rund 50 Millionen Jahre zurück, daß Mensch und Maus sich evolutionsgeschichtlich voneinander verabschiedeten. Also produzierte die Abwehr Antikörper gegen die Antikörper. Um diese alles andere als erwünschte Reaktion zu vermeiden, machten sich Forscher daran, molekulare Hybriden zu schaffen. Die neue Generation monoklonaler Antikörper verbindet murine und humane Antikörperteile miteinander (*chimäre Antikörper*). Das Immunsystem kommt damit besser zurecht.

Viele Fachleute hielten das Konzept der monoklonalen Antikörper, in die anfangs so viele Hoffnungen gesetzt wurden, für einen

Fehlschlag, nachdem so einige Probleme mit der spezifischen Wirkung und der Immunabwehr auftraten. Trotzdem wird auf dem Gebiet weitergeforscht. Einige Teams wollen nicht nur Tumorzellen selbst mit diesen Antikörpern attackieren, sondern auch das gutartige Bindegewebsgerüst (*Stroma*) zwischen Krebszellen einstürzen lassen. Ohne diese Stütze wäre der Tumor so radikal verkleinert, daß er keine Gefahr mehr darstellt.

Antikörper-Wirkstoffe

In dieser besonderen Krebstherapie wird beispielsweise das Medikament *Herceptin (Trastuzumab)* bei Brustkrebs eingesetzt. Der Wirkstoff koppelt an einen Wachstumsfaktorrezeptor der Krebszellen an und blockiert damit seine Funktion. Der Rezeptor (bekannt unter der Bezeichnung *HER2* oder unter anderem *c-erbB-2*) kann nach dieser Verbindung mit dem Antikörper Herceptin keine falschen Signale mehr ins Zellinnere senden; das Wachstum wird eingestellt. Allerdings kommt HER2 nur bei einem Viertel aller Brustkrebsformen vor.

Herceptin gelangte nach einer US-amerikanischen Studie zum Einsatz, in der eine Gruppe von Betroffenen mit konventioneller Chemotherapie behandelt wurde, eine zweite jedoch mit *Herceptin*. Nach einem Jahr waren von der ersten Gruppe noch 67 Prozent am Leben, von der zweiten noch 78 Prozent. Diese »Ausbeute« wurde als ausreichend erachtet, um *Herceptin* als neues Heilmittel zu preisen. Mitte 2000 verschickte die Firma *Genentech* dann ein Schreiben an alle behandelnden Ärzte, da massive Nebenwirkungen zum schnellen Tod von Patientinnen geführt hatten. 15 Frauen waren nur 24 Stunden nach der Verabreichung des Medikaments gestorben. Seit September 2000 jedoch ist das Medikament auch in Deutschland zugelassen.

Was sagen öffentliche Organe dazu? Die Kassenärztliche Vereinigung Mecklenburg-Vorpommern schreibt beispielsweise:

»Die Wirksamkeit von Trastuzumab [Herceptin] wurde in zwei klinischen Prüfungen der Phase III mit 469 bzw. 222 Patientinnen nachgewiesen. Bei der First-line-Therapie (Kombination Herceptin/ Paclitaxel) treten gegenüber dem üblichen Chemotherapie-Schema keine wesentlichen Unterschiede hinsichtlich Response- und Ein-Jahres-Überlebensraten auf. Geringfügige Vorteile weisen die Zeit bis zur Progression mit 6,7 versus 5,7 Monate und die Dauer des Ansprechens mit 8,3 zu 6,4 Monaten auf. Als Second- beziehungsweise Thirdline-Therapie ergaben sich Ansprechraten für Herceptin® von 14 Prozent (zwei Prozent komplette und zwölf Prozent partielle Remissionen). Komplette Remissionen wurden nur bei Patientinnen gesehen, deren Erkrankungen limitiert waren auf die Lymphknoten und die Haut. Die mittlere Response-Dauer betrug neun Monate, die mittlere Zeit bis zur Progression drei Monate und die mittlere Überlebenszeit 13 Monate. Generell besteht eine Korrelation zwischen HER-2/neu-Überexpression und Ansprechen auf die Therapie beziehungsweise die Zeit bis zur Progression. Patientinnen mit DAKO-HercepTest®-Stadien (+ 3) scheinen eher von der Therapie zu profitieren als Patientinnen der Stufe (+ 2). Die Therapie mit Trastuzumab beim metastasierten Mammakarzinom verspricht bislang keine Heilung, wohl aber einen Zeitgewinn.«

Zu den Nebenwirkungen:

»Vorsicht ist geboten bei Patientinnen mit einer Überempfindlichkeit gegen andere monoklonale Antikörper sowie Patientinnen mit kardiovaskulären Erkrankungen beziehungsweise Herzinsuffizienz. Wegen der erhöhten Kardiotoxizität ist Vorsicht geboten bei Patientinnen, die zuvor mit Anthracyclin-Chemotherapeutika behandelt worden sind. Bei der Gabe von Trastuzumab und Paclitaxel wurden kardiale Nebenwirkungen in Abhängigkeit von der Vorbehandlung bei bis zu zwölf Prozent der Patientinnen gesehen. Die kardialen Nebenwirkungen können grundsätzlich behandelt werden (z. B. ACE-Hemmer, Diuretika), jedoch sind auch Todesfälle aufgetreten. 40 Prozent aller Patientinnen entwickelten vorübergehend Fieber und Schüttelfrost unter der ersten Anwendung. Diese Symptome können mit entsprechender Prämedikation abgefangen werden. Darüber hinaus sind grippeähnliche Symptome wie Kopfschmerzen, Übelkeit, Erbrechen, Rückenschmerzen und Asthenie häufig. Weitere Nebenwirkungen sind Schlafstörungen, Durchfälle,

Bauchschmerzen, Husten, Dyspnoe, Rhinitis, Schmerzen im Bereich des Tumors und andere. Bei Patientinnen mit nur geringer HER-2/neu-Expression überwiegen die unerwünschten Arzneimittelwirkungen den geringen Nutzen; bei starker Expression kann der Tumor eine Zeitlang zurückgedrängt und das Überleben verlängert werden, ohne die Lebensqualität wesentlich zu beeinträchtigen.«

In einem *MDR*-Bericht hieß es wiederum im August 2005 zur *Herceptin*-Behandlung: »Die jetzt vorgestellten Ergebnisse sind sensationell und lassen viele Patientinnen hoffen.« Etwas einschränkend, aber doch optimistisch äußerte sich Dr. Axel Gatzweiler von der Uniklinik Dresden: »Man muß diese ersten Ergebnisse allerdings sehr vorsichtig bewerten, da die Nachbeobachtungszeit mit einem Jahr sehr kurz ist. Aber diese positiven Ergebnisse werden sich sicherlich auch in Zukunft weiter nachweisen lassen.« Wie will man wissen, was sich in Zukunft nachweisen läßt? Und wie positiv sind die vorgelegten Ergebnisse wirklich? Wenn man einige der über *Herceptin* bekannt gewordenen Informationen berücksichtigt, so scheint doch eher eine gedämpfte Erwartungshaltung angebracht, und zudem höchste Vorsicht bei den Nebenwirkungen. Zu den monoklonalen Antikörpern zählt auch *Rituximab* (*CD20*). Hier wird das CD20-Antigen von B-Zell-Lymphomen angegriffen. CD20 befindet sich auch auf gesunden B-Lymphozyten, die bei der Therapie mit zerstört, jedoch nach der Therapie neu gebildet werden. Die Kölner Selbsthilfegruppe zum Hodgkin-Lymhom stellt fest:

»Von August 1993 bis Ende 1997 sind etwa 300 Patienten mit einem niedrigmalignen Non-Hodgkin-Lymphom in verschiedenen klinischen Studien, überwiegend in den USA, mit diesem Antikörper behandelt worden. Die meisten dieser Patienten waren bereits sehr intensiv mit verschiedenen Chemotherapien behandelt worden, hatten aber nach einer gewissen Zeit wieder einen Rückfall erlitten. 50% dieser Patienten sprachen auf die nur 22-tägige Therapie bei einer Infusion pro Woche mit dem Antikörper an, ein Fünftel davon verzeichnete ein komplettes Verschwinden aller Tumorsymptome. Bei insgesamt 40 Patienten wurde dieser Antikörper zusätzlich zu einer Chemotherapie gegeben. In diesem Falle sprachen sogar alle behandelten Patienten mit einer kompletten oder partiellen Remission, d. h. mehr als einer 50%igen Verminderung oder einem vollständigen Verschwinden des Tumors, auf die Therapie an. Die Nebenwirkungen waren gering.

Naturgemäß weckt dieses vielversprechende Medikament viele Hoffnungen. Es muß aber ausdrücklich darauf hingewiesen werden, daß zur Zeit nur für das sog. follikuläre Lymphom … ein Nutzen wissenschaftlich nachgewiesen ist. Auch beim follikulären Lymphom wird eine Behandlung aber zunächst einmal nur für solche Patienten in Frage kommen, die gar nicht auf eine andere Therapie angesprochen haben oder bei denen ein Rückfall aufgetreten ist.«

So ist also sehr deutlich zu unterscheiden, wo ein derartiges Medikament sinnvoll eingesetzt werden kann. Immerhin gelten die Ergebnisse bei *Rituximab* als einer der größten Forschritte der modernen Onkologie und wecken bei speziellen Krebsformen Hoffnung. Dr. Christoph Zielinski, Vorstand der Wiener Universitäts-Klinik für Innere Medizin, kehrte begeistert vom bedeutendsten Krebskongreß der Welt zurück, der Jahrestagung der US-amerikanischen onkologischen Gesellschaft (*ASCO*), 2005. Sein Resümee: »Ich habe so gute Studienergebnisse noch nie gesehen.« Dabei bezieht er sich vor allem auf die Therapie mit den monoklonalen Antikörpern *Herceptin* und *Rituximab*. Mit diesen Medikamenten werden außerdem bereits sehr große Umsätze gemacht; die Herstellung der Antikörper ist extrem aufwendig. Entsprechend teuer sind auch die Präparate. Darin sieht auch Christoph Zielinski das größte Problem. Denn ungeachtet der berechtigten Bedenken von Skeptikern gegenüber Statistiken und Machenschaften der Industrie liegt zumindest klar auf der Hand, daß sich diese Therapien nicht jeder leisten kann. Natürlich existiere das Problem auch bei anderen Erkrankungen, so wird entgegnet, nicht nur in der Krebsbehandlung. Aber dadurch wird das Problem auch nicht kleiner. Die jährlichen Kosten für eine Behandlung mit *Herceptin* liegen bei durchschnittlich 36 400 Euro pro Patient. Sollten sich die nicht ganz ungetrübten und pauschalen Erfolge dieser Antikörper-Therapien weiterhin bestätigen, werden diese Präparate wohl nur den deutlich besser Verdienenden vorbehalten sein – Gesundheit wird zum Privileg.

Außer all jenen passiven Formen der Immuntherapie, bei denen die Antikörper nicht vom Organismus des Patienten selbst hergestellt werden, sucht man auch Wege, eine aktive Immunisierung im Sinne einer echten Impfung vorzunehmen. Dazu entnahm man dem Betroffenen beispielsweise Krebszellen, machte sie durch starke radioaktive Bestrahlung unschädlich und brachte sie darauf wieder in den Körper ein, um eine Immunreaktion anzuregen. Doch stekken die Impfversuche mehr oder weniger immer noch in den Kinderschuhen.

Auch die adoptive Immuntherapie, bei der Lymphozyten dem Körper entnommen, dann extern aktiviert und schließlich wieder in den Blutkreislauf injiziert werden, befinden sich erst in der experimentellen Phase. Bisher sind die Erfolge mager, die Nebenwirkungen hoch bis lebensbedrohlich. Nicht anders bei der Gentherapie, die ebenfalls mit ernsten Risiken verbunden ist. Unter Zugrundelegung des Wissens um mutierte Gene versuchen Wissenschaftler, Körpergewebe zur Produktion von Zytokinen anzuregen, oder schleusen p53 in Tumoren ein, um die selbstzerstörerische Apoptose wieder in Gang zu bringen, die bei einigen Krebsformen bekanntlich deaktiviert ist. Der US-Krebsforscher Lloyd J. Old relativiert die künftigen Aussichten von Immuntherapien: »Ob man Krebs mit Immuntherapien grundsätzlich wird ausheilen können, bleibt abzuwarten. Ein realistischeres Ziel wäre, den Charakter der Krankheit zu verwandeln: aus der fortschreitenden, tödlichen Krankheit eine nur noch chronische zu machen, die sich aber ein langes Leben hindurch beherrschen läßt.«

Anti-Angiogenese

Nicht viel anders sieht prinzipiell auch der US-amerikanische Arzt Bob Leibowitz die Situation. Er verweist auf ein Chemotherapie-Symposium, das im Jahr 2001 in New York stattfand und unter dem Motto »Innovative Krebstherapien der Zukunft« stand. Diese Zukunft wird demnach vor allem so aussehen, daß die meisten schulmedizinischen Therapien eher darauf ausgelegt sein werden,

den Krebs unter Kontrolle zu halten, als ihn zu heilen. Leibowitz postuliert in Anlehnung an die Konferenz, daß ein bereits metastasierter Krebs in der Regel nicht mehr heilbar ist, selbst wenn erst Mikrometastasen vorliegen. Sie können mit der gegenwärtigen Diagnostik nicht aufgespürt werden und daher bis zu gefährlichen Größen heranwachsen. Tatsächlich kann davon ausgegangen werden, daß solche Metastasen bis zu ihrer Entdeckung bereits wiederum neue Absiedlungen gebildet haben. Bob Leibowitz glaubt, den Krebs mit Hilfe von *Anti-Angiogenese*-Präparaten dennoch in den Griff zu bekommen. Der Mediziner versteht unter *Angiogenese* die Neubildung von Blutgefäßen.

Ein wachsender Krebs kann ab einer Größe von einigen Millimetern nicht mehr genügend Sauerstoff aus dem umliegenden Gewebe beziehen und benötigt Kanäle, die ihn ausreichend weiterversorgen können. Wie jedes normale Gewebe auch, verfügt der Tumor über die Fähigkeit, Äderchen wachsen zu lassen, die ihn an den Blutstrom und damit an die Sauerstoffversorgung ankoppeln. Gelänge es aber, diese Aktion zu unterbinden, müßte der Tumor »verhungern«.

Schon in den 1970er Jahren entwarf der US-Krebsforscher Judah Folkman diese Idee einer Angiogenese-Blockade. Der Tumor wäre isoliert und müßte verkümmern. Nur werden die einzelnen Prozesse der Gefäßbildung bis heute nicht hinreichend verstanden, was eine wichtige Voraussetzung wäre, die Theorie wirksam und ohne unbekannte Risiken in die Praxis umzusetzen. Die Anti-Angiogenese befindet sich heute also im Versuchsstadium. Doch finden bereits erste Experimente mit sehr wenigen Patienten statt, die ihre Hoffnungen gänzlich auf diese Methode legen.

Insgesamt laufen die Forschungen in dieser Richtung auf Hochtouren, was nicht weiter verwunderlich ist. Die Magie, die von dieser Idee ausgeht, erklärt sich vielleicht auch aus ihrer Einfachheit. Das Konzept leuchtet jedermann sofort ein. Von den zahlreichen Präparaten, die sich bereits in der Erprobungsphase befinden, dürfte *Thalidomid* weithin das bekannteste und auch das stärkste überhaupt sein. Bob Leibowitz ist sogar der Überzeugung, dieses Medikament sei zu stark. Viel kleinere Dosisgaben führten ebenfalls zum Erfolg und brächten weitaus geringere Nebenwirkungen mit sich. Für manch einen dürfte die Erwähnung von *Thalidomid* als Heilmittel wie ein teuflischer Donnerschlag widerhallen. Denn dahinter verbirgt sich ein Medikament, das in den 1950er und 1960er Jahren schwangeren Frauen als Schlafmittel verabreicht wurde und eine der verheerendsten pharmazeutischen Katastrophen überhaupt auslöste: *Contergan*. Genau die Blockade der Blutgefäßbildung führte in den ersten drei Schwangerschaftsmonaten zu einer Verkümmerung der Extremitäten – Kinder kamen ohne Arme und Beine zur Welt. Schon eine einzige Tablette reichte aus. Die Opfer sind für ihr Leben schwerstens gezeichnet. Am bekanntesten: der international erfolgreiche Sänger Thomas Quasthoff.

Das schon so lange als satanisches Produkt bekannte Präparat soll heute als Heilsbringer der Krebstherapie wiederbelebt werden. So folgt die Ironie des Schicksals wirklich ungewöhnlichsten Pfaden. Auch der monoklonale Antikörper *Avastin* wird als Angiogenese-Hemmer bei Darmkrebs untersucht. Abgesehen davon, daß er bei Metastasen nichts nützt, hat er starke Nebenwirkungen im Gefolge. Von Müdigkeit, hohem Blutdruck, Appetitlosigkeit über Übelkeit und Durchfall bis hin zu schlechter Wundheilung, Herzversagen und Leberschäden reicht die Liste. Der sehr konservativ eingestellte *Deutsche Krebsinformationsdienst* rät jedenfalls zur Vorsicht. Wobei die Konsequenz bald schon auf der Hand liegt: »Ein Ersatz für eine geprüfte Behandlung wie die Behandlung mit Zellgiften sind die Angiogenesehemmer also bisher auf keinen Fall.«

Was bedeutet allerdings schon »geprüfte Behandlung« für das Ergebnis? Die Zahl der Opfer dieser Therapie ist Legion. Sie sind die eigentlich Geprüften, die Leidgeprüften einer chemischen Keule nämlich.

1972 führte auch der Medizinprofessor John Fletcher Behandlungen zur Anti-Angiogenese durch. Was er den Patienten anbot, scheint allerdings einem Hexensud zu entstammen: *Haifisch-Knorpel*. Auch der Arzt Charles Simone, der unter anderem Ronald Reagan zu seinen Patienten zählte – was an sich natürlich noch kein Qualitätsbeweis sein muß –, arbeitet mit diesen Knorpeln und stellte positive Auswirkungen fest.

Als die Firma *Lane Labs* aus New Jersey ein entsprechendes Präparat unter dem Namen *BeneFin* als Krebsmittel zu vermarkten begann, schaltete sich die *Food and Drug Administration* (*FDA*, US-amerikanische Arzneimittelbehörde) ein und richtete im Juni 1997 ein warnendes Schreiben an den Hersteller, der jedoch weiter produzierte. Im Dezember 1999 folgte dann eine Einstweilige Verfügung. Offensichtlich hatte das Unternehmen mit falschen Versprechungen geworben. Böse Zungen behaupten aber, daß die große Industrie das Verbot bewirkte. Schließlich arbeitet sie selbst an weitaus teureren Angiogenese-Hemmern. Ein nicht patentierbares, viel kostengünstigeres Präparat konnte da eine ernste Konkurrenz darstellen. Doch bleibt Fakt, daß die Anti-Angiogenese heute noch nicht als echte Therapie ausgereift ist. Die Präparate bergen unbekannte Risiken. Sind damit kräftig bis hoch dosierte Zellgifte am Ende wirklich die einzige Chance, den Krebs in die Zange zu nehmen, oder gibt es echte Alternativen? Doch, es gibt sie.

IPT – die »sanfte Chemo«

Interessanterweise können einige Lösungen sogar in der Chemotherapie gefunden werden. So paradox es klingen mag, unter Umständen findet sich gerade in dieser oft verteufelten Therapie doch noch ein Weg, der Tausenden zur Gesundheit verhelfen kann. Während allerdings die anerkannte Onkologie auf kräftige chemische Keulenschläge bis hin zur Hochdosis setzt, könnte das pure Gegenteil die Lösung des Problems beinhalten: *Niedrigdosis-Chemo*! Allerdings mit einer ganz besonderen Ergänzung: *Insulin*. Beides zusammen kann zur wirksamen, aber nebenwirkungsarmen Waffe gegen den Feind im eigenen Körper werden. Davon ist auch der schon mehrfach erwähnte österreichische Krebsarzt Dr. Kroiss überzeugt, jener Mediziner, der im Jahr 2005 mit einem Verbot der Berufsausübung belegt wurde, obwohl ihm schon 1997 in Brüssel die EU-Ehrenmedaille für seine Verdienste um die Ganzheitsmedizin und die holistische Krebsbehandlung verliehen worden ist. Nach seinen Erfahrungen ist die mit Insulin kombinierte Niedrigdosis-

Chemo, die auch als *Insulin Potenzierte Therapie* (*IPT*) bezeichnet wird, in vielen Fällen doch einer konventionellen Chemotherapie vorzuziehen.

Die IPT hat das Licht der Welt auf ungewöhnlichen Wegen erblickt. Angefangen hatte alles mit der Entdeckung des Insulins im Jahr 1925 und der Idee eines mexikanischen Militärarztes, Dr. Donato Perez Garcia. Er suchte ein Mittel, um seinen eigenen Ernährungszustand zu verbessern, da er stets extrem untergewichtig war. Insulin als körpereigenes Hormon im Dienste der Zellernährung sollte ihm bei seinem Problem doch auch weiterhelfen, so hoffte Garcia. So nahm er Insulin und gesundete wirklich.

Der nächste Schritt, der später zur Entwicklung der IPT führen sollte, erfolgte mit der Anwendung von Insulin bei den an Syphilis erkrankten Soldaten, um die sich Dr. Garcia zu kümmern hatte. Damals, vor der Entdeckung der Antibiotika, wurde diese Erkrankung noch mit »echter« Quacksalberei behandelt, wenn man an den möglichen Wortursprung denkt. Zur Verwendung kam nämlich *Salvarsan*, eine giftige Quecksilberverbindung.

Dr. Kroiss weist darauf hin, daß die Syphilis-Behandlung mit *Salvarsan* damals ähnliche Züge trug wie der heutige massive Chemo-Angriff auf den Krebs. In beiden Situationen attackiere das Gift nämlich auch die gesunden Zellen. Und Syphilis-Bakterien, die sich innerhalb von Zellen verschanzt hatten, blieben weitgehend vom Gift verschont. Dann aber konnte die Krankheit erneut ausbrechen. Und nun kommt wieder das Insulin ins Spiel. Insulin entsteht in der Bauchspeicheldrüse und wird von dort in den Körper abgegeben. Es regelt den Nährstofftransport aus dem Blut in die Zellen hinein. Nährstoffe wie Zucker werden jedoch nicht abtransportiert, wenn kein Insulin mehr produziert wird. Deshalb steigt der Zuckeranteil im Blut, Patienten, die an Zuckerkrankheit leiden, erhalten daher Insulin, um den Nährstofftransport weiterhin zu gewährleisten. Andernfalls wären sie dem Tode geweiht. Das Insulin koppelt an die Zellen an und signalisiert ihnen, sich für die Nahrungsaufnahme zu öffnen. In diesem Moment lassen sie sich auch so manches unterjubeln.

Garcia kombinierte nun die *Salvarsan*-Behandlung mit Insulin-

Gaben. Das Insulin sollte die Zellen zur Aufnahme von Salvarsan öffnen. Damit reichten auch schon geringere Mengen des Gifts, um sogar einen noch besseren Genesungseffekt zu erzeugen als bei der reinen *Salvarsan*-Anwendung. Mit dem Erfolg dieser grundsätzlichen Vorgehensweise war auch das Verfahren der IPT geboren. Garcia sowie sein Sohn und auch der Enkelsohn bauten die Therapie weiter aus und wendeten sie sehr erfolgreich auch auf Krebs an. Nunmehr verabreichten sie Chemotherapeutika in geringen Dosen, natürlich kombiniert mit Insulin. Dabei kamen ihnen einige spezielle Eigenschaften von Krebs zugute.

Tumorzellen sind besonders hungrig, da sie sechsmal mehr Insulin-Rezeptoren an ihren Oberflächen besitzen. Deshalb fressen sie ihr Opfer gewissermaßen von innen her auf. Sie fressen sich durch invasives Wachstum in Nachbargewebe hinein und entziehen dem Körper seine Nährstoffe wie Zucker, zudem auch die Fette und Muskelmasse. Deshalb baut der Betroffene schließlich ab und zehrt aus.

Durch ihre Überausstattung mit Insulin-Rezeptoren können die Krebszellen auch »am lautesten schreien« – je mehr Insulin, desto mehr Nahrungsumsatz. Die Tumorzellen erhalten also sehr gezielt sehr viele Nährstoffe. Hier setzt wieder die Garcia-Methode an. Denn sobald das Insulin auf die Krebszellen trifft, ertönt für sie der ersehnte Gongschlag zum Diner. Das Insulin ist das Zeichen für die Essenszeit. Also öffnen die Krebszellen nun mehr als alle anderen Zellen ihre Schleusen, um möglichst viel Nahrung hineinzuschaufeln. Mit dem Insulin können jetzt aber auch Zellgifte sehr wirksam in den nimmersatten Rachen des Feindes transportiert werden.

Diese spezifische, zielorientierte Methode ermöglicht dadurch auch, die dem Körper verabreichte Giftmenge relativ gesehen sehr niedrig zu halten. Mit den auf Sparflamme dosierten Zytostatika wird die Vermehrung der Krebszellen blockiert. Eine faszinierende Lösung, die nun endlich auch die gefürchteten Nebenwirkungen einbremst. Denn bei einer geringen Dosis, die außerdem zielgerichtet verarbeitet wird, halten sie sich auf einem gut verträglichen, nicht mehr bedrohlichen Level.

Das Insulin hilft den gesunden Zellen des Körpers auch bei der

Regelung des Nahrungstransports und sorgt für einen wieder zunehmenden Appetit der Patienten. Außerdem bauen die Krebszellen nicht so schnell Resistenzen gegen die Chemo-Gifte auf. Während sie normalerweise ab vier Zyklen höher dosierter Präparate »wissen«, was gespielt wird, lassen sie sich die niedrigen Dosen weitaus länger gefallen. Mit dem Insulin können außerdem andere die Therapie unterstützende Substanzen »verfüttert« werden. Das zusätzliche Insulin bringt zudem weitere Hormone in Wallungen. Der Körper registriert die eingespritzte Überdosis und antwortet mit einer Gegenreaktion, die in einer Ausschüttung von Adrenalin besteht. Dr. Kroiss weist darauf hin, daß Krebs und Streß miteinander eng verwoben sind und Dauerstreß zu einer Ermattung führt mit der Folge von Adrenalin-Mangel – typisch für Krebspatienten. Wenn nun die Produktion dieses Hormons wieder angeregt wird und jede Therapiesitzung einen heftigen Adrenalin-Schub auslöst, wird das gesamte Hormonsystem wieder auf Trab gebracht und unterstützt den Heilungsprozeß. So sinnvoll und wirksam die Methode auch ist, auch sie hat einige Nachteile. Allerdings ganz anderer Art.

Dr. Kroiss stellt dazu fest, daß IPT in den meisten Ländern nicht von den Krankenkassen bezahlt wird. Auch wenn sie wesentlich preiswerter umsetzbar ist als eine konventionelle Chemo, kann die Kostenbelastung für manche Patienten untragbar sein. Zudem erfordert IPT einen hohen zeitlichen Aufwand und eignet sich schon deshalb kaum zur breiten Anwendung als Standardmethode in einem Großklinikum. Eine Sitzung wird auf rund zwei Stunden veranschlagt. Natürlich müssen speziell ausgebildete Ärzte die Behandlung durchführen, und von ihnen gibt es leider noch nicht sehr viele. Als wichtige Grundregel zeigt sich, daß die IPT am besten anspricht, wenn zuvor noch keine normal dosierte Chemotherapie angewandt wurde. Dann nämlich sind noch keine Resistenzen in den Krebszellen aufgebaut worden. Je weniger also vormals chemotherapiert wurde, desto besser.

Ohne vorherige OP, Bestrahlung oder Chemo ist laut der Erfolgsstatistik von Dr. Garcia bei Patienten mit einem weniger als vier Zentimeter großen Tumor zu 95 Prozent mit *Totalremission* (*Vollremission*) zu rechnen, also einem kompletten Verschwinden des Krebses. Bei einem über vier Zentimeter großen Tumor liegt die Wahrscheinlichkeit dafür noch bei immerhin 80 Prozent. Bei wiederkehrenden (*rezidivierenden*) Tumoren und einer vorher erfolgten konventionellen Behandlung sinkt die Aussicht für eine Totalremission auf rund 25 Prozent. Die Verbesserung der Lebensqualität ist selbst in den kritischsten Fällen enorm hoch angesetzt. Aufgrund dieser sehr positiven Zahlen erklärt Dr. Kroiss: »Obwohl ich viele Patienten habe, bei denen ich noch helfen konnte, bei denen normale Chemotherapie nichts mehr genützt hat, rate ich anfangs in vielen Fällen nicht unmittelbar zu einer Chemotherapie, sondern viel eher dazu, eventuell eine IPT zu erwägen, die ja – wie oben zu sehen – eine echte Chance auf Totalremission bietet, welche die normale Chemo fast nie zu bieten hat.« Und er fügt einschränkend hinzu: »Selbstverständlich muß jeder Fall eigens beurteilt werden.«

In seiner umfassenden Arbeit *Chemotherapie bei fortgeschrittenen Karzinomen* stellt der Autor Prof. Dr. Dr. Ulrich Abel, Universität Heidelberg, jedenfalls fest, daß auch nach *schulmedizinischen* wissenschaftlichen Untersuchungen – die natürlich nicht verbreitet werden – es keinen Beweis dafür gebe, mit Chemotherapie länger zu leben als ohne jegliche Behandlung. Abel hatte im Laufe von vielen Jahren etliche tausend Veröffentlichungen über Chemotherapie gesichtet, um zu dieser Schlußfolgerung zu gelangen.

Als Dr. Kroiss im Jahr 2005 mit Berufsverbot belegt wurde, schrieben viele seiner Patienten verzweifelte Briefe mit der Bitte um Veröffentlichung. Sie waren plötzlich ihres Therapeuten beraubt und wußten nicht, wohin sie sich alternativ noch wenden sollten. Eine Patientin schrieb: »Ich bin 47 Jahre alt, habe vier Kinder und leide an einem Magenkrebs! Die Ärzte in Deutschland haben mir gesagt, daß keine Behandlung, die sie mir anbieten können, einen Sinn hätte, sondern wahrscheinlich mehr schaden als nützen würde. Daher habe ich mich nach Alternativen umgesehen, um wenigstens Behandlungen zu bekommen, die nicht den Schaden anrichten wie etwa eine Chemotherapie. Mir wurde Dr. Kroiss empfohlen, und somit bin ich nach Wien gefahren. Dr. Kroiss sagte nicht, daß er mich heilen könne, und ich bin mir dessen auch bewußt, daß alles ein Versuch ist. Als sich nach einigen Wochen Behandlung bei

Dr. Kroiss die Tumormarker erheblich besserten, war ich außerordentlich glücklich. Jetzt, da ich erfahre, daß mich Dr. Kroiss nicht weiter behandeln darf, bin ich bestürzt. Mir ist der Zugang zur einzigen Therapie versperrt, die mir je geholfen hat. Das ist jetzt ein großer Schock für mich. Jetzt bin ich so verzweifelt und weiß nicht, was ich weiter machen soll. Die Behandlung von Dr. Kroiss hat mir sehr gut geholfen. Ich fühle mich viel besser. Ich möchte diese Behandlung nicht unterbrechen!!« Eine weitere Patientin erklärte seinerzeit in einem längeren Schreiben: »Ich fühle mich durch diese Maßnahme [des Berufsverbots für Dr. Kroiss, Anm. d. Verf.] in meiner Gesundheit und in meinem Leben bedroht. Ich bitte, diese Maßnahme raschest aufzuheben, denn ich bin mir absolut sicher, daß ich dadurch schweren Schaden erleiden werde.« In einem anderen offenen Brief hieß es: »Bei mir ist seit April 2003 Lungenkrebs bekannt. Ich wurde operiert, aber wieder ›zugemacht‹, weil der Tumor nicht operiert werden konnte. Danach habe ich Bestrahlung und zwei Serien Chemotherapie bekommen. Ich leide auch an schwersten Durchblutungsstörungen, sowie an einem eingeklemmten Nerv im Rücken. Ich gehe seit ca. einem Jahr mit Krücken. Ich habe Dr. Kroiss ursprünglich wegen der Durchblutungsstörungen aufgesucht. Er konnte mir diesbezüglich auch deutlich weiterhelfen. Inzwischen hatte ich immer wieder Probleme mit der Lunge, so daß ich ca. im Oktober 2004 Dr. Kroiss ersuchte, mir auch in dieser Behandlung zu helfen. Seither ist der Krebs in seinem Wachstum stehen geblieben. Im Gegensatz dazu muß erwähnt werden, daß er vor der Behandlung von Dr. Kroiss innerhalb von drei Monaten deutlich gewachsen war … Im Krankenhaus … hatte man mir gesagt, man könne gar nichts mehr für mich tun. Ich hatte kaum mehr eine Lebenserwartung … Nun erfuhr ich, daß Dr. Kroiss die Weiterbehandlung untersagt wurde. Für mich ist die Welt zusammengebrochen …«

Während eines Gesprächs mit dem Verfasser erklärte Dr. Kroiss im September 2005, er dürfe mittlerweile nun wieder praktizieren, doch könne sich der Ablauf der Dinge jederzeit wiederholen. Man hatte dem Wiener Arzt, wie aus verschiedenen Dokumenten hervorgeht, nachweislich Behauptungen untergeschoben und auch die

Aussagen von Patienten komplett verkehrt. So habe Dr. Kroiss einmal gegenüber einer Patientin geäußert, er könne alles heilen. »So einen lächerlichen Unsinn würde ich doch nie von mir geben. Das ist einfach abstrus«, erklärte Dr. Kroiss dem Verfasser gegenüber in einem bald schon amüsierten Unterton. Überhaupt zeichnen sich die Äußerungen des Wiener Arztes vielmehr stets durch eine temperamentvolle Besonnenheit aus. In seinem Buch *Heilungschancen bei Krebs* weist Dr. Kroiss auf die Notwendigkeit hin, sämtliche Behandlungsarten in die therapeutischen Erwägungen mit einzubeziehen, um wirklich das Beste für den jeweiligen Patienten zu erzielen: »Ein verantwortungsvoller ›schulmedizinischer‹ Arzt wird sich fortbilden, so wie es auch ein ›naturmedizinischer‹ tun muß. Es ist genauso falsch, wenn der Schulmediziner sagt: ›Die Naturheilkunde ist ein unwissenschaftlicher Unsinn, deswegen brauche ich mich nicht darum zu kümmern‹, wie es falsch ist, wenn der Naturmediziner sagt: ›Chemische Medikamente sind Unsinn.‹ Es ist stets das falsche Anwenden in der falschen Situation, was unsinnig ist. Das gilt für beide. Das Beste ist es, wenn man möglichst alle Behandlungsmöglichkeiten – aus jeder Art von Medizin – kennt und versteht, so daß man stets in der Lage ist, daraus das beste Programm für den jeweiligen Patienten zu zimmern.« Auch die Wirkstoffe lassen sich nicht so präzise zwischen Naturmedizin und Chemieprodukt trennen: Einige Chemotherapeutika sind im Grunde ihres Wesens pflanzliche Mittel. Davon war schon die Rede. Beispielsweise rechnen *Vincristin*, *Vinblastin* und *Vindesin* dazu. Sie alle gehören zur Gruppe der *Vincaalkaloide*. Allesamt werden sie nämlich als Alkaloide aus *Vinca rosea* gewonnen, heute bekannt als *Catharathus roseus*. Hinter diesem lateinischen Namen verbirgt sich das *Madagaskar-Immergrün*. Auch die Chemo greift also auf die Natur zurück.

Doch letztlich stammt jeder Stoff, und wenn er noch so verändert wurde, ursprünglich aus der guten »Mutter Natur«. Trotzdem kann natürlich die konventionelle Chemotherapie auch selbst bei besten Absichten nicht als »Naturheilkunde« durchgehen. Die Wirkstoffe mußten so umgewandelt werden, daß sie schließlich auch den Vorteil der Patentierbarkeit für sich verbuchen konnten. Oft sind aber die reinen Natursubstanzen viel subtiler konstituiert; sie können zahlreiche Wirkstoffe in einem ausgewogenen, eben naturgegebenen Rezept miteinander verbinden und damit viel effektiver sein als ihre künstlichen Zerrbilder.

Die Natur, der die Wissenschaft so viel abgeschaut hat, dürfte wohl auch in diesen Fällen recht behalten und Stoffe ganz ursprünglich in einer subtilen Kombination enthalten, deren Bedeutung großteils noch gar nicht klar erkannt worden ist.

Die sicherlich berühmteste dieser Pflanzen, schon seit altersher hoch angesehen, ist die Mistel, die unsere Altvorderen auch als »die Allheilende« bezeichneten.

Kapitel 8

Heilung nach Druidenart

Homöopathie

Mit sehr deutlichen Seitenblicken auf die konventionelle Chemotherapie war in diesem Buch schon die Rede davon, den »Teufel mit Beelzebub« austreiben zu wollen. Manchmal hat sich auch gezeigt, daß dieses paradoxe Verhalten so paradox gar nicht ist. Zumal beispielsweise ein schwacher Gegner schon von einem schwachen Gegner vertrieben werden kann, ein starker hingegen auch einem dementsprechenden Angreifer gegenüberstehen muß, um die Flucht zu ergreifen. Das ist auch der Gedanke der Chemo. Mehr bringt mehr. Daß diese Regel sich nicht zum Gesetz erheben läßt, haben wir natürlich ebenso gesehen, beispielsweise am Beispiel der IPT.

Homöopathen beschreiten den Weg, eine Krankheit zu heilen, auf eine ganz andere Weise als die Schulmediziner. Sie gehen ursächlich von der Vorstellung aus, daß Ähnliches durch Ähnliches geheilt werden kann. Stoffe, die in normalen oder hohen Dosierungen giftig sind und eine bestimmte Krankheit auslösen, können der homöopathischen Idee zufolge genau die gleiche Krankheit heilen, sobald sie in einer extrem niedrigen Dosierung zum Einsatz kommen. Jedes Gift, das wir kennen, kann in starker Verdünnung wohltuende und heilende Wirkung besitzen. Genauso wird umgekehrt auch jede Substanz, die wir in übermäßiger Menge oder Konzentration zu uns nehmen, unweigerlich zum Gift.

Im Jahr 1790 begründete der Meißener Arzt Samuel Friedrich Hahnemann die *Homöopathie*. Der stets sehr umtriebige Mann hatte als Kind und Jugendlicher viel gekränkelt, erreichte jedoch ein Alter von beinahe 90 Jahren. Hatte seine medizinische Methode ihm vielleicht dieses hohe Alter beschert? Hahnemann experimentierte mit verschiedenen Substanzen, die zum Teil giftig waren. Er wandte sie in extremer Verdünnung bei sich und Familienangehörigen an und verfolgte bei all seinen Behandlungen stets den Grundsatz, den gesamten Organismus mit einzubeziehen; als Einheit von Körper, Geist und Seele. Eine Krankheit war für ihn stets mit dem ganzen Körper in Verbindung zu bringen und nicht lediglich mit oft nur lokal feststellbaren Ausprägungen. So führte Hahnemann das ganzheitliche Denken in die Medizin ein, wie es heute vor allem von »alternativen« Ärzten berücksichtigt wird.

Ein Chirurg ähnelt demnach gewissermaßen einer Aspirin-Tablette – beide beseitigen die Wirkung, jedoch nicht die Ursache. Der Chirurg entfernt *den einen* sichtbaren Tumor aus dem Körper, dringt aber dadurch noch lange nicht zur eigentlichen Entstehungsursache vor. Er kann zunächst auch keine Metastasen erfassen. Die Aspirin-Tablette nimmt zwar den Schmerz, dringt aber ebenfalls nicht bis zum Übel vor. Ist ihre Wirkung verflogen, stellt sich der Schmerz wieder ein. Viele streng schulmedizinisch orientierte Ärzte arbeiten nach diesem Prinzip. Sie wenden Chemie in allen möglichen Darreichungsformen an, ohne damit therapeutisch wirklich an die Wurzeln zu gehen.

Die Berücksichtigung einer weiter gefaßten Sicht der Dinge, die den gesamten Organismus mit einbezieht, wird damit zur Domäne der ganzheitlichen Medizin. Und beide Prinzipien, diese Ganzheitlichkeit wie auch die Methode, im Grunde doch Ähnliches mit Ähnlichem zu kurieren, findet sich in der Verwendung der Mistelpflanze bei Krebs wieder: ein Schmarotzer, der einen Schmarotzer im Körper bekämpfen soll und auf breiter Basis wirksam wird.

Die paradoxe Mistel

Bei der Mistel scheint so manches unnatürlich und ins Gegenteil verkehrt zu sein. Sie wächst nicht am Boden, sondern in der Höhe, als schmarotzender Anhang auf Bäumen; sie betreibt Photosynthese »am ganzen Körper« und nicht nur in den Blättern – das »Blatt«-Grün entsteht bei ihr auch in Ästen und Wurzeln; ihr Samen wird auch nicht wie üblich per Wind oder Insekten verbreitet, sondern durch Vögel. Sie scheiden ihn unverändert aus, und er klebt dann meist auf Ästen und Zweigen der Wirtsbäume fest. Trotzdem ist sie wohl kein richtiger Schmarotzer, sondern lebt mit dem Baum in biologischer Harmonie, einer Symbiose. Denn sie versorgt ihn mit lebenswichtigen Substanzen aus der Photosynthese. Die Mistel wächst auch nicht zum Licht hin, sondern unabhängig davon in alle Richtungen, doch keimt sie im Licht, wieder anders als andere Pflanzen, deren Keime im Boden wachsen. Während der »Wirtsbaum« in der dunklen Jahreszeit seine Blätter abwirft, bleibt die Mistel grün – eine weitere Besonderheit dieser rätselhaften Pflanze, die jeder sicher schon einmal gesehen hat. Zwischen kargen Ästen hängen oft massenweise jene kugeligen grünen Büschel mit den meist weißen Beeren. Die Mistel ist ein Immergrün und ein echter »Individualist«. Auch diese botanische Schrulligkeit machte sie schon früh zu einer mystischen Pflanze, die weithin verehrt wurde. Doch zur Verehrung bedurfte es wohl mehr als nur einiger seltsamer Eigenschaften. Schließlich führen solche Abnormitäten weit häufiger zur Ablehnung als zur Huldigung. Doch das Geheimnisvolle in seinen vielseitigen Facetten war ihr allemal zu eigen.

Schon die verschiedenen Namen, die man ihr im Laufe der Zeit gab, bringen diese besondere Stellung der Pflanze deutlich zum Ausdruck. Sie wurde als Donnerkraut, Bocksfutter, Druidenfuß oder Hexenbesen bezeichnet. Zwei Jahrtausende lang geisterte sie unablässig durch Mythen und Erzählungen. Göttliche Kräfte, sowohl glücksbringende als auch tödliche, schrieb man der Mistel zu. Sie wurde nach alter Druidenlehre mit dem Ablauf der *Lunation*, des Mondlaufs um die Erde, in Verbindung gebracht. Und auch in der Homöopathie spielen kosmische Gegebenheiten eine wichtige Rolle. Als »Kinder des Weltraums« dürften wir wohl alle mehr von diesen Vorgängen abhängen und mit ihnen verwoben sein als »seine Schulweisheit sich träumen ließe«. Die Druiden jedenfalls stiegen am sechsten Tag nach Vollmond, also zum abnehmenden Viertel, in die Gipfelkronen der Bäume, um das geheimnisvolle Zauberkraut zu ernten.

Plinius der Ältere überliefert die Bräuche der alten, noch wirklich naturverbundenen Heilkundigen: »Nichts haben die Druiden – so nennen sie ihre Priester –, was ihnen heiliger wäre, als die Mistel und der Baum, auf dem sie wächst …, sie heißen die Mistel die

›alles Heilende‹. In den Trank getan, soll die Mistel alle unfruchtbaren Tiere fruchtbar machen und ein Heilmittel gegen alle Gifte sein. So groß ist vielfach der fromme Glaube in unwichtigen Dingen.« Plinius selbst wäre also wohl Schulmediziner geworden.

Der Begründer der Anthroposophie, Rudolf Steiner, war allerdings wohl der erste, der die Mistel unter dem Gesichtspunkt eines wirksamen Mittels gegen Krebserkrankungen betrachtete. Vier Arten der Mistel gibt es in Europa:

- die Rotbeerige Mistel (*Viscum crutiatum*),
- die Zwergmistel (*Arceuthobium oxycedri*),
- die gelbbeerige Riemenmistel (*Loranthus europaeus*) und
- die weißbeerige Mistel (*Viscum album L.*).

Nur die beiden letztgenannten Arten können für sich eine heilende Wirkung in Anspruch nehmen, wobei jedoch ausschließlich die weißbeerige Mistel in der Krebstherapie zum Einsatz kommt. Insgesamt übrigens umfaßt die Pflanzenfamilie der Mistelgewächse rund 1200 Arten!

Rudolf Steiner wollte die Heilwirkung der Mistel nicht getrennt sehen von einer geistigen Komponente bei der Entstehung von Krebs. Eine gewisse Artverwandtschaft ergibt sich vor allem aus jener Verleugnung des Üblichen. Sowohl der Krebs als auch die Mistel sind Nonkonformisten, sie halten sich nicht an die sonst etablierten Naturgesetze und Regeln des Lebens. Der Tumor macht zwar am Ende seine Rechnung buchstäblich nicht ohne den Wirt, in dem er gedeiht – denn mit dessen Exitus stirbt auch der Krebs –, doch er verselbständigt sich auf verschiedene Art und Weise im Organismus. Er wächst unkontrolliert, zerstört anderes Gewebe, verhöhnt das Immunsystem durch listige Tarnung, schert sich nicht um das Gemeinwohl im Körper, übernimmt keine regelnden Aufgaben, überfällt andere Organe, frißt wie ein Scheunendrescher. Kurz: ein rebellierender, krimineller Asozialer im Zellverband.

Die Mistel kommt da zwar schon ein wenig weg, denn sie unterstützt ihren Wirtsbaum und ist deshalb wahrscheinlich am ehesten ein Halbschmarotzer. Doch ansonsten führt sie ebenfalls das Leben eines Bohèmien. Sie folgt nicht den üblichen Rhythmen der Natur. Sie blüht im späten Winter und gleich zu Beginn eines Jahres, wächst nicht am Boden, sondern »irgendwo zwischen Himmel und Erde«, pflanzt sich auf ungewöhnlichem Wege fort und sieht zudem auch noch recht merkwürdig aus. Doch all diese Eigenheiten und »charakterlichen Übereinstimmungen« bringen noch kein Licht in tatsächliche Zusammenhänge. Erst die Inhaltsstoffe der Mistel lassen Rückschlüsse auf ihre Wirkung im Krebsgeschehen zu. Diese ungewöhnliche Pflanze enthält jedoch so viele Substanzen, daß vor allem ihr komplexes Zusammenspiel nicht vollständig geklärt werden konnte. Ihre Heilwirkung jedoch ist unbestritten, und gerade deshalb rechnet die Mistel zu den am besten erforschten Heilpflanzen.

Die Inhaltsstoffe der Mistel

Zu den wesentlichen Inhaltsstoffen zählen Eiweiße (*Proteine*), welche die gesamte Biologie beherrschen und in Lebewesen die unterschiedlichsten Aufgaben übernehmen. Daß die Proteine im Gen-Code verschlüsselt sind und von den Zellen über die DNA-Sequenz abgerufen und produziert werden können, wurde in diesem Handbuch bereits kurz erwähnt. Die DNA-Basentripletts codieren jeweils eine Aminosäure, wobei ihre Abfolge dann wiederum einem bestimmten Protein entspricht. Die kürzerkettigen Aminosäure-Folgen bestehen aus bis zu rund 100 Aminosäuren und werden Peptide genannt; der Übergang ist fließend und definitionsbedingt, doch spricht man bei den längerkettigen Folgen dann von Proteinen. Die Mistel beinhaltet zwei Arten von Eiweißen, und beide verfügen über eine vielleicht nicht mehr ganz so überraschende Eigenschaft: Sie sind nämlich giftig. Diese Stoffe sind in der Lage, Zellen aufzulösen und abzutöten, wirken also *zytolytisch* und *zytotoxisch*. Darin ähneln sie sehr deutlich verschiedenen Schlangengiften.

Das alles klingt ziemlich gefährlich und erinnert wieder bemerkenswert an die Chemotherapie. Allerdings nur im Sinne eines erweiterten Begriffs davon. Denn einmal abgesehen davon, daß im

Grunde jede Verabreichung von Medikamenten auch chemische Prozesse nach sich zieht, steht bei der Mistel ein *natürliches* Chemieprogramm im Vordergrund, und dessen Einsatz beruht auf anderen Maßgaben. Nicht zuletzt betreffen sie auch die Dosierung, die in der Regel sehr gering ausfällt. Entscheidend sind darüber hinaus einige besondere Eigenschaften der giftigen Mistel-Proteine.

Die eine der beiden in der Mistel enthaltenen Eiweißgruppen wird unter dem Begriff *Viscotoxine* zusammengefaßt. Am bedeutendsten sind hier *Viscotoxin A2*, *A3* und *B*. Sie alle sind zytotoxisch, doch wirken sie anders als Chemiegifte. Denn die Vergiftungserscheinungen zeigen sich nicht unmittelbar nach Verabreichen des Stoffes. Damit besteht die Möglichkeit, nach einer aus welchen Gründen auch immer erfolgten Überdosierung noch rechtzeitig einzugreifen und ein Gegenmittel zu verabreichen. Jedoch sind bisher im Zusammenhang mit Mistelpräparaten noch keine Vergiftungen gemeldet worden.

Während die Viscotoxine die Tumorzellen selbst angreifen, unterstützen die *Lektine* die Gegenfront und stärken die Immunabwehr. Am wichtigsten ist hierbei das *Mistel-Lektin 1* (*ML-1*). Die Lektine werden zu den Glycoproteinen gezählt und bestehen damit aus einer Kohlehydratgruppe (eine *Beta-Galactose, Milchzuckerbestandteil*), die Zuckerreste an sich binden kann. Diese Eigenschaft unterstützt eine spezifische Therapie, denn sie helfen dem ML-1, bestimmte Zellen durch die entsprechenden Oberflächenmoleküle zu erkennen. ML-1 regt Killerzellen und T-Lymphozyten zur Aktivität an. Damit nicht genug. Die Lektine bewirken auch eine *Agglutination* oder Verklumpung von Krebszellen und machen sie damit »handlungsunfähig«.

Versuche, beide Wirkstoffgruppen – Viscotoxine und Lektine – getrennt oder in individuellen Mischungsverhältnissen anzuwenden, haben längst nicht die gleichen positiven Ergebnisse erzielt wie ein unverfälschtes Mistelpräparat. Hier befinden sie sich in der effektivsten Kombination, wobei die zahlreichen weiteren nicht giftigen Inhaltsstoffe der Mistel die heilsame Wirkung der Pflanze weiter unterstützen. Zu diesen Stoffen zählen im wesentlichen:

- *Aminosäuren* – als Grundbausteine der Proteine. In der Mistel: Leucin, Valin, Asparagin, Arginin,
- *Bioflavonoide (Vitamin F)* – beschleunigen Heilungsprozesse nach Verletzungen und besitzen zahlreiche weitere regulierende Eigenschaften,
- *biogene Amine* (wie unter anderem *Melatonin*) – eine Gruppe stickstoffhaltiger organischer Verbindungen als Ab- und Umbauprodukte von Aminosäuren; sie dienen als wichtige Botenstoffe. Misteln enthalten unter anderen auch *Histamin*, das eine heilende Wirkung bei Strahlenschäden besitzt,
- *Kali* – wirkt Erschöpfung entgegen, vor allem nach Infektionen,
- *Kalzium* – übernimmt zahlreiche wichtige Funktionen im Körper, unter anderem Knochenaufbau, Regulierung des Herzrhythmus, Wundheilung und vieles mehr,
- *Pflanzensäuren* – wirken anregend und unterstützen die Verdauung,
- *Phytohormone* – stellen die Gruppe pflanzlicher Hormone. Sie unterstützen den Körperstoffwechsel (*Metabolismus*), lindern Schwellungen und Entzündungen,
- *Triterpene* – weisen ebenso wie Phytohormone entzündungshemmende und abschwellende Eigenschaften auf, normalisieren zudem den Blutzucker und wirken antibiotisch gegen Bakterien,
- *Ungesättigte pflanzliche Fettsäuren* – wirken einer Arteriosklerose entgegen, unterstützen Zellatmung und Fettstoffwechsel,
- *Vielfachzucker* (*Polysaccharide*) – vor allem in Form der Pektine; regeln die Blutgerinnung,
- *Vitamin C* – gilt als »Allround-Wirkstoff«. Er trägt zur Bildung von Lymphozyten und Interferon bei, das als Wachstumshemmer von Tumorzellen fungiert. Vitamin C fängt auch *freie Radikale*, das sind Molekülbruchstücke, die in unserem Körper als bedrohliche Gifte aktiv werden und karzinogene Wirkung besitzen. Vitamin C minimiert auch die Auswirkungen zahlreicher Schadstoffe, mit denen der Körper täglich in

mehr oder minder großem Umfang konfrontiert wird. Es gibt kaum eine Stelle im Organismus, an der Vitamin C nicht eine wichtige Rolle spielen würde, ob bei der Produktion von Knochengewebe oder Hormonen der Nebennierenrinde, bei der Entstehung von roten Blutkörperchen oder der Stabilisierung von Blutgefäßen, ob bei der Unterstützung von Funktionen der Sinnesorgane oder im Gehirnstoffwechsel,
- Weitere *Glycoproteine* – sind in der Lage, Tumorzellen anzugreifen und zu schwächen. *Lecitine* mit Anteilen ungesättigter Fettsäuren schützen die Haut und hemmen Entzündungen,
- *Zuckeralkohole* – unterstützen den Fettstoffwechsel sowie Darm- und Verdauungsfunktionen.

So wird die Mistel zu einer eigenen kleinen, aber sehr sinnvoll zusammengestellten Apotheke.

Eine individuelle Therapie

Auch wenn die hier aufgelisteten Bestandteile als grundsätzliche Elemente gelten können, heißt das noch nicht, daß Mistel auch immer gleich Mistel ist. In Wirklichkeit hängt die genaue Mixtur ihrer Inhaltsstoffe von der Art des »Wirtsbaumes« ab, auf dem die jeweilige Mistel gedeiht. Hersteller von Mistelpräparaten tragen diesem wichtigen Umstand Rechnung und nennen auch unterschiedliche krebstherapeutische Gebiete für die unterschiedlichen Mistelarten.

Die auf Kiefern wachsende Mistel *Viscum album pini* kommt vor allem bei Hautkrebs und Tumoren im Nasen-Rachen-Raum zum Einsatz. Die Apfelbaummistel *Viscum album mali* dient zur Therapie von Tumoren im Verdauungstrakt und generell bei bösartigen Geschwüren im Unterleib. Außerdem wird diese Form bei Nieren-, Blasen-, Brust-, Schilddrüsen- und Kehlkopfkrebs sowie bei Tumoren an den Extremitäten verwendet. Empfohlen wird die Apfelbaummistel als Therapeutikum bei weiblichen Patienten.

Die Eichenmistel *viscum album quercus* entspricht in ihrem

Einsatzbereich der Apfelbaummistel, soll aber ihrerseits nur beim männlichen Patienten zur Anwendung kommen.

Schließlich gibt es noch die Ulmenmistel *Viscum album ulmi*, die eine gewisse Sonderstellung einnimmt und während der Misteltherapie im Wechsel mit anderen Formen genutzt wird. Der behandelnde und auf eine Misteltherapie spezialisierte Arzt wird die Ulmenmistel nach Einschätzung der Situation individuell einsetzen. Sie wird unter anderem bei Lungen- und Knochenkrebs angewandt.

Überhaupt muß eine Misteltherapie sehr individuell abgestimmt werden. Sie sollte sicher nicht die alleinige Therapie bei einer Krebserkrankung darstellen, unterstützt aber andere Therapien sinnvoll und besitzt eine doppelte Wirkung, da sie einerseits den Tumor durch die Viscotoxine angreift, andererseits das Immunsystem wie eigentlich den gesamten Organismus durch zahlreiche Inhaltsstoffe »auf Trab« bringt.

Auch einige aufgeschlossenere Schulmediziner wenden nichts gegen die Misteltherapie ein, sofern sie eine Chemotherapie begleitet. Viele gehen dabei nach dem Grundsatz vor, daß diese additive Therapie wohl nicht schadet und der Patient beruhigter ist, weil noch etwas zusätzlich geschieht. Im Prinzip sehen diese Ärzte darin einen *Placebo-Effekt*: eine Pille ohne echten Wirkstoff, die dennoch positive therapeutische Effekte zeitigt, weil der Patient meint, ein wirksames Mittel zu erhalten. Ein Placebo erweist sich um so wirksamer, je überzeugter der Patient von dem Pseudo-Medikament ist. Nur: Sind Mistelpräparate wirklich nur Pseudo-Medikamente, die nicht mehr als den Glauben des Patienten bestärken? Da sie das aus noch zu besprechenden Gründen nicht sind, funktioniert auch diese »Placebo-Philosophie« nicht.

Jeder Arzt kann eine Mistelbehandlung durchführen, doch ihre Wirksamkeit hängt von den speziellen Kenntnissen des betreffenden Arztes ab. Viele machen es sich da zu leicht. Sie meinen, die Mistel führe nicht zu größeren oder bedrohlichen Nebenwirkungen, ein echtes Medikament sei sie ohnehin nicht, also könne man irgend etwas geben, damit die liebe Seele ihre Ruh' habe – sprich: der Patient zufriedener ist. Wie oben angedeutet, wirken Misteln unterschiedlich. Eine Eichenmistel, die Frauen verabreicht wird, dürfte nach Ansicht von spezialisierten Ärzten der Homöopathie und *Anthroposophie* kaum etwas bewirken.

Rudolf Steiner und die Anthroposophie

Begründet wurde die Anthroposophie vom österreichischen Universalgelehrten Rudolf Steiner und weitgehend auch von der Ärztin Ita Wegmann. Diese Lehre folgt einer komplexen Philosophie, die durchaus als eigenwillig bezeichnet werden darf und nicht zuletzt eine wichtige geistige Komponente in die Misteltherapie mit einbezieht. Für Steiner existierte eine gewisse Artverwandtschaft zwischen der Mistel und dem Krebs, wie sie auch hier einige Seiten zuvor schon kurz angesprochen wurde. Für Schulmediziner liegt darin auch ein Kritikpunkt, da diese Philosophie auf schwachen Beinen zu stehen scheint und nicht wissenschaftlich untermauert ist, sondern eher esoterischen Argumenten folgt. Doch ungeachtet der Ansätze Steiners haben allein schon die umfangreichen chemischen Analysen der Mistel erwiesen, daß hier eine für das Krebsgeschehen enorm wichtige Ansammlung an Stoffen in einer einzigen Pflanze vereint ist.

Neben Mistel-Arzneien wie *Helixor* oder *Eurixor* gilt *Iscador* als eines der bekanntesten Präparate dieser Art. *Iscador*, das die Schweizer Firma *Weleda* genau nach anthroposophischen Richtlinien produziert, wird aus Misteln verschiedener Wirtsbäume hergestellt und für gewöhnlich *subkutan*, also direkt unter die Haut, injiziert.

Iscador Qu steht zum Beispiel für die Eichenmistel als Ursprungspflanze. Die Zugabe von Metallsalzen in die Injektionslösung verstärkt erfahrungsgemäß die Wirksamkeit des Präparats. Kürzel wie *c. Hg* (lateinisch für: *mit Quecksilber*) ermöglichen die Identifizierung des betreffenden Stoffes. Während Rudolf Steiner die weißbeerige Mistel als krebstherapeutische Pflanze nutzte, führte Ita Wegmann das *Iscador* in die Krebsbehandlung ein.

Unter dem Titel »Fragwürdige Krebsbehandlungsmethoden« listen der schon erwähnte Stephen Barrett und sein Kollege Victor

Herbert (beide *Quackwatch*) auch *Iscador* auf. Sie erklären hier: »Iscador ist ein Mistelextrakt, das erstmals im Jahre 1920 von Rudolph Steiner, einem Schweizer Arzt und Anhänger okkulten Glaubens, als Krebsmittel präsentiert wurde. Steiner gründete seine Krebsforschungsgesellschaft, um für Mistelextrakte und auf dem Okkultismus basierende Praktiken, die er anthroposophische Medizin nannte, zu werben. In einem 1962 von dieser Gesellschaft ausgearbeiteten Bericht hieß es, daß es eine wichtige Rolle spiele, wann die Pflanzen gepflückt werden, da diese von Sonne, Mond und Planeten beeinflußt werden. In der Hoffnung, eine gegen Krebs wirkungsvolle Substanz zu finden, hat man verschiedene Mistelsaft-Präparate untersucht. 1984 mußte eine Expertengruppe der Schweizer Gesellschaft für Onkologie jedoch feststellen, daß eine Wirksamkeit von Iscador gegen beim Menschen vorkommende Krebsformen nicht nachweisbar ist.«

Die Mistel im Fadenkreuz

Abgesehen von der groben Vereinfachung scheinen die Ergebnisse der Expertengruppe keineswegs zuzutreffen. Eine Arbeit von 1984 uneingeschränkt ganz offenkundig als *abschließendes* Ergebnis einer Forschung zu zitieren dürfte ebenfalls fragwürdig sein. Außerdem gab es schon zu jener Zeit eine ganze Reihe von Forschungen, die genau das Gegenteil zum Thema »Mistel« bestätigen.

Inwieweit diese Forschungen von »Experten« durchgeführt wurden oder nicht, hängt bekanntlich stets vom Standpunkt und der Interessenlage ab. Polemiker würden der Pharma-Lobby sicherlich auch die »besten Experten« zugestehen. Denn Geld ist Macht, und Macht entscheidet. Und diese Entscheidungsmacht bringt viel Geld. Sehr beliebt, aber wie sich bereits auf früheren Seiten gezeigt hat, letztlich doch nicht mehr als eine fragwürdige Floskel: das Verweisen auf klinische Studien und wissenschaftliche Standards. Sie mögen im Rahmen der jeweiligen Prämissen und Postulate ihre Gültigkeit haben, was sie jedoch der Realität nicht unbedingt näher rücken muß, einer Realität, die unter Umständen gänzlich andere

Rahmenbedingungen kennt. Doch angesichts der schon geschilderten Hintergründe und Interessen des konventionellen Krebs-Establishments erscheint dies alles nicht weiter als großes Wunder. So auch nicht die zur Thematik bereitgestellten Kommentare des *Krebsinformationsdienstes* vom Deutschen Krebsforschungszentrum Heidelberg: »Mistelpräparate spielen in keiner der wissenschaftlichen Leitlinien zur Krebsbehandlung eine Rolle, die zum Beispiel von der Deutschen Krebsgesellschaft und anderen Fachgesellschaften herausgegeben werden. In anderen Ländern ist die Misteltherapie, wenn überhaupt, dann allenfalls als komplementäre, ergänzende Maßnahme bekannt. In den USA rät das nationale Krebsinstitut (*NCI*) sogar von einer Mistelgabe ab, sofern sie nicht im Rahmen einer sehr guten klinischen Studie erfolgt. Der Grund für diese kritische Einschätzung ist der fehlende objektive Wirksamkeitsnachweis als Krebsmittel nach heutigen wissenschaftlichen Standards.«

Andererseits werden chemotherapeutische Ableger, die »in sehr guten klinischen Studien« eine nur geringfügig bessere Einjahres-Überlebensrate ergeben haben, bereits als Erfolg der Chemotherapie gefeiert und gelten als Bestätigung, dem richtigen Weg zu folgen. Oft gehen dabei die Resultate nicht einmal über das statistische »Grundrauschen« hinaus.

Daß die Mistel weder einen wirklichen Zaubertrank schaffen noch ein Allheilmittel sein noch zum sicheren Krebsheilmittel gereichen kann, steht fest. Wer das behauptet, sagt nicht die Wahrheit. Und wer das erwartet, muß mit Enttäuschungen rechnen.

Doch so ganz ohne Fundament steht die Mistel nicht da, selbst wenn sie hoch oben in den Bäumen wächst und somit zwangsläufig nur wenig Bodenhaftung besitzt. Immerhin fanden bis heute Dutzende von klinischen Studien statt, um die Wirkung der Mistel bei weit über 10 000 Patienten zu untersuchen. Diese Zahl ist sicherlich nicht allzu hoch, doch dürfte klar sein, warum beispielsweise Studien zu Chemotherapien weit höhere Zahlen aufweisen können. Schließlich handelt es sich dabei um die Standardmethode, mit der beinahe jeder Krebspatient auf Gedeih und Verderb konfrontiert wird. Nur sagt das weniger über gesundheitliche Erfolge als über geschäftliche Gewohnheiten aus.

Aus den besagten Studien geht hervor, daß eine Behandlung mit Mistelpräparaten in jedem Falle die Lebensqualität des einzelnen Patienten und seinen körperlichen Allgemeinzustand verbessert, die Wahrscheinlichkeit für das Wiederauftreten von Tumoren (*Rezidive*) und Metastasen verringert sowie die Überlebensspanne verlängert. Auch können einige Komplikationen besser ausheilen, was sicher auch mit einem gefestigteren Zustand des Patienten zusammenhängt. Sobald ein Krebspatient wieder mehr Appetit entwickelt, besser schläft und widerstandsfähiger ist, sind die wesentlichen Voraussetzungen dafür geschaffen, sich schneller zu erholen – beispielsweise nach einem schwerwiegenden Eingriff. Und sofern eine Chemotherapie verabreicht wird – was in manchen Fällen wohlgemerkt durchaus sinnvoll sein kann –, wird die Mistel zu einem unterstützenden Mittel, das dabei hilft, die auftretenden Nebenwirkungen besser zu verkraften.

Erfolgsergebnisse

Zumindest etwas ausgewogener als viele schulmedizinische Kollegen betrachtet Dr. Marc Azemar von der Klinik für Tumorbiologie in Freiburg die Misteltherapie: »Bei Patienten, die mit einem Mistelpräparat behandelt werden, beobachtet man eine unspezifische Aktivierung des Immunsystems … Außerdem kommt es zu einem Anstieg der Beta-Endorphin-Ausschüttung, worauf vermutlich der positive Effekt der Misteltherapie auf die Lebensqualität basiert.« Dr. Azemar findet zwar keinen Einfluß der Therapie auf Überlebenszeit, Entwicklung eines Krankheitsbildes oder Heilungsquoten, doch stellt er fest: »Aber therapiebedingte zytotoxische Reaktionen hingegen wurden durch die Misteltherapie reduziert.«

Diese Aussagen stammen vom November 2003. Nur wenige Monate später, im August 2004, stellte eine fünfköpfige Forschergruppe verschiedener renommierter Institute und Krankenhäuser eine Studie zur »Wirksamkeit und Sicherheit der komplementären Langzeitbehandlung mit einem standardisierten Extrakt aus Europäischer Mistel (*Viscum album L.*) zusätzlich zur konventionellen adjuvanten onkologischen Therapie bei primärem, nicht metastasiertem Mammakarzinom« vor. Die Ergebnisse erschienen in der Zeitschrift *Arzneimittelforschung/Drug Research.* Brustkrebs (*Mammakarzinom*) ist in Deutschland die häufigste Krebsform und weist die größte Sterblichkeit auf.

Eine Presse-Erklärung faßt die Ergebnisse folgendermaßen zusammen:

»PRESSEINFORMATION:

Kürzlich publizierte Studie bestätigt Wirksamkeit und Sicherheit des standardisierten Mistelextraktes Iscador®.

Schwäbisch Gmünd, 15.09.2004. In der Fachzeitschrift *Arzneimittelforschung/Drug Research* wurden im August die Ergebnisse einer epidemiologischen Kohortenstudie [Kohorte = definierte Patientengruppe zur Beobachtung, Anm. d. Verf.] aus Deutschland und der Schweiz mit dem Mistelextrakt Iscador® veröffentlicht. Die Arbeit von Bock et al. belegt die Sicherheit und Wirksamkeit einer langfristigen komplementären Therapie mit Iscador® bei Patientinnen mit primärem, nicht metastasiertem Mammakarzinom (UICC-Stadien I–III). Im Vergleich zur parallelen Kontrollgruppe zeigten Frauen, die eine Misteltherapie erhielten, deutlich weniger durch konventionelle Therapien bedingte Nebenwirkungen, weniger krankheits- und therapiebedingte Symptome und eine längere Überlebenszeit.

Die Studie hatte zum Ziel, die Sicherheit und Wirksamkeit einer langfristigen komplementären Misteltherapie zusätzlich zur konventionellen onkologischen Therapie bei Frauen mit Brustkrebs zu untersuchen. In die Erhebung wurden Daten von 1442 Patientinnen aus 16 onkologischen Zentren aus Deutschland und der Schweiz aufgenommen. Davon erhielten 710 Frauen nach der primären Operation neben der onkologischen Basistherapie (Radio-, Chemo- und/oder Hormontherapie) zusätzlich zwei- bis dreimal wöchentlich subkutane Injektionen des Mistelextraktes Iscador® über mindestens drei Monate. Die Kontrollgruppe bestand aus 732 Frauen, die nach der Operation ausschließlich eine konventionelle Behandlung (Radio-, Chemo- und/oder Hormontherapie) erhielten. Im Anschluß erfolgte eine Nachbeobachtung der Patientinnen über mindestens drei Jahre.

Therapiesicherheit gewährleistet

Um die Therapiesicherheit zu prüfen, wurden die durch den Mistelextrakt Iscador® bedingten unerwünschten Arzneimittelwirkungen (UAW) und ein mögliches Tumor-Enhancement [Vergrößerung, Anm. d. Hrsg.] beurteilt. 0,8 Prozent der Patientinnen reagierten auf den Mistelextrakt mit systemischen und 17,3 Prozent der Frauen mit lokalen Nebenwirkungen unter der Behandlung. Diese Reaktionen fielen stets leicht bis mäßig aus. Schwere Nebenwirkungen oder ein Tumor-Enhancement wurden nicht beobachtet.

Wirksamkeit bestätigt

Als primäres Kriterium für die Wirksamkeit wurde die Häufigkeit von unerwünschten Arzneimittelwirkungen der konventionellen Therapie herangezogen. Hinzu kam eine Beurteilung der krankheits- und therapiebedingten Symptome sowie der Überlebenszeit.

Obwohl das Krankheitsstadium der Frauen in der Prüfgruppe anfangs weiter fortgeschritten und die Prognosefaktoren ungünstiger waren, litten sie unter signifikant weniger Nebenwirkungen der konventionellen Therapie und hatten deutlich weniger krankheits- und therapiebedingte Symptome. Darüber hinaus konnte auch ein positiver Einfluß auf die Überlebenszeit beobachtet werden.

Die aktuellen Ergebnisse zeigen auf, daß eine Komplementärtherapie mit dem standardisierten Mistelextrakt Iscador® beim Mammakarzinom als wirksam und sicher angesehen werden kann.«

So weit die Zusammenfassung der Studie. Vielleicht sollte sinnvollerweise noch ergänzt werden, daß sämtliche an der Studie beteiligten Kliniken per Zufallsstichprobe ausgewählt wurden.

Milderung von Chemo-Nebenwirkungen

Was eine Reduzierung der Nebenwirkungen konventioneller Therapien angeht, zeigen bereits einige wenige Beispiele, wie eklatant hier die Unterschiede zwischen der Prüfgruppe (behandelt mit *Iscador*) und der Kontrollgruppe (unbehandelt) sind. Nachfolgend einige Nebenwirkungen, in Klammern prozentualer Anteil der *symptomfreien* Fälle am Ende der Nachsorge (behandelt/unbehandelt):

- Übelkeit (83/48)
- Erbrechen (93/48)
- Appetitlosigkeit (75/44)
- Magen-/Oberbauchbeschwerden (66/52)
- Lokale Schmerzen am Tumor-Ort (70/67)
- Kopfschmerzen (68/22)
- Müdigkeit/Erschöpfung (69/31)
- Infektionen (81/25)

Die Studie führt weitere Nebenwirkungen auf, doch die Beispiele belegen bereits einen meist sehr deutlichen Vorteil der mit *Iscador* behandelten gegenüber der unbehandelten Gruppe. Nur in einem einzigen Fall von insgesamt 15 verschiedenen Nebenwirkungen erscheint ein geringfügiger Nachteil bei der *Iscador*-Gruppe: Kurzatmigkeit bei Belastung tritt in der Prüfgruppe bei neun Prozent der Patienten auf, in der Kontrollgruppe bei sieben Prozent. Alles in allem betrachtet, erweist die Studie einen bemerkenswerten Erfolg der Mistel-Behandlung.

Lebensverlängerung durch Misteltherapie

Die Forschergruppe um Prof. Dr. Berthold Schneider vom *Institut für Medizinische Statistik* der Medizinischen Hochschule Hannover erläutert in einer abschließenden Diskussion ihrer Studie noch einen sehr interessanten Aspekt:

»Über die Therapie maligner Tumore mit Mistelextrakten wurden in der Vergangenheit bereits viele, überwiegend empirische, Ergebnisse … veröffentlicht. Die kritische Würdigung der Methoden und Ergebnisse offenbarte jedoch oft ernste methodische Schwächen … In neueren, kontrollierten, randomisierten Studien bei Kopf- und Halstumoren und bei nicht-kleinzelligem Bronchialkarzinom (NSCLC) wurde keine signifikante Wirkung der Behandlung mit Mistelextrakten auf Tumorrezidive und auf das Überleben gefunden … Eine der möglichen Erklärungen für die nicht aussagekräftigen Ergebnisse dieser Studien könnte die suboptimale Mistelextrakt-Therapiedauer von einem Jahr oder weniger sein, während nach der vorliegenden Kohortenstudie optimale Ergebnisse beim Überleben erst nach drei oder mehr Jahren der Mistelextrakt-Therapie erwartet werden können. Es gibt jedoch auch mehrere kontrollierte, prospektive Studien, in welchen eine klinische Wirksamkeit der Mistelextrakte auf die tumorbedingten Ereignisse belegt werden konnte.«

Das gleiche medizinische Magazin berichtete zudem über weitere Erfolge der Misteltherapie bei der Behandlung von schwarzem Hautkrebs (*Melanom*).

Auch eine aktuelle Studie der Universität Heidelberg führte zu interessanten Ergebnissen. Die Forscher hatten 25 Jahre lang Patientengruppen mit und ohne Mistelbehandlung begleitet und beobachtet. Die Vergleiche bezogen sich auf Patienten, deren persönliche Daten wie Alter und Geschlecht sowie krankheitsspezifische Daten wie Zeitpunkt der Diagnose, Tumortyp und erhaltene Therapien sich deckten. Unabhängig vom Tumortyp zeigte sich bei den mit Mistelpräparaten behandelten Patienten ein Überlebensvorteil von rund 40 Prozent.

In ihrem sehr empfehlenswerten Buch über die Mistel schreibt Annette Bopp 1999: »Bei den insgesamt 48 auswertbaren Studien aus den letzten 50 Jahren ergab sich bei 46 ein klarer Therapievorteil für die Mistel, bei 20 Studien war der Unterschied sogar statistisch signifikant. Vielen Kritikern der Mistelanwendung genügt das nicht, um eine Mistelbehandlung als zusätzliches Heilmittel bei Krebs als sinnvoll zu befürworten.

Dazu meint Peter Matthiesen vom *Lehrstuhl für Medizintheorie und unkonventionelle Medizinische Richtungen* an der Universität

Witten/Herdecke: ›Da Mistelextrakte entsprechend ihrem therapeutischen Ziel nicht tumorspezifisch, sondern (…) allgemein bei einer ‚Krebskrankheit' eingesetzt werden, sollte das Gesamtergebnis der vorliegenden Studien in der Lage sein, auch denjenigen zu beeindrucken, der sich nicht mit den der Misteltherapie des Krebses zugrundeliegenden theoretischen Gesichtspunkten auseinandergesetzt hat.‹«

Zu alledem gibt es noch einige sehr interessante medizinische Ansätze, für die eine intensivierte Misteltherapie wichtiger Bestandteil ist.

Kapitel 9

Die Biologische Intensivtherapie

Rebellen der Medizin

»Im Krieg gegen den Krebs heißt es ›Klotzen statt Kleckern‹. Der Feind ist nicht sensibel. Wir müssen alle Truppen gleichzeitig einsetzen, nicht da und dort ab und zu ein bißchen was unternehmen. Wo immer wir in unseren Bemühungen schwächer werden und einen Aspekt der Abwehr vernachlässigen, geben wir dem Feind Zeit und Möglichkeit, sein Zerstörungswerk fortzusetzen; zuerst heimlich, durch unsichtbare Mikrometastasen, dann plötzlich ganz massiv, durch Metastasenbildung.« So mahnt der Düsseldorfer Mediziner Prof. Dr. Klaus Maar. Er ist Schulmediziner. Und doch keiner. Er ist nämlich weniger dem System als seiner ärztlichen Aufgabe verpflichtet. Und er hat vor allem dem Krebs den Kampf angesagt, weshalb er auch als »Rebell gegen den Krebs« bezeichnet worden ist. Professor Maar ist Facharzt und seit rund drei Jahrzehnten für die akademische Lehrbefugnis habilitiert. Eine bemerkenswerte Zeitspanne, die voller Erfahrung und Erfahrungen steckt, persönlicher wie medizinischer Art.

Zunächst als leitender Oberarzt, dann als kommissarischer Direktor einer führenden deutschen Universitätsklinik, kennt Professor Maar die medizinische Landschaft – oder deutlicher: das medizinische System – hierzulande bestens. Er kennt dessen Stärken wie auch dessen Schwächen. Für ihn ist völlig klar, daß gerade hinsichtlich des Krebsgeschehens oft zu einseitig gedacht wird und große Versäumnisse stattgefunden haben wie auch immer noch stattfinden. Auch die Chemotherapie sieht Professor Maar aus einem kritischeren Blickwinkel als viele seiner Kollegen. Nicht, daß er sie rundum ablehnen würde. Nur plädiert er für einen vorsichtigeren, weit verantwortungsbewußteren Umgang mit ihr.

Professor Maar hat unter anderem auch mit dem weithin berühmten »Ketzer« der Schulmedizin zusammengearbeitet: dem 1997 verstorbenen Professor Julius Hackethal. Der hatte sich schon bald kein Blatt mehr vor den Mund genommen. Seine überdeutlichen Meinungsäußerungen zum Medizinbetrieb wurden bald geradezu zum Markenzeichen. Schon 1978 erklärte Hackethal gegenüber der Illustrierten *Quick*:

»Jeder Arzt, der genügend nachdenkt, muß spätestens nach seiner staatlichen Bestallung die Amoralität und Illegalität erkennen, mit denen der Medizinerberuf zum großen Teil ausgeübt wird … Der Patient riskiert – jedenfalls auf den Durchschnitt aller Krankheiten bezogen – weniger, wenn er den Ärzten fernbleibt … Der Moralverfall unter den Medizinern hat inzwischen extreme Formen angenommen. In der Ärzteschaft hat sich eine Art Medizin-Mafia entwickelt. Um die Privilegien zu erhalten und zu vermehren, schreckt man sogar vor Handlungen nicht zurück, die in den Strafgesetzbüchern aller zivilisierten Länder mit Strafen bedroht sind … Die Hauptverantwortlichen unter den Medizinern sind die Wissenschafts- und Standesfunktionäre … Es gibt viele Beweise dafür, daß die Mediziner ihr Geschäft im Grunde nach den Regeln der sizilianischen Mafia betreiben.« – Diese Worte sollen hier einmal unkommentiert stehen bleiben.

Professor Maar wurde wiederholt als der »neue Hackethal« bezeichnet, was die Sachlage allerdings auf eine zu einfache Formel bringen und der Wahrheit auch nicht gerecht werden würde. So verwehrt sich auch Professor Maar gegen solche Titulierungen, denn er geht mit seiner Arbeit einen sehr individuellen Weg. Doch, was allerdings kaum bekannt ist: Der Düsseldorfer Professor hätte wirklich in die Nachfolge von Julius Hackethal treten sollen, in einer sehr direkten Weise. Denn die Witwe des großen Kritikers der Schulmedizin hatte dereinst Professor Maar darauf angesprochen, ob er die nun verwaiste Hackethal-Klinik denn nicht weiterführen wolle. Abgeneigt war Dr. Klaus Maar nicht, doch nach ausführlichen Gesprächen scheiterte die Idee an einem einzigen Aspekt: der Chemotherapie. Sie war bisher nicht in der Hackethal-Klinik praktiziert worden, nun aber wünschte ein Mitarbeiter, sie ins »Programm« mit aufzunehmen, was Frau Hackethal auch tat. Doch für Professor Maar schien das völlig unangemessen. Nicht aus einer strikten Ablehnung dieser schulmedizinischen Behandlung heraus, sondern aus einer logischen Grundsatzentscheidung eingedenk der Philosophie des Gründers jener Klinik. Hier, wo stets eine biologische Krebstherapie gepflegt wurde, kam die Einführung der Chemotherapie bald schon einem Sakrileg gleich. Das war einfach paradox und wirkte wohl auch auf die Patienten untragbar. Jedenfalls wollte sich bald niemand mehr in der Klinik behandeln lassen. Heute gibt es keine Hackethal-Klink mehr.

Professor Maar geht in seiner eigenen Arbeit einen wesentlichen Schritt weiter als seinerzeit Julius Hackethal, der aber in vielerlei Hinsicht wesentliche Grundsteine legte und in zahlreichen vielbeachteten Büchern als Erster auf zahlreiche Mißstände, Unzumutbarkeiten, Fehler und Skandale des schulmedizinischen Systems aufmerksam machte. Der nächste Schritt war jedoch, nicht einfach eine weitreichende Kritik an diesem gigantischen Mechanismus zu üben, sondern vor allem auch mit ebenso weitreichenden Vorschlägen aufzuwarten, vieles besser zu machen.

Der deutsche Dichter Emanuel Geibel (1815–1884) stellte einmal fest: »Es ist die klarste Kritik der Welt, wenn einer neben das, was ihm mißfällt, etwas Eigenes, Besseres stellt.« Genau diesem intelligenten Motto folgend, handelte Professor Maar und entwikkelte im Laufe der Jahre eine wirkungsvolle Methode, um mit aller Kraft den Kampf gegen den Krebs, nicht aber gegen den Patienten selbst zu führen, wie es sonst so oft mit schonungsloser therapeutischer Gewalt leider der Fall ist.

Um dieses Ziel zu erreichen, stellt sich der Professor jedoch nicht grundsätzlich gegen die schulmedizinische Verfahrensweise, sondern relativiert und ergänzt sie sinnvoll.

In einem Gespräch mit dem Verfasser erklärte Prof. Maar:

»Wir müssen möglichst viel nutzen von dem, was uns zur Verfügung steht. Wir müssen wirklich jeden Baustein nutzen. Das bedeutet auch, die Schulmedizin ergänzt das Feld. In ihr gibt es sehr eng gesteckte Grenzen der Therapieerfolge. Seit fünfzig Jahren ist dieses Gebiet rückläufig. Was da geschieht, ist schrecklich. Wir können mit der Schulmedizin nicht auf Schmusekurs gehen. Eine Ergänzung ist dringend nötig.« Der Professor möchte nicht gerne von

»alternativen« Methoden sprechen. Denn ihm geht es ja eben darum, Vorhandenes, und damit auch sinnvolle Aspekte der Schulmedizin, durch weitere Mittel und Möglichkeiten zu ergänzen. Folglich spricht er von *komplementären* Methoden. Und er verlangt eine Revision der schulmedizinischen Sichtweise, wenn es ums Krebsgeschehen geht. Denn: »Das größte Problem der Schulmedizin ist, daß sie den Krebs immer noch als eine lokale Erkrankung sieht. Doch das ist er nicht. Sie ist systemisch, das Immunsystem befindet sich in schlechtem Zustand. Und dann gestattet es dem Krebs, seine Kinder und Enkelkinder in den Körper zu entlassen. Die Schulmedizin sieht das immer nur aus der lokalen Perspektive. Gewiß, die Chemo ist systemisch, aber sie hat keinen Erfolg, da sie gleichfalls einen Angriff auf die gesunden Zellen darstellt. Übrigens, der Haarausfall ist nicht das Problem. Vielmehr ist es die Beeinträchtigung des Knochenmarks. Dieses nämlich wird über lange Zeit geschädigt. Dadurch befindet sich auch das Immunsystem in schlechtem Zustand. Nun, bei dieser schulmedizinischen Krebstherapie hat man das grundsätzliche Übel nicht erkannt. Es wird oder will einfach nicht erkannt werden.«

Tatsächlich, wer sich mit Blick auf die konventionellen Verfahren nach Fortschritten umsieht, der wird sie sicherlich in neuen Techniken und Verfeinerungen althergebrachter Methoden finden. Doch um die Fortschritte hinsichtlich der Behandlungserfolge sieht es meist nicht so gut aus. Einige Krebsarten sind gut chemotherapierbar. Sie lassen sich mit der Keule zähmen, sind gewissermaßen die Paradepferde der Chemo-Dompteure. In den meisten Fällen aber sieht die Situation nicht besser aus als vor vielen Jahren. So stellt Prof. Maar die rhetorische Frage: »Wie ist denn unsere Situation? Das ist eine Rückwärtsbewegung. Weder die Gentherapie noch die Protonenbestrahlung – das ist jetzt das Neueste – scheint etwas zu bringen.«

Zu seiner Person bemerkt Prof. Maar in seinem bereits erwähnten Buch: »Ich bin seit 33 Jahren Arzt und beschäftige mich seit 30 Jahren mit Krebstherapie, sowohl schulmedizinisch als auch naturheilkundlich … Ich habe fast alles erlebt, was es in diesem Bereich zu erleben gibt: große operative Eingriffe, große Tumorchirurgie, Triumphe und Tragödien. Ich war früher sozusagen ein ›Hardliner‹ der Onkologie. Nach und nach hat sich in mir die Überzeugung entwickelt, daß ich aufgrund der fehlenden schulmedizinischen Erfolge nach neuen Möglichkeiten und neuen Horizonten suchen muß, um meiner Verantwortung gegenüber den Patienten gerecht zu werden, so gut ich es kann.«

Operation – ja oder nein?

Gerade die Maßnahme des operativen Eingriffs bei Krebs betrachtete Julius Hackethal oftmals sehr skeptisch. Nicht zu vergessen dabei: Hackethal war selbst Chirurg.

Als Gegner einer Rabiat-Strategie lehnte sich Hackethal aber gegen die Standardisierung von Biopsien wie auch großen operativen Eingriffen auf und betonte, daß keine Radikal-OP einen Krebs vollständig beseitigen könne. Immer verbleiben Reste, winzige Nester um den eigentlichen Herd, man weiß nicht, wie weit man in den gesunden Bereich operieren muß und kann, wenn überhaupt möglich. Zudem gibt es Mikrometastasen. Ein entdeckter Krebs ist im Grunde bereits ein später Krebs. Er befindet sich schon lange im Körper, hatte Zeit, sich auszubreiten und seine »Töchter« in anderen Geweben anzusiedeln. Sticht man in einen Tumor hinein, wie das zu verschiedenen Zwecken gemacht wird – sei es zur Gewebeentnahme oder auch zum Einbringen eines radioaktiven Isotops direkt in die Krebsmasse –, dann »reizt« man dieses entartete Gewebe. Eine OP führt zur Streuung von Krebszellen, und geht man hier nicht sehr vorsichtig mit der zu entschärfenden »Bombe« um, dann explodiert sie noch in ihrem Versteck. Krebszellen lösen sich und gehen auf gefährliche Wanderschaft. Und derart vorsichtig zu operieren, daß dieser GAU nicht eintritt, läßt sich realistisch nicht umsetzen, so der große Kritiker der Schulmedizin.

Hackethal unterschied zwei große Arten von Krebs. Einmal den schlummernden, der jahrelang in einem Gleichgewicht mit dem Abwehrsystem steht und keine echten Probleme bereitet, solange er nicht gereizt wird. Wenn das geschieht, dann verwandelt sich dieser

»Haustier«-Krebs in einen »Raubtier«-Krebs. Plötzlich wird der Tumor aggressiv, unkontrollierbar, er wächst schnell und lebensbedrohlich.

Die übliche Philosophie der chirurgischen Onkologie verlangt nach einer möglichst baldigen Operation, bei der auch möglichst viel Geschwulstmasse und zudem zur Risikominimierung auch umliegendes Gewebe entfernt wird. Hackethal drehte seinerseits den Spieß komplett um. Nach seiner Ansicht sollte erst jede denkbar andere Therapieform angewandt werden, bevor man überhaupt an eine Operation dachte. Erst wenn keine Maßnahme mehr greifen sollte, wäre die OP als »ultima ratio« indiziert. Allerdings wieder mit Einschränkungen. Der belastende Eingriff sollte so gering wie möglich ausfallen. Doch wo liegt hier das kleinste verantwortbare Minimum? Die meisten Chirurgen werden hier jedenfalls ganz andere Antworten als Hackethal geben.

Die operierende Zunft stellte sich natürlich in weitgehend geschlossener Formation gegen das Ansinnen ihres berühmten, doch untragbar gewordenen Kollegen. Immerhin aber geht die neuere Tendenz deutlich in die Richtung erhaltender Maßnahmen. Ein Arm oder Bein wird nicht mehr so schnell amputiert wie früher. Auch in den hoffnungslosen, den sogenannten »austherapierten« Fällen, denen zumindest die Schulmedizin nicht mehr weiterhelfen kann, wird teils auch noch operiert, wenn dadurch längerfristig Schmerzen reduziert werden können. In anderen Fällen, beispielsweise bei sehr alten Menschen, wird man sich eher gegen einen Eingriff entscheiden, selbst wenn er von der Diagnose her angezeigt wäre. Unter Umständen besteht einerseits ein zu hohes Risiko, daß der Patient den Eingriff nicht übersteht, andererseits kann er unter palliativen Maßnahmen auch mit der Krankheit noch Jahre leben. Die Entscheidung über Sinn und Zweck einer OP muß demnach individuell von verantwortungsbewußten Ärzten getroffen werden.

Einen Tumor aus dem Körper zu schneiden, den Patienten mit einem Schlage von der Last des inneren Feindes und Schmarotzers zu befreien, hat für Chirurgen sicherlich etwas Verlockendes. Auch Professor Maar gesteht ein, lange Zeit tatsächlich in einer »Euphorie des Operierens« gelebt und davon geträumt zu haben, die Schäden am Gewebe durch moderne Rekonstruktionsoperationen zu kompensieren – beispielsweise eine Harnblase zu ersetzen. Doch dann kamen die Metastasen und machten den Chirurgen einen Strich durch die Rechnung: »Ich habe die Ohnmacht des Chirurgen erlebt, den Hochmut des Operateurs im Glauben, er könne sozusagen den Krebs wegschneiden. Doch es kam immer wieder anders, als man geplant hat, weil all die Anstrengung nicht genügt hat«, so erinnert sich der Professor in seinem hervorragenden Buch über die *Biologische Intensivtherapie*.

Kampf und Verteidigung an mehreren Fronten

Professor Maar erinnert sich auch sehr gut an die ersten Begegnungen mit der Chemotherapie, an düstere Bilder von Patienten, die in isolierten Zimmern abgeschirmt wurden, und an desinfizierte Ärzten in »Astronautenanzügen«. Damals war man noch fern der Idee, daß die eigenen Abwehrkräfte des Körpers eine wirksame Waffe gegen den Krebs sind und daher angeregt werden müssen. Wie Professor Maar feststellt, liege mittlerweile zwar der Beweis für diese Tatsache vor, doch fließe das kaum in die Ausbildung junger Mediziner ein. Die Grundidee hatte schon Julius Hackethal propagiert – natürlich unter heftigem Beschuß des konservativen Lagers. Sein ebenfalls eher unkonventioneller Kollege setzt sich dafür ein, eine Chemotherapie dort, wo sie wirklich notwendig und auch erfolgversprechend ist, auf jeden Fall mit begleitenden Maßnahmen zu kombinieren, welche die Abwehr des Patienten stimulieren. Denn sie ist durch die chemischen Attacken bis an die Grenzen des Möglichen geschwächt und kann nicht mehr an der eigentlichen Hauptfront tätig werden. Für Professor Maar liegt der Verdacht nahe, daß genau diese Schwächung des Immunsystems nicht selten darüber entscheidet, welchen Ausgang die Erkrankung nimmt und ob der Patient den Kampf gewinnt.

Nach den Erfahrungen von Prof. Maar erweist sich eine Chemotherapie nur in rund zehn Prozent aller Fälle als wirklich sinnvoll, meistens bei Kindern. Die Chemo läßt sich gut mit jener Methode verbinden, die der Professor über Jahre hinweg entwickelt hat. Seine *Biologische Intensivtherapie* attackiert den Krebs in einem kombinierten Verfahren mit mehreren Waffen, treibt ihn in die Enge und regt gleichzeitig das Immunsystem an.

In Düsseldorf leitet Professor Maar eine Tagesklinik, die Patienten über einige Wochen lang stundenweise für diverse Therapien aufsuchen können, um anschließend wieder aus der medizinischen Welt in eine normalere Umgebung entlassen zu werden. Über die Jahre haben Tausende von Patienten den Professor in seiner Klinik konsultiert. Im Warteraum liegt ein Gästebuch, in das Patienten ihre Gedanken und Empfindungen eintragen können. Einige kurze Auszüge belegen bereits, wie positiv die Therapie abschneidet. Ein Patient schreibt: »Auf biologische Krebsbehandlungsmethoden bin ich durch den Vortrag von Dr. Maar aufmerksam geworden. In dem vorgestellten Konzept sah ich eine erneute Chance, meiner Erkrankung entgegenzutreten. Das hat mich veranlaßt, meine schulmedizinische Therapie mit der biologischen Krebstherapie zu kombinieren. Tatsächlich hat sich eine gesundheitlich stabile Lage erzielen lassen. Das Besondere und Schöne an dieser Kombinationstherapie ist für mich, daß es mir während des gesamten Behandlungszeitraums sehr gut ging. Sehr schnell hatte ich keine Schmerzen mehr und konnte somit ein normales Leben führen.« Ein anderer Patient notiert: »Meine einzige Hoffnung ist Dr. Maar. Seine Behandlung ist einmalig und vielversprechend.« Noch ein drittes kurzes Zitat: »Dankbar und voller Hoffnung, daß diese schreckliche Erkrankung zum Stillstand gekommen und eventuell sogar eine Heilung möglich ist, verabschiede ich mich heute von Ihnen. Ohne Ihre Behandlungsmethode wäre dies nie und nimmer möglich gewesen, dessen bin ich mir sicher.«

Was geschieht bei der so effektiven *Biologischen Intensivtherapie* also nun im einzelnen?

Schon einmal vorweg gesagt: Eine Chemotherapie erfolgt dort nicht. Wenn überhaupt, wird sie völlig unabhängig in anderen Kliniken durchgeführt, hat aber mit der *Biologischen Intensivtherapie* selbst nichts zu tun. »Die Chemo ist heute standardisierter als früher. An jeder kleinen Klinik wird sie schon durchgeführt, man bekommt sie überall. Und immer in der gleichen Weise« – so erläutert Prof. Maar. Auf die Frage des Autors, ob denn viele Patienten der Tagesklinik begleitend eine Chemo machen lassen, erwiderte der Professor: »Der Prozentsatz ist niedrig. Die Chemo als Ergänzung ist schon ein Kompromiß, hauptsächlich für Leute, die Angst haben, sich ganz auf die Komplementärmedizin zu verlassen.«

Zentrales Element der *Biologischen Intensivtherapie* sind vielmehr Mistelinjektionen in hoher Dosierung. Professor Maar bezeichnet die Mistel-Therapie ausdrücklich als »eine unserer stärksten Waffen«. Hinzu kommen Enzyme, Peptide, Schöllkraut, Selen, Magnesium, Vitamin-C-Infusionen, Ozontherapie, Thymus-Extrakte und die Verabreichung von sogenannten *Anti-Oxidantien*, die als Fänger der freien Radikale im Körper unterwegs sind, jener karzinogenen Molekülbruchstücke. Auch *Kurzwellen-* und *Ganzkörperhyperthermie* spielen eine wichtige Rolle, also die Überwärmung des Körpers. Denn Krebszellen sind wärmeempfindlich.

Was in der Zusammenfassung wie ein Patentrezept aussieht, wird in der Praxis nach zahlreichen Gesichtspunkten sehr individuell auf den einzelnen Patienten abgestimmt. Die für gewöhnlich etwa fünfwöchige Therapie, die auf einer täglichen oder beinahe täglichen Basis erfolgt, kann nur in der Klinik stattfinden. Allein schon die angewandten Verfahren und Apparate lassen eine unabhängige Behandlung nicht zu. Sie beruht zudem auf jahrelanger fachärztlicher Erkenntnis und kann daher nur von einem spezialisierten Team umgesetzt werden. In den meisten Fällen wird die Therapie nach wenigen Wochen oder Monaten wiederholt, um eine Stabilisierung der Situation zu erreichen. Manche Patienten besuchen die Klinik aufgrund des Behandlungserfolges einige Jahre lang. Immerhin liegt die therapeutische Erfolgsquote bei sehr erfreulichen 75 Prozent. Ein mehr als schlagkräftiges Konzept also mit Ergebnissen, die sich sehen lassen können!

Um den Krebs zu bezwingen, muß er von mehreren Seiten angegangen werden. Und hierin liegt die große Stärke des Verfahrens. Denn die rein schulmedizinische Therapie geht lediglich den Tumor an, ohne Rücksicht auf das Immunsystem zu nehmen. Die Heilungsquote ist daher mager. Die reine Naturmedizin wiederum stellt sich vor allem auf die Seite des Immunsystems, vernachlässigt aber eine direkte Attacke auf den Tumor.

Genau wie die Mistel selbst arbeitet auch die *Biologische Intensivtherapie* massiv an beiden Fronten. Die Zerstörung der Krebszellen mittels Apoptose ist die eine Front, der Aufbau des Immunsystems zur Abwehr einer »zweiten Angriffswelle« die andere. In dieser »zweiten Angriffswelle« sieht Prof. Maar die gefährlichen Metastasen.

Die Hochdosis-Misteltherapie

Professor Maar behauptet weder, den Stein der Weisen gefunden noch eine völlig neue Therapie aus dem Boden gestampft zu haben. Präparate und Methoden sind oft bereits bekannt. Das Neue ist jedoch eine bislang nicht eingesetzte Kombination oder Dosierung.

Ein wesentliches Zauberwort ist eben gerade die *Kombinationstherapie*. Nicht umsonst verwendete Dr. Klaus Maar früher öfters auch die Bezeichnung *Bioelementare Kombinationstherapie*. Gemeint ist damit genau dasselbe Konzept. Griffiger aber ist der neue Name, der sich bei Patienten und Fachleuten auch durchgesetzt hat. Bei der *Biologischen Intensivtherapie* signalisiert »Biologisch« die aktive Unterstützung des Immunsystems, während »Intensiv« die durchaus radikale Abtötung der bösartigen Zellen im Körper verdeutlicht.

Ohne die Mistel wäre die *Biologische Intensivtherapie* eines ihrer wichtigsten Hilfsmittel beraubt. Bekanntlich nützen zudem die besten Farben nichts, wenn der Künstler nicht malen kann. Mit anderen Worten: wenn der Maler kein Künstler ist! Genauso verhält es sich mit der medizinischen Kunst. Ob nun der Onkologe, der Operateur oder der Misteltherapeut, jeder muß seine Fertigkeiten perfekt beherrschen, seine Werkzeuge intelligent und gekonnt mit dem entsprechenden Fingerspitzengefühl einsetzen, um optimale Ergebnisse zu erhalten. Das Kunstwerk der Medizin sollte dabei stets der gesunde Patient sein. Wer die Mistel als Therapeutikum einsetzt, kann nicht einfach auf den Baum steigen, ein paar Büschel des Zaubergewächses abschneiden, im Mörser zerstößeln und als Krebsmittel verfüttern. Und auch ein professionell hergestelltes Mistelpräparat muß mit möglichst spezieller Fachkenntnis genau dosiert und angewandt werden, um seine optimale Wirkung zu entfalten.

Traditionell werden Mistelinjektionen subkutan verabreicht, also lediglich unter die Haut injiziert, genau wie eine Insulinspritze. Das kann der Patient ohne weiteres selbst machen. Nach anfänglicher Überwindung wird die Sache schnell zur Gewohnheit. Die meisten, die sich eine Weile selbst gespritzt haben, würden sich die Injektionen nur ungern wieder von jemand anderem geben lassen. Wer sich selbst spritzt, kann den Druck sofort verringern, wenn es anfängt, unangenehm zu ziehen. Mistelinjektionen, die subkutan verabreicht werden, unterstützen das Immunsystem. Wie auch neue Studien gezeigt haben, ist diese Wirkung nachweisbar. Allerdings ist sie zu schwach, um den Kampf gegen den Krebs wirklich zu gewinnen. Deshalb geht Professor Maar einen anderen Weg: Er injiziert die Mistellösung intravenös, die Wirkstoffe gehen also direkt ins Blut und können nun weit mehr bewerkstelligen.

Nur acht von 1000 Patienten zeigen eine Unverträglichkeit in diese *Hochdosis-Misteltherapie*. Sollte eine unerwünschte Reaktion auftreten, wird sie mit Cortison unmittelbar abgefangen. Unter fachkundiger Anleitung können durch sehr vorsichtiges Ankurbeln der Misteltherapie selbst Patienten, die anfangs allergisch reagierten, an das Verfahren gewöhnt werden. Wenn alles normal verläuft, lassen sich die Misteldosierungen extrem steigern. Bei bis zu 30 Ampullen pro Tag ist die Bezeichnung »intensiv« tatsächlich angebracht. Der geniale Cocktail der Mistel kann nun bei ungleich höherer Konzentration im Körper sein Werk beginnen. Ungezählte Wirkstoffe arbeiten simultan für das Immunsystem und gegen den Krebs. Die hohe Dosis rückt dabei Ergebnisse in den Bereich des Möglichen, wie sie bei einer rein subkutanen Injektion undenkbar wären. Die intravenösen Mistelspritzen sind zuweilen sogar in der Lage, eine Lungenmetastase abzutöten!

Peptide, Thymus und Enzyme

Neben der vielfach bedeutsamen Mistel finden zahlreiche weitere Wirkstoffe ihre Anwendung in der *Biologischen Intensivtherapie*, darunter auch die Peptide, wie sie Bestandteil der Mistelpflanze selbst sind. Diese relativ kleinen Eiweißmoleküle steuern Immunzellen und sind zusammen mit ihnen vor allem in der Milz stationiert, wo sie auch entstehen. Als wesentliche Werkzeuge der Abwehr benötigt sie der Körper im Falle einer Krebserkrankung dringend. Konzentrierte und standardisierte Wirkstoffe aus tierischen Peptiden können in Tablettenform und als Injektionen verabreicht werden.

Im Zusammenhang mit den verschiedenen Leukozyten war bereits vom Thymus die Rede. Hier werden die T-Lymphozyten geprägt, allerdings vor allem bei Kindern und Jugendlichen. Über drei Dutzend verschiedener Thymus-Faktoren bringen das Immunsystem auf Trab. Dieses Organ verkümmert leider mit zunehmendem Alter und kann schließlich nicht mehr wirken. Dabei ist seine Arbeit für eine komplett funktionierende Abwehr unbedingt erforderlich. Die *Biologische Intensivtherapie* trägt dem Rechnung, indem Patienten mit Thymusextrakten versorgt werden. Während Peptide vor allem aus Schweinen gewonnen werden, stammt der Thymus von Kälbern. Beide Stoffe – Peptide und Thymus – verstärken sich gegenseitig in ihrer positiven Wirkung auf den Organismus. Und zusammen mit der Mistel findet eine sehr sinnvolle Aufgabenteilung statt. Zunächst sorgt der Thymus für die Produktion von Immunzellen, dann schließt sich die Mistel als deren aktivierende Kraft an.

Eine weitere »Waffe« der Therapie von Professor Maar nutzt die Überraschungstaktik. Mit einem Male fällt ein Schauer von Enzymen über den Tumor her. Diese Attacke verläuft sehr gezielt: exakt dosiert, schnell und massiv.

Wenn man dem Blutserum kranker Menschen die richtige Enzymmischung beigab, wurde die fehlende Abwehrkraft wieder hergestellt. Die Enzyme setzten einerseits Immun-Blockaden außer kraft. Andererseits können sie selbst auch blockierend wirken. Und zwar an genau der richtigen Stelle. Professor Maar macht in diesem

Kontext auf das Enzym *Bromelain* aufmerksam, das Moleküle ausschaltet, die normalerweise für Krebszellen als »Ankerplatz« auf gesunden Zellen dienen. Solche *Adhäsionsmoleküle* bieten damit die Grundvoraussetzung, um Metastasen zu bilden. Sobald sie aber durch Enzyme belegt und damit funktionslos geworden sind, wirkt die gesunde Zelloberfläche seifenglatt für die anrückende Krebszelle. Sie kann nirgends festmachen. Enzyme tragen also wesentlich dazu bei, Metastasen zu verhindern. Enzyme bauen auch einen Stoff ab, der für die Blutgerinnung zuständig ist und von Krebszellen übermäßig produziert wird: Fibrin. Die ungewöhnliche Ansammlung auf Tumorzellen überdeckt ihre charakteristischen Antigene. Damit tarnen sie sich, sie können von der Abwehr nicht mehr erkannt werden. Sobald die Enzyme ins Spiel kommen, ändert sich das. Die Krebszellen sind ihrer »Tarnkappe« beraubt und werden fürs Immunsystem wieder sichtbar.

Hyperthermie

Ein wesentlicher Bestandteil der *Biologischen Intensivtherapie* ist die *Hyperthermie*, die ausschließlich unter kontrollierten Bedingungen stattfinden darf. Krebszellen sind bekanntlich äußerst geschickte Feinde, die sich aufs Tarnen und Täuschen hervorragend verstehen. So schienen sie lange schon ein beinahe unangreifbarer und unbesiegbarer Feind zu sein. Doch wie sich immer wieder zeigt, hat auch dieser Feind eine ganze Reihe von Schwachstellen – sie sind gleichsam die Stärke einer kombinierten Therapie, die nicht lediglich eine einzige dieser Schwachstellen angreift, sondern buchstäblich die Taktik der Krebs-Schere wählt und damit versucht, die ausweglose Lage vom Patienten auf dessen inneren Gegenspieler zu übertragen.

Zu diesen Schwachstellen zählt auch die Temperaturempfindlichkeit von Tumorzellen. Sie sind nicht im gleichen Maße wie gesunde Zellen fähig, eine Temperaturerhöhung abzufangen. Interessant ist, daß bereits Mistelinjektionen zu einer leichten Temperaturerhöhung bei den Patienten führen, selbst bei einer subkutanen

Gabe. Bei der Hyperthermie wird diese Überwärmung ausgebaut; sie erhöht auch die Wirksamkeit anderer begleitender Verfahren.

Nirgendwo anders finden so viele Hyperthermie-Behandlungen statt wie in der Tagesklinik von Professor Maar. So einfach eine Überwärmung zu sein scheint, es handelt sich um eine wissenschaftlich bereits gut untermauerte Therapie, die nur unter genauer Vorbereitung, Dosierung und Beobachtung zum Einsatz kommen darf.

Sofern genau bekannt ist, wo ein Tumor liegt, wird speziell diese Region überwärmt. Um jedoch auch möglicherweise bereits vorhandene, aber diagnostisch nicht nachweisbare Mikrometastasen mit abzudecken, wendet man in der Tagesklinik oft, vor allem bei schnell metastasierenden Tumortypen, eine *Ganzkörper-Hyperthermie* an. Hierzu wird der Patient auf ein isoliertes Bett gelegt und per Infrarotbestrahlung im Laufe einer halben Stunde auf 40 bis 41 Grad Celsius aufgewärmt. Danach beginnt die Hauptbehandlung, die unter fortwährender Kontrolle rund eine Stunde dauert. Individuelle Abstimmung gilt auch hier als wichtiges Gebot. Nicht jeder Mensch verträgt die Wärme gleichermaßen, wobei schlanke Personen im Vorteil sind. Eine Variante des Verfahrens ist die lokale *Tiefen-Hyperthermie*. Sie kommt bei örtlich begrenzten Tumoren oder Metastasen zum Einsatz und wird mit einem Wärmeteller erreicht, der auf die betroffene Körperpartie aufgelegt wird und mittels Mikrowellen eine Erwärmung von rund 44 Grad Celsius erzeugt. Die genaue Temperatur, die im Tumor erreicht wird, kann allerdings nur schwer oder gar nicht ermittelt werden, denn bekannt ist nur, welche Temperatur in den Körper geschickt wird, nicht aber, was davon tatsächlich am Ziel ankommt. Zudem darf die Eingabetemperatur selbstverständlich nicht zu hoch gewählt werden, Hautschäden könnten sonst die Folge sein. Das Hyperthermie-Verfahren wird weiterentwickelt und in Zukunft durch neue Techniken verbessert.

Ein schlagkräftiges Gesamtkonzept

Wie jede andere medizinische Therapie befindet sich die *Biologische Intensivtherapie* gleichfalls im Wandel und wird in verschiedenen Einzelbereichen fortentwickelt. Dazu zählt auch ein neuer »Karzinomcocktail«, der in der Tagesklinik verabreicht wird. Der Name legt schon nahe: Hierbei handelt es sich um eine Wirkstoffmischung. Sie wird per Infusion verabreicht und enthält Mistelextrakt, Magnesium, Eisen, Selen oder aber Vitamin C, Leberpeptide und schmerzhemmende Substanzen. Nicht alles darf innerhalb eines solchen »Cocktails« simultan gegeben werden. So auch bei Vitamin C und Selen. Nur eines von beidem geht, andernfalls hebt sich die Wirkung gegenseitig auf.

Verschiedene begleitende und nach langjähriger Erfahrung präzise aufeinander abgestimmte Elemente unterstützen die komplexe *Biologische Intensivtherapie*. Im Verbund dienen sie gleichermaßen der Abwehrsteigerung und der Tumorattacke.

Mit dem seit einigen Jahren zugelassenen Medikament *Zometa* wird die Knochensubstanz gehärtet, um ein Eindringen von Metastasen zu verhindern, wie das bei Brust-, Lungen- und Prostatakrebs schnell geschehen kann.

Opti Immun enthält rund 40 sich ergänzende Vitamine, Kräuter und Nährstoffe, die einerseits Gifte abbauen helfen und andererseits das Immunsystem festigen.

Actovegin schließlich regt die Verwertung von Sauerstoff und Zucker an, womit die Energieversorgung des Patienten aufgewertet wird.

Mit Einläufen von Ozon kann der Darm entgiftet werden. Ozon ist eine dreiatomige Sauerstoffabart, die, an sich giftig, schon lange als Heilmittel zum Einsatz kommt. Eine wirkungsvolle Darmreinigung findet in Form der *Kolon-Hydrotherapie* statt. Dabei wird Warmwasser in den Dickdarm gepumpt. Wie Professor Maar berichtet, sind viele seiner Patienten über die positive Wirkung dieser von den meisten Betroffenen zunächst eher mit Skepsis beäugten Therapie überrascht.

Insgesamt stellt die *Biologische Intensivtherapie* ein logisches und schlagkräftiges Konzept dar, um eine Krebserkrankung in den Griff zu bekommen. Die Erfolge sind überaus vielversprechend, wobei diese Therapie auch unterstützend zu einer laufenden chemotherapeutischen Behandlung gewählt wird, was ohnehin auf viele alternative Verfahren zutrifft.

Die starke körperliche Belastung der berüchtigten »chemischen Keule« läßt sich durch die zusätzlichen Maßnahmen bemerkenswert herabsetzen. So stellt sich Professor Maar wie schon angesprochen nicht gegen die Schulmedizin, sondern sieht seine Aufgabe weit mehr in einer Unterstützung, ohne damit als kritikloser Befürworter der Chemo zu fungieren. Manchmal veranlaßt er auch die Aussetzung einer bereits laufenden Chemotherapie, wenn neue Patienten ihn aufsuchen, deren Abwehr durch eine vorausgegangene konventionelle Therapie bereits gefährlich reduziert ist. Erst wenn wieder ein guter Allgemeinzustand erreicht ist, wird dann unter Umständen die Chemotherapie beendet, ohne allzu belastend zu werden.

Sobald sich eine Chemo vermeiden läßt oder sie aufgrund der Diagnose als unsinnig erscheint, findet die Intensivtherapie auch vollständig ohne sie statt.

Wenn in der Medizin therapeutische Vernunft an erster Stelle steht anstelle von finanziellem Verdienst, dann ist vieles möglich. Auch die Polarisierung zwischen Schul- und Naturmedizin könnte sich wandeln in eine »friedliche Koexistenz« und sogar eine Symbiose. Großteils ist das noch Zukunftsmusik, doch die *Biologische Intensivtherapie* zeigt, was grundsätzlich möglich ist.

Kapitel 10

Das Wunder-Vitamin

Symbiose im Interesse der Patienten

Die folgenden Kapitel beschäftigen sich mit verschiedenen Aspekten, die einen Beitrag zur Verbesserung der Lebensqualität leisten, das Immunsystem unterstützen und die Gesundung fördern können. Es ist sicher nicht angebracht, sie als komplette alternative Therapien zu bezeichnen; vielmehr handelt es sich dabei um therapeutische Bestandteile, die teils auch in verschiedenen Therapierichtungen zum Einsatz kommen. Infolge der nicht mehr überschaubaren Zahl an Konzepten ist eine umfassende Beschreibung ohnehin nicht möglich. So werden hier lediglich einige bemerkenswertere und wesentliche, sich deutlich voneinander unterscheidende Einzelaspekte genannt, die insgesamt aber die großen Bereiche sinnvoll scheinender alternativer Behandlungsansätze abdecken.

Zu den nächsten Themen einige doch angebrachte allgemeine Worte vorweg: Der Bereich alternativer Behandlungsmethoden umfaßt heute zahlreiche unterschiedliche Ansätze. Es gibt Tausende von »echten« und »falschen« Wirkstoffen, Präparaten und Denkansätzen, die als hilfreich in der Behandlung von Krebs gelten, in die große Hoffnung gesetzt oder die geradezu als wahre Wundermittel vorgestellt werden.

So skeptisch die Schulmedizin zu betrachten ist, so viel Skepsis ist auch hier oft angebracht. Denn in diesem Segment gibt es immer wieder Beispiele für Scharlatanerie und pure Geschäftemacherei. Mit Krebs macht nicht nur die Pharmaindustrie guten Profit.

Skepsis ist vor allem bei einzelnen Präparaten angebracht, die ganz für sich allein zum gewünschten Erfolg führen sollen. Auch nach Ansicht von naturkundlich orientierten Medizinern ist Fakt: Ob nun Misteln, Magnetfelder, Vitamine, Ernährungsumstellung oder Enzyme, keine dieser »Waffen« kann dem Krebs absolut sicher Paroli bieten. Gar kein Zweifel, Krebs ist nach wie vor ein sehr ernstes medizinisches Problem, und schnelle Heilsversprechen lassen zwar aufatmen, doch ändern sie nichts an den Fakten. Fakt ist auch, daß auf beiden Seiten Opfer zu beklagen sind – in der Schulmedizin wie in der alternativen Medizin. Es wäre nun ein unwürdiges Spiel, das allerdings doch immer wieder unternommen wird: nämlich die Verluste gegenzurechnen. Doch eine solche Schreckensbilanz läßt sich nur sehr schlecht ziehen. Dazu ist die reale Situation viel zu kompliziert. Auch gibt es viele Fälle, in denen verschiedene Verfahren beider Lager gleichermaßen zur Anwendung kamen und die Resultate sich nicht mehr trennen lassen.

Auffallend scheint allerdings, daß Todesfälle durch Chemotherapie heute keinen Skandal auslösen und in den Medien demnach auch keine Schlagzeilen bewirken. Die Krankheit war in diesen Fällen zu weit fortgeschritten, und der Patient verstarb eben stets am Krebs, nicht an der Chemo. Umgekehrt aber sorgen Fälle, in denen ein Patient mit einer alternativen Methode behandelt wurde und daraufhin verstarb, sofort für Aufsehen. Dann ist nämlich sofort von Scharlatanerie oder zumindest einer wirkungslosen alternativen Behandlung die Rede – die Todesursache war also eindeutig die falsche Behandlung, nicht aber der Krebs an sich.

Daß in einigen Fällen tatsächlich Scharlatanerie zum Tode führte, ist leider nicht nur eine bedauerliche, sondern eine schreckliche Tatsache. Und wenn beispielsweise Eltern ihr Kind durch einen Scharlatan verlieren, kann es sein, daß sie sich dies nicht einmal selbst gegenüber eingestehen wollen. Doch wie sollte Eltern, im Normalfall medizinische Laien, hier eine Schuld treffen? Selbst ausgebildete Ärzte können *in ehrlichster Überzeugung, das einzig Richtige zu tun*, eine nutzlose oder schädliche Methode anwenden. Oder sie wenden eine potentiell wirkungsvolle Methode falsch an. Das kann der Schulmediziner sein, der einem männlichen Patienten neben der üblichen Chemo die Apfelbaummistel spritzt – weil sie ja ohnehin nur der Beruhigung dient (Placebo); das kann natürlich auch der Naturmediziner sein, der seinem Patienten *nur und ausschließlich* Misteln verabreicht! Und es kann der Schulmediziner sein, der stur eine bestimmte Chemo bei Nierenzellkarzinom durchführt. Am seltensten dürfte der Fall eintreten, bei dem ein erklärter

Naturmediziner (die falsche) Chemo gibt, nur um seinerseits den Patienten zu beruhigen.

Die folgenden methodischen oder medikamentösen Maßnahmen stellen, wie oben angedeutet, für sich keine regelrechte *Krebstherapie* dar, sondern eine möglicherweise sinnvolle Ergänzung anderweitiger Behandlungen. Dabei muß jede Art von Krebsbehandlung von ausgebildeten und möglichst spezialisierten Ärzten durchgeführt werden. Diese Tatsache kann nicht oft genug erwähnt werden. Wer sein Leben nicht aufs Spiel setzen möchte, für den muß Selbstbehandlung ein absolutes Tabu sein!

In Anbetracht der leider immer noch zu beklagenden Todesfälle bei Krebs steht gewiß niemandem heute zu, den »Stein der Weisen« für sich zu beanspruchen. Hier ist schulmedizinische Arroganz kein Deut besser als alternative Trotzigkeit. Beides wäre unverantwortlich.

Dem neutralen Beobachter würde es am Herzen liegen, daß sich Vertreter der kontroversen Lager gemeinsam an einen Tisch setzen und daß »symbiotische« Konferenzen der Medizin unter ihrer ersten, hippokratischen Prämisse stattfinden: niemals etwas zu tun, was dem Wohle des Patienten zuwiderläuft. Daß ein Miteinander in der heutigen Situation aus bekannten Gründen (noch) illusorisch ist, besitzt bedauerlicherweise die Dimension eines Tatbestandes.

Auf welchen Eid schwört eigentlich jeder angehende Arzt auf alle Zeit seiner Berufsausübung? Man spricht immer wieder vom Eid des Hippokrates, jenes altgriechischen Mediziners des fünften vorchristlichen Jahrhunderts, doch nur wenige kennen den Inhalt dieses antiken Schwurs.

Nachdem nun bereits die Verflechtungen, Interessenkonflikte und Ungewöhnlichkeiten rund um die »Jahrtausendgeißel« Krebs deutlicher geworden sein sollten, ist es vielleicht ganz interessant, sich kurz des Wortlauts zu erinnern:

Eid des Hippokrates:
Ich schwöre bei Apollon, dem Arzt, und bei Asklepios, Hygieia und Panakeia sowie unter Anrufung aller Götter und Göttinnen als Zeugen, daß ich nach Kräften und gemäß meinem Urteil

diesen Eid und diesen Vertrag erfüllen werde: Denjenigen, der mich diese Kunst gelehrt hat, werde ich meinen Eltern gleichstellen und das Leben mit ihm teilen; falls es nötig ist, werde ich ihn mitversorgen. Seine männlichen Nachkommen werde ich wie meine Brüder achten und sie ohne Honorar und ohne Vertrag diese Kunst lehren, wenn sie sie erlernen wollen. Mit Unterricht, Vorlesungen und allen übrigen Aspekten der Ausbildung werde ich meine eigenen Söhne, die Söhne meines Lehrers und diejenigen Schüler versorgen, die nach ärztlichem Brauch den Vertrag unterschrieben und den Eid abgelegt haben, aber sonst niemanden. Die diätetischen Maßnahmen werde ich nach Kräften und gemäß meinem Urteil zum Nutzen der Kranken einsetzen, Schädigung und Unrecht aber ausschließen. Ich werde niemandem, nicht einmal auf ausdrückliches Verlangen, ein tödliches Medikament geben, und ich werde auch keinen entsprechenden Rat erteilen; ebenso werde ich keiner Frau ein Abtreibungsmittel aushändigen. Lauter und gewissenhaft werde ich mein Leben und meine Kunst bewahren. Auf keinen Fall werde ich Blasensteinkranke operieren, sondern ich werde hier den Handwerkschirurgen Platz machen, die darin erfahren sind. In wieviele Häuser ich auch kommen werde, zum Nutzen der Kranken will ich eintreten und mich von jedem vorsätzlichen Unrecht und jeder anderen Sittenlosigkeit fernhalten, auch von sexuellen Handlungen mit Frauen und Männern, sowohl Freien als auch Sklaven. Über alles, was ich während oder außerhalb der Behandlung im Leben der Menschen sehe oder höre und das man nicht nach draußen tragen darf, werde ich schweigen und es geheimhalten. Wenn ich diesen meinen Eid erfülle und ihn nicht antaste, so möge ich mein Leben und meine Kunst genießen, gerühmt bei allen Menschen für alle Zeiten; wenn ich ihn aber übertrete und meineidig werde, dann soll das Gegenteil davon geschehen.«

Vor allem den Satz »Lauter und gewissenhaft werde ich mein Leben und meine Kunst bewahren« haben manche Ausübende vielleicht nicht mehr ganz in Erinnerung. Kritiker richten hierbei ihr Augenmerk vorrangig auf das pharmazeutische Establishment als entscheidende Instanz, die bestimmt, wie ein Arzt »richtig« zu heilen hat.

Krebs als Ergebnis von Heilung?

Immer wieder sind Vitamine als umstrittene »Krebs-Heilmittel« in die Schlagzeilen geraten. Der nicht minder umstrittene Dr. Matthias Rath erklärte, Krebs mit Vitaminen und Mineralstoffen heilen zu können. Nach dem tragischen Tod seines neunjährigen Patienten Dominik kocht die Diskussion um Dr. Rath selbstverständlich auf höchster Stufe. Jede der beteiligten Parteien stellt den traurigen Fall anders dar, wobei auch kursorischen Beobachtern auffiel, wie sehr Dr. Rath den im Herbst 2002 an einem metastasierenden Knochentumor schwer erkrankten Dominik für eine plakative Publicity einspannte. Am 1. November 2004 verstarb der Junge. Dr. Rath machte daraufhin eine alternative Klinik in Bayern für den Tod verantwortlich und wurde im Gegenzug von deren Leiter wegen Verleumdung angezeigt. Der hier nur ganz kurz angerissene, so tragische Fall gestaltet sich komplexer und ist zum Stand von Ende 2005 in seinen Einzelheiten ungeklärt. In Anbetracht dessen wird auch in diesem Buch nicht weiter auf die Aktivitäten von Dr. Rath eingegangen. Daß Vitamine wesentliche Funktionen im Körper übernehmen und ihnen auch im Krebsgeschehen eine Rolle zukommt, scheint gesichert zu sein. Doch wie weit sie als eigenständige Therapie brauchbar sind, ist eine davon unabhängige, wenn auch oft gestellte Frage. Eine sinnvolle Ergänzung laufender Therapien können sie gewiß sein. Wie wirksam aber ist diese Ergänzung?

Neben dem Allround-Vitamin C, das schon von dem doppelten Nobelpreisträger Linus Pauling als sehr bedeutsame Substanz im Kampf gegen den Krebs gelobt und dennoch als Pseudo-Präparat abgetan wurde, geriet ganz besonders immer wieder *Vitamin B17* ($C_{20}H_{27}NO_{11}$) unter Beschuß, das auch als *Amygdalin* oder *Laetrile* bekannt ist und gute Erfolge bei der Krebsbehandlung zeitigen soll.

Diese Geschichte geht bis in die 1950er Jahre zurück, als ein Biochemiker mit dem bezeichnenden Namen Ernst T. Krebs nach, wie es heißt, jahrelangen Forschungen schließlich ein neues Vitamin isolierte, das er als B17 identifizierte und *Laetrile* nannte. Die Entdeckung sprach sich herum, und Krebs schien damit nicht nur *einen* Stein ins Rollen gebracht zu haben. Man hörte immer wieder von jenem Vitamin und seiner Eigenschaft, eine hemmende Wirkung auf Tumoren zu haben, sie sogar vollständig kontrollieren zu können.

Ernst T. Krebs hatte sich in der Zeit vor dem Zweiten Weltkrieg intensiv mit Enzymen auseinandergesetzt, darunter *Bromelain*, das wie im vorigen Kapitel erwähnt, Adhäsionsmoleküle auf gesunden Zellen für maligne Zellen blockiert. Der amerikanische Forscher befaßte sich auch mit *Chymotrypsin* und *Papain*, um herauszufinden, wie sich diese biochemischen Katalysatoren im Falle von Tumorerkrankungen einsetzen ließen. Krebs befaßte sich zudem mit Forschungen des schottischen Professors John Beard von der Universität Edinburgh.

Beard hatte sich ebenfalls mit diversen Enzymen beschäftigt und experimentierte mit intravenösen Injektionen aus Extrakten der Bauchspeicheldrüse (*Pankreas*). Er hatte 70 Krebspatienten mit solchen Injektionen behandelt und soll dabei sehr erfolgreich gewesen sein. John Beard entwickelte auch eine erstaunliche Theorie der Krebsentstehung: die *Trophoblastentheorie*. Er stellte fest, daß eine eigene Gruppe vorembryonaler Zellen – die *Trophoblasten* – sich überhaupt nicht von absolut bösartigen Krebszellen unterscheiden. Doch sind sie für das Wachstum eines Embryos unbedingt nötig. Dazu schreibt der im Mai 2005 verstorbene australische Journalist Joe Vialls, der als Verschwörungstheoretiker umstritten war: »Der Trophoblast entsteht durch Weiterentwicklung aus einer Zelle, die [Autor G. Edward] Griffin – sehr vereinfacht ausgedrückt – als die ›omnipotente Zelle‹ (›total life‹ cell) bezeichnet. Diese Zelle verfügt über die uneingeschränkte Fähigkeit, sich zu einem beliebigen Organ, zu Gewebe oder zu einem vollständigen Embryo zu entwickeln. Wenn die ›total life cell› durch Kontakt mit dem Hormon Östrogen – das von Frauen und Männern gleichermaßen produziert wird – dazu angeregt worden ist, den Trophoblasten zu bilden, spielt sich einer von zwei verschiedenen Vorgängen ab. Im Falle einer

Schwangerschaft ist die übliche Entwicklung eines Mutterkuchens (*Plazenta*) und einer Nabelschnur zu beobachten. Wenn der Trophoblast jedoch als Teil eines Heilungsprozesses ausgelöst wird, entsteht als Folge Krebs oder, wie Edward Griffin warnt: ›Präziser formuliert, sollten wir sagen, daß man dann von Krebs spricht, wenn der Heilungsprozeß – nachdem er abgeschlossen ist – unvermindert weitergeht.‹«

John Beard sowie Ernst Krebs und dessen Sohn berichteten über ihre unabhängige Entdeckung, daß im menschlichen Körper mehrere tausend Zellen existieren, die nicht über das embryonische Stadium hinaus gelangten – *Fibro-* oder *Neoblasten*. Sie kommen bei der Reparatur von Verletzungen zum Einsatz. Dafür eignen sie sich in besonderem Maße, da sie durch *Collagen*-Produktion zur Festigung von Geweben beitragen. Jede Schädigung von Gewebe regt das Wachstum von Fibroblasten an und fördert die Absonderung von Zytokinen, die bei den »Ausbesserungsarbeiten« mitwirken. Fibroblasten können sich zu verschiedensten Geweben umwandeln. Der Heilungsprozeß beginnt mit der Ausschüttung von Östrogen, wodurch die Zellproduktion in Gang gesetzt wird. Enzyme der Bauchspeicheldrüse stoppen schließlich den Prozeß. Geschieht das nicht, setzt sich das Wachstum unkontrolliert fort. Nach dieser Vorstellung ist Krebs ein ungebremster Heilungsvorgang. Karzinogene wie Zigarettenrauch, Alkohol, diverse Gifte etc. erzeugen Schäden und geben den Ort vor, an dem der Heilungsprozeß beginnen muß, der unter Umständen Krebs erzeugt. Schutzmechanismen des Körpers wirken dem entgegen – und, wenn die Verfechter der These recht haben, auch das Vitamin B17.

Ernst T. Krebs beschäftigte sich intensiv mit der Beardschen Trophoblastentheorie. Nach dem 56. Schwangerschaftstag schüttet die Bauchspeicheldrüse das Enzym Chymotrypsin aus und vernichtet damit den Trophoblasten. Wird er aber nicht embryonal ausgelöst, sondern als Teil eines Heilungsprozesses, führt er zu Krebs. Trophoblastenzellen produzieren große Mengen des Hormons *Humanes Choriongonadotropin* (*HCG*), das in einem Urintest nachgewiesen werden kann. Ist das Ergebnis positiv, weist das entweder auf eine Schwangerschaft oder aber auf Krebs hin, wenn die Testperson eine Frau ist. Bei einem Mann liefert die Anwesenheit von HCG im Urin also einen Hinweis auf Krebs. Nicht umsonst befindet sich das Hormon auch auf der Liste der Tumormarker (siehe die Seiten 60 bis 62).

B17 – Zwei Gifte gegen den Krebs

Ernst T. Krebs machte vor vielen Jahrzehnten die Entdeckung, daß B17 gezielt Tumorzellen vergiften kann. Dieses Vitamin findet sich konzentriert in den Samen von Kernobst – Kirschen, Nektarinen, Pfirsichen, Pflaumen, Äpfeln. Deshalb schrieb der Autor G. Edward Griffin als Verfechter der B17-Krebstherapie später, Krebs sei definitiv eine nährstoffbedingte Erkrankung. »Sie wird weder von einem Bakterium oder Virus noch von einem mysteriösen Gift hervorgerufen, sondern durch das Fehlen bzw. den Mangel eines Stoffes, den der Mensch von heute von seinem Speiseplan gestrichen hat. Wenn diese Analyse richtig ist, dann sind Heilung und Prävention von Krebs leicht zu bewerkstelligen. In unsere tägliche Nahrungsaufnahme muß dann nur dieser leicht erhältliche und billige Ernährungsfaktor wieder als fester Bestandteil miteinbezogen werden«. Und damit war kein anderer Stoff als B17 gemeint. Was fand Ernst Krebs im einzelnen über die Wirkung des von ihm entdeckten Vitamins heraus?

Zunächst synthetisierte er das aus Aprikosenkernen gewonnene B17 in kristalliner Form und gab ihm den Namen *Laetrile*. Bei einer genaueren Analyse stieß er überraschenderweise gleich auf zwei starke, potentiell tödliche Gifte: Blausäure (*Hydrogenzyanid*) sowie *Benzaldehyd*. Als weiterer Bestandteil tritt Glucose auf, jeweils zwei Moleküle.

Die beiden Giftstoffe liegen in B17 als eine chemisch ungefährliche, weil inaktive Kombination vor. Erst, wenn das Enzym *Beta-Glucosidase* dazukommt, ändert sich das Bild: Es ist in der Lage, die Verbindung zu lösen, somit beide Gifte freizusetzen und zu aktivieren. Laut Krebs besteht die spezifische Wirkung darin, daß jenes Enzym zwar allgemein im Körper vorhanden ist, in extrem großer Menge jedoch nur in Tumorzellen. Nehmen sie B17 auf, findet eine heftige Reaktion mit massenhafter Spaltung in *Hydrogenzyanid* und *Benzaldehyd* auf. Beide wirken als Gifte innerhalb der entarteten Zelle zusammen und zerstören sie.

Noch ein zweites Enzym spielte in den Forschungen von Ernst T. Krebs eine entscheidende Rolle: *Rhodanese*. Dieser Stoff wirkt in gesunden Zellen, wobei es Zyanid entgiftet und die Benzaldehydgruppe oxidiert. Dabei bilden sich *Thiocyanat* und *Benzoesäure*, die auf die Nährstoffanreicherung gesunder Zellen noch einen positiven Effekt haben.

Thiocyanate nehmen Einfluß auf immunologische Vorgänge und wirken antibiotisch. Speichel-Thiocyanat hilft wesentlich, Karies im Schach zu halten. Der Mensch nimmt Thiocyanat vor allem über Kohlgewächse auf. Benzoesäure kommt beispielsweise in Heidelbeeren und Himbeeren vor. Sie schützt die Früchte vor Fäulnis; so wird sie auch oft als Konservierungsstoff (E210) verwendet. Beim Menschen kann sie allergische Reaktionen hervorrufen.

So erreichen nach diesem Schema gleich zwei schlagkräftige Gifte in gesicherter Form ganz spezifisch die Krebszellen, um genau dort dann getrennt und aktiviert zu werden.

In ihrer Zusammenstellung fragwürdiger Krebsbehandlungsmethoden warnen Stephen Barrett und Victor Herbert vor *Laetrile (Amygdalin)*: »Viele Händler von Laetrile bezeichneten es als ›Vitamin B17‹ und behaupteten fälschlicherweise, daß Krebs eine Vitaminmangelerscheinung sei, die durch Laetrile kuriert werden könne. Laetrile wurden die unterschiedlichsten Wirkungen zugeschrieben. Zunächst wurde behauptet, daß es vor Krebs schützen und von Krebs heilen würde. Dann hieß es, daß es nicht von Krebs heilen, aber den Krebs ›unter Kontrolle halten‹ und das Wohlbefinden des Patienten verbessern könne. Die jüngste Variante ist, daß Laetrile nicht alleine wirkt, sondern als Bestandteil einer ›Stoffwechseltherapie‹ ... Laetrile wurde erstmals in den 50er Jahren in Kalifornien als Krebsheilmittel eingesetzt. Seine Befürworter behaupten, daß es Tumorzellen selektiv vernichtet, während es normale Zellen nicht beeinträchtigt. Obwohl Laetrile als sicheres und wirkungsvolles Heilmittel angepriesen worden ist, haben klinische

Tests nachgewiesen, daß weder das eine noch das andere zutrifft … Manche Krebspatienten, die mit Laetrile behandelt wurden, litten unter Übelkeit, Erbrechen, Kopfschmerzen und Schwindel, und einige wenige sind an Zyanidvergiftung gestorben. Laetrile wurde an mindestens 20 tierischen Krebsarten getestet; dabei konnte weder eine Wirkung des Mittels alleine noch in Verbindung mit anderen Substanzen festgestellt werden. Bei der Überprüfung von Fallberichten konnte auch keine positive Wirkung auf Krebs im menschlichen Organismus festgestellt werden. Auf politischen Druck wurde 1982 in der Mayo-Klinik und drei weiteren Krebszentren der USA eine vom NCI finanzierte Versuchsreihe gestartet. Dabei wurden Laetrile und ›Stoffwechseltherapie‹ wie von ihren Vertretern beschrieben eingesetzt. Die Patienten litten an Krebs im fortgeschrittenen Stadium, für den es keine bewährte Heilmethode gab. Von 178 Patienten konnte nicht ein einziger geheilt oder sein Zustand stabilisiert werden, und bei keinem von ihnen konnte ein Rückgang der vom Krebs herrührenden Symptome verzeichnet werden. Die Patienten lebten im Durchschnitt nach Beginn der Therapie noch fünf Monate. Bei denen, die nach sieben Monaten noch lebten, hatte sich der Tumor vergrößert. Manche Patienten wiesen Symptome von Zyanidvergiftung oder einen Zyanidspiegel im Blut auf, der an die tödliche Dosis heranreichte.«

Altbewährte Traditionen

Verteidiger von *Laetrile*, darunter Joe Vialls, sprechen angesichts der scharfen Kritik aus dem medizinisch etablierten Lager von einer Propaganda-Attacke bis dahin nicht gekannter Boshaftigkeit, betrieben von den multinationalen Pharmazieunternehmen. Da sie ein unverändertes, also natürlich vorkommendes Produkt nicht patentieren und auch keine Exklusivrechte darauf beanspruchen könnten, würden sie den Angriff als beste Verteidigung wählen. Dies trotz vorliegender Wirksamkeitsnachweise. Vialls notierte: »Die Beweise, die Krebs im Lauf der Jahre zur Untermauerung seiner Behauptungen vorlegte, sind beeindruckend. Vor Jahrhunderten pflegten wir Hirsebrot zu essen, das an B17 reich ist, doch nun kauen wir uns unseren Weg durch Weizenbrot, das nichts davon enthält. Generationenlang zerrieben unsere Großmütter die Kerne von Pflaumen, Reneklоden, Kirschen, Äpfeln, Aprikosen und anderer Mitglieder der botanischen Familie der Rosaceae sorgfältig, um sie unablässig mit ihren hausgemachten Marmeladen und Konserven zu vermischen. Grandma wußte wahrscheinlich nicht, warum sie das tat, doch die Kerne all dieser Früchte sind die auf der ganzen Welt bedeutendste Quelle von B17. In den Tropen findet man große Mengen von B17 in Maniok, auch als Tapioca bekannt. Wann haben Sie das letzte Mal einige davon gegessen?«

Vialls weist bezüglich B17 auch auf ein ungewöhnliches Bergvolk hin, die Hunza, eigentlich Hunzukuc. Sie leben im westlichen Himalaya, in der pakistanischen Karakorum-Region mit bereits sehr hohen Bergen wie dem fast 8000 Meter hohen Rakaposhi.

Mindestens 15 000 Menschen bilden jenes Volk, das lange als sehr kriegerisch gefürchtet war. Die Hunzukuc ernähren sich vorwiegend von Chapati, einem aus Gerste, Hirse und Weizen hergestellten Vollkornbrot. Vialls betont, daß die traditionelle Ernährung bemerkenswert B17-reich war und überwiegend aus Aprikosen und Hirse bestand. Niemand bekam dort Krebs, und die meisten lebten extrem lange, bei hervorragender Leistungsfähigkeit. Manche sprechen davon, daß Menschen dort weit über hundert Jahre alt werden, einige sogar 130 oder 140 Jahre. Sie sterben dann nicht an Krankheiten, sondern an Altersschwäche als der wohl *natürlichsten* Todesursache im Sinne der Wortbedeutung.

Das Hunza-Tal liegt strategisch gut, weil schwer erreichbar in unwegsamem Bergland. Nicht einmal Lasttiere konnten die engen Wege dorthin passieren. Nur Karawanen von Lastenträgern kamen hier noch durch, wobei die Route auch heute noch für den Handel genutzt wird. Die Hunzukuc nahmen Wegzölle; wer nicht zahlte, wurde abgewiesen oder angegriffen. Erst Ende des 19. Jahrhunderts eroberten die Briten das Tal, der Fürst der Hunzukuc floh damals nach China.

Mit den modernen Einflüssen änderten sich auch die Lebensgewohnheiten des Volkes, und nur, wer sich noch nach alter Manier ernährte, lebte auch lange. Die Geister scheiden sich daran, wo hier Wahrheit und Mär liegen. Da die verfälschenden Einflüsse schon recht lange wirken, wird heute wahrscheinlich nicht mehr sicher bestimmbar sein, ob das sagenhafte Alter wirklich je erreicht wurde und woran das lag. Vialls interpretiert die Sachlage allerdings deutlich pro B17 und fragt: »Wenn wir es geschafft haben, Skorbut (Vitamin-C-Mangel) vor Jahrhunderten zu kontrollieren, woran liegt es dann, wenn wir dasselbe heute nicht bei Krebs erreichen können? Tatsache ist, daß wir das könnten, sofern unsere jeweiligen Regierungen dies erlaubten. Leider beugten sich die meisten Regierungen dem Druck, wie er von den multinationalen Pharmaunternehmen, der *American Food & Drug Administration* und der Amerikanischen Medizinischen Vereinigung ausgeübt wird. Alle drei haben erfolgreiche ›Angst‹-Kampagnen eingefädelt, die auf der Tatsache gründen, daß Vitamin B17 Anteile von ›tödlichem‹ Zyanid enthalten; aber bequemerweise vergessend, daß Vitamin B12 ebenfalls beachtliche Mengen an Zyanid enthält, jedoch lange Zeit weltweit in Gesundheitsläden verfügbar war. Dr. Krebs' Laetrile wurde aus Aprikosenkernen gewonnen und dann zu einer kristallinen Form synthetisiert, wobei er sein eigenes einzigartiges Verfahren anwandte. Plötzlich bombardierte die amerikanische FDA [Zulassungsbehörde für Lebensmittel und Medikamente, Anm. d. Verf.] die Medien mit der Geschichte eines unglücklichen Paares, das sich durch Verzehr von rohen Aprikosenkernen in San Francisco vergiftet hatte. Die Story sorgte quer durch die USA für Schlagzeilen, obwohl verschiedene argwöhnische Journalisten niemals die Identität des unglücklichen Paares feststellen konnten, trotz vieler verbissener Anstrengungen. Doch der Angriff der multinationalen Pharmaziekonzerne und FDA wurde mit aller Macht vollendet. Von da an wurde der Verzehr von Aprikosenkernen oder B17 Laetrile gleichbedeutend mit Selbstmord.« So weit Joe Vialls.

Polarisierte Fronten erschweren eine sachliche Bewertung

Starke »Interessenkonflikte« in der Krebsmedizin stellten Ende der 1970er Jahre bereits die beiden angesehenen amerikanischen Journalisten Robert Houston und Gary Null fest. Ihre ausführlichen Recherchen begeisterten allerdings schon damals nicht eine einzige der federführenden US-Zeitungsredaktionen. So landeten sie schließlich mit ihrer Artikelserie bei einer eher bescheidenen New Yorker Stadtzeitung und später beim medizinisch kaum relevanten, aber auflagenstarken *Penthouse*. Der Umkehrschluß: Eine medizinkritische Artikelserie, die in *Penthouse* erscheint, kann niemals seriös sein. Die Houston-Null-Analyse nennt Beispiele für Therapien, die von der etablierten Medizin nicht anerkannt sind, jedoch anscheinend gute Heilerfolge aufweisen. Deren Grundlage sind preiswerte Naturheilverfahren und meist Rohkost. Houston und Null erklären hierzu: »Bei vielen Vertretern der offiziellen Medizin verwahrt man die Akten über nicht-anerkannte Heilmethoden wie eine Liste von Sperrgebieten, um die Spenden und die Überwachungspolitik lenken zu können. Der Zentral-Index der Ketzereien wird von der Amerikanischen Krebsgesellschaft (ACS), dem Vatikan des Krebs-Establishments, selbst gehütet.

Die Amerikanische Krebsgesellschaft scheint ihre Aufgabe als ein rücksichtsloses Zerschlagen aller Entdeckungen zu verstehen, die zu schön sind, um wahr zu sein. Als Schutzbeauftragte zur Erhaltung des Status quo verbreitete sie eine schwarze Liste mit dem Titel ›Unbewiesene Methoden der Krebsbehandlung‹, in der sie alle Möglichkeiten diffamiert, die von den Standardtherapien, nämlich dem Wegschneiden, Ausbrennen und Vergiften, abweichen.

Ist es nicht sonderbar, daß eine Organisation, die sich angeblich der Förderung der Forschung widmet, die *per definitionem* das Studium des Unbewiesenen ist, den Begriff ›unbewiesen‹ in abwertendem Sinn gebraucht und den wissenschaftlichen Kardinalfehler begeht, ›unbewiesen‹ mit ›widerlegt‹ zu verwechseln? … Im Jahre 1973 griff Dr. Dean Burk, Leiter der Zytochemischen Abteilung des Amerikanischen Krebsinstituts (NCI), in einem offenen Brief Frank Rauscher an, der damals Direktor des NCI war: ›Ich gebe zu bedenken, daß – um von der kleinsten Zahl auszugehen – mindestens sechs der Methoden, die vom ACS als ‚unbewiesen' bezeichnet werden, es wert wären, auf der Basis nicht-toxischer aber potentieller Wirksamkeit vom NCI einer sofortigen wissenschaftlichen Prüfung unterzogen zu werden.‹ Weiter bemerkt er, daß die FDA … zugibt, daß die Medikamente gegen Krebs toxisch (giftig) und kanzerogen seien und die natürlichen Abwehrkräfte des Körpers unterdrücken.

Obwohl die ACS und die FDA die Ansicht verbreiten, daß unqualifizierte Scharlatane die unorthodoxen Heilmethoden entwikkeln, zeigt eine Prüfung der Liste der nicht anerkannten Mittel genau das Gegenteil. Diejenigen, die sie vorschlugen, waren zu 70 Prozent Ärzte und ein Fünftel von diesen sogar Professoren der Medizin. Weitere zehn Prozent der Therapien wurden von Diplompharmazeuten, Biochemikern und Biologen erarbeitet. Also waren 80 Prozent der sogenannten ›Quacksalber‹ qualifizierte, sogar hochqualifizierte Wissenschaftler.«

So viel zur allgemeinen Lage, wie sie Houston und Null bereits gegen 1979 »diagnostizierten«. Mal abgesehen davon, daß natürlich auch Medizinprofessoren sich irren können und Ärzte zur Geschäftsaufbesserung manchmal Pillenschwindel betreiben, gilt diese Feststellung für beide Seiten der Medaille, die alternative wie die schulmedizinische.

Gegen Betrüger, die auch vor dem Geschäft mit dem Tode nicht halt machen, sind wir leider nirgends und zu keiner Zeit gefeit. Diese traurige Beobachtung führt uns wieder dazu, gerade im Falle einer lebensbedrohlichen Erkrankung die Notwendigkeit des Einholens einer zweiten oder dritten Meinung zu betonen. Vermutlich liegt hier die Wahrheit irgendwo in der Mitte, wo sich eine *gemäßigte* Schulmedizin mit einer *gemäßigten* Alternativmedizin treffen und ab und an sogar versöhnlich die Hand reichen.

Was sagt das alles aber über *Laetrile* und seine Wirksamkeit aus? Zu entscheiden, ob dieses Präparat tatsächlich einer Krebsheilung förderlich ist, fällt in Anbetracht der polarisierten Fronten sehr schwer. Wer heilt, hat bekanntlich recht. 2003 berichtete der australische Mediziner Dr. Michael Tait aus Queensland, Australien, täglich rund vier bis sieben Patienten mit *Laetrile* behandelt zu haben. Er weist auf gute Erfolge hin und erklärt zur Toxizität von B17, daß die traditionell verwendeten Chemotherapeutika rund hundertmal giftiger seien. Dennoch sei die Anwendung von *Laetrile* im Gegensatz zu Chemotherapeutika nur bei entsprechender Genehmigung der australischen Gesundheitsbehörden legal. Fakt sei, daß Menschen, die Aprikosenkerne zu sich nehmen, sich weiterhin wohl fühlen und nicht von Problemen berichten. Allerdings schließt das nicht aus, daß einige Menschen durchaus Allergien entwickeln und gesundheitliche Nachteile erleiden können. Deshalb sollte B17 ganz sicher nicht im Alleingang, sondern in Absprache mit einem Arzt des Vertrauens eingenommen werden.

In den USA dürfen Patienten laut Gesetz nicht mit *Laetrile* behandelt werden. Wer trotzdem eine Therapie damit anstrebt, begibt sich in der Regel nach Mexiko. Im dortigen Tijuana leitet der Arzt Ernesto Contreras seit 30 Jahren das *Oasis Hospital*. Seine Aussage zu dem Präparat: »Die palliative [= lindernde; Anm. d. Verf.] Wirkung … kommt in gut 60 Prozent der Fälle zum Tragen. Häufig – und zwar häufig genug, um als signifikant eingestuft zu werden – beobachte ich bei ca. 15 Prozent der stark fortgeschrittenen Fälle eine Remission der Krankheit oder sogar eine Regression.«

Der 1998 verstorbene Dr. Hans Nieper, ehemals Direktor der medizinischen Abteilung des Silbersee-Krankenhauses in Hannover, galt als wegweisend bei einigen schulmedizinischen Therapien der Krebsbehandlung. Er war auch Leiter eines medizinischen Labors im Aschaffenburger Krankenhaus. 1972 erklärte er vor einer Gruppe Journalisten: »Nachdem ich mich über 20 Jahre lang dieser sehr spezialisierten Arbeit gewidmet habe, muß ich feststellen, daß nicht-toxische cyanogene Glycoside – also Laetrile – anderen bekannten Behandlungs- bzw. Präventivmaßnahmen bei weitem überlegen sind. Meiner Meinung nach ist Laetrile die einzige und wirksamste zur Verfügung stehende Möglichkeit, Krebs in den Griff zu bekommen.« Diese verblüffende Aussage ist sehr weitreichend, und aus heutiger Sicht scheint sich Dr. Nieper damit doch relativ weit aus dem Fenster gelehnt zu haben.

Der aus Japan stammende und 1979 betagt verstorbene Arzt Dr. Kanematsu Sugiura war jahrzehntelang beruflich mit dem *Sloan-Kettering*-Krebszentrum, USA, verbunden. Sugiura besaß eine hervorragende wissenschaftliche Reputation, und seine Studien galten als glänzend. Als ihm eines Tages das Präparat *Laetrile* zur Überprüfung der Wirksamkeit vorgelegt wurde, führte er eine nüchterne Untersuchung durch und fand, daß B17 tatsächlich in der Lage sei, das Wachstum kleinerer Tumoren und die Ausbreitung von Metastasen bei Mäusen zum Stillstand zu bringen. Man erwartete von ihm, daß er trotzdem eine negative Meinung zu *Laetrile* äußere, und übte, wie es heißt, Druck auf ihn aus. Sugiura erwiderte: »Ich schreibe, was ich sehe. Laetrile ist kein Heilmittel für Krebs, aber ein gutes palliatives Präparat.«

In den mehr als 30 vergangenen Jahren scheint vor allem deutlich geworden zu sein, daß Krebs eine Erkrankung ist, die – wie schon öfters angesprochen – von mehreren Fronten aus angegriffen werden muß.

Eine *Laetrile*-Monotherapie wäre nach Ansicht selbst aufgeschlossenerer Mediziner sicherlich ein riskanter Alleingang.

In seiner umfassenden *Enzyklopädie der unkonventionellen Krebstherapien* weiß Lothar Hirneise zu berichten: »Weniger bekannt ist, daß einem Arzt in Hannover 2003 ›nahe gelegt wurde‹, seine Patienten nicht mehr mit Laetrile zu behandeln und ich derzeit nur noch einen Arzt in Deutschland kenne, der dieses Medikament intravenös verabreicht. Oral eingenommen ist es nämlich sehr unsicher, ob Laetrile überhaupt wirken kann, und in größeren Mengen überfordern Sie Ihren Magen/Darmtrakt leider sehr schnell.« Hirneise erwähnt auch die Studie des *Sloan-Kettering Cancer Center* sowie jene Analyse der *Mayo*-Klinik von 1982, die von Stephen Barrett (*Quackwatch*) als Beleg für eine Unwirksamkeit von *Laetrile* angeführt wird. Hirneise macht darauf aufmerksam, daß in der *Mayo*-Studie das nahezu inaktive und demnach auch kaum wirksame *Isoamygdalin* verwendet wurde. Nach erfolgloser Bestrahlung und Chemotherapie sei unter Anwendung des Präparates dennoch bei ungefähr 70 Prozent der Patienten eine Stabilisierung eingetreten, obwohl sich die Krankheit bereits in einem fortgeschrittenen Stadium befand. Als sich diese Besserung zeigte, habe man die Therapie von intravenöser auf orale Gaben von *Laetrile* geändert. – »Dies ist mal wieder ein schönes Beispiel dafür, wie man mit jedem Medikament der Welt ein positives oder negatives Studienergebnis erzeugen kann«, kommentiert Hirneise. Das Beispiel belegt auch, wie leicht sich eine umfassende Verwirrung stiften läßt, zu deren Opfer nicht allein die ohnehin schon verzweifelten, ratsuchenden Patienten werden, sondern ebenso die Ärzte, die sich auf wissenschaftliche, klinische Studien verlassen.

Kapitel 11

Die Ernährung und ihr Umfeld

Natürlich leben!

Das Selbstverständlichste und Offensichtlichste erkennt man oft zuletzt. Es ist der berühmte Wald, den man vor lauter Bäumen eben doch nicht sieht. Vor allem in einer weitgehend künstlichen Gesellschaft, einer *Kultur*, fehlt jener Wald oft. Dadurch, daß wir uns immer weiter von der *Natur* und dem Natürlichen entfernen, verlernen wir das Leben. Sobald wir einen Schritt nach vorne tun, machen wir gleichzeitig zwei zurück. Kein Wunder also, daß wir von den sogenannten primitiven Völkern viel lernen können, von jenen Menschen, die der Natur eben noch nicht entwurzelt sind.

Was Grundlagen der Lebensweise und der Ernährung betrifft, sind sie uns weit voraus. Sie tragen noch das Wissen unserer Ahnen in sich. Hätten diese bereits so ungesund gelebt wie wir Heutigen, so hätte die menschliche Evolution wohl schon lange vor unserer Zeit ihr Ende gefunden – es gäbe uns nicht.

Täglich nehmen wir ganz selbstverständlich die unterschiedlichste Nahrung zu uns und bemerken eben wegen dieser Selbstverständlichkeit eigentlich gar nicht mehr, was wir da essen und trinken. Doch – um beim Beispiel »Wald« zu bleiben: Wie man in einen Wald hineinruft, so schallt es bekanntlich auch heraus. Und abhängig davon, was man in einen Körper hineinstopft, werden auch die Vorgänge in ihm *natürlich* oder eben *unnatürlich* ablaufen, die Organe gesund bleiben oder krank werden.

Wir machen uns Gedanken darüber, welche Medikamente wir nehmen, gehen aber ohne Bedenken mit der Nahrungsaufnahme um. Doch mit welcher Begründung machen wir diesen Unterschied? Jeder Stoff, den wir letztlich unseren Zellen zuführen, ist ein Wirkstoff. Der Körper macht da keinen Unterschied, ob er nun aus einer Tablette oder aus einem Nahrungsmittel kommt. Gleich, ob eine Person gesund ist oder bereits an Krebs erkrankt, sie sollte auf ihre

Ernährung achten. Mangelt es an bestimmten Substanzen im Körper, dann »stimmt die Chemie nicht«, der Stoffwechsel wird stellenweise gehemmt, und das System gerät aus dem Gleichgewicht.

Das – wenn auch umstrittene – Beispiel *Laetrile* hat gezeigt, wie über Fehlen eines Nahrungsbestandteils eine chemische Kausalkette abbrechen kann, die für einen gesunden Organismus unabdingbar ist. Die interne Chemiefabrik des menschlichen Körpers ist in der Lage, viele Stoffe selbst herzustellen; doch dafür benötigt sie wie jede andere Fabrik auch Rohstoffe. Sie sind die *essentiellen*, also lebensnotwendigen Stoffe. Der Körper muß sie von außen zugeführt bekommen, um reibungslos funktionieren zu können. Das betrifft genauso sämtliche »Maschinen«, die mit den Rohstoffen arbeiten – nach dem alten Prinzip »Wer gut schmiert, fährt gut«. Zu den lebensnotwendigen Stoffen zählen beispielsweise:

- *Essentielle Aminosäuren* – von den insgesamt 20 im menschlichen Organismus genutzten Aminosäuren können beim Erwachsenen acht nicht selbst hergestellt werden (Isoleucin, Leucin, Lysin, Methionin, Phenylalanin, Threonin, Tryptophan und Valin). Beim Kind kommen noch Arginin und Histidin als essentiell hinzu,
- *essentielle Fettsäuren*,
- Omega-3-Fettsäuren (Linolensäure, Eicosapentaensäure, Docosahexaensäure),
- Omega-6-Fettsäuren (Linolsäure, Arachidonsäure),
- *essentielle Spurenelemente* (Selen, Eisen, Molybdän, Vanadium, Kupfer, Jod, Mangan, Arsen, Zink, Kobalt, etc.),
- *essentielle Vitamine* (Vitamin C, Vitamin B12, B17? etc.).

So, wie der Mensch karzinogene Stoffe meiden sollte, um nicht krank zu werden, so benötigt er die essentiellen Stoffe, um gesund zu bleiben. Tatsächlich gibt es Menschen, ja sogar ganze Stämme auf der Erde, die sich noch richtig ernähren.

Es ist schon spannend zu sehen, daß Völker auf der Erde existieren, die von den typischen Krankheiten, welche den zivilisierten Menschen zu Haufe befallen, komplett verschont geblieben sind.

Die berühmten *Zivilisationskrankheiten* sind ihnen vollkommen fremd.

»Zivilisierte Nahrung« mit Konsequenzen

Der populäre amerikanische Arzt Dr. David Reuben, der 1969 mit seinem Buch *Everything You Always Wanted To Know About Sex* schlagartig weltberühmt wurde, publizierte zudem vielleicht nicht ganz so bekannte Bücher über gesunde Ernährung. Unter dem sicherlich einigermaßen populistischen Titel *The Save-Your-Life-Diet* – in der deutschen Ausgabe etwas umständlicher: *DIÄT, die das Leben rettet vor Krebs, Infarkt und anderen Zivilisationskrankheiten* (1976) – beschreibt Dr. Reuben Wege zu einer gesunden Ernährung und erwähnt eindrucksvolle Beobachtungen englischer Forscher, die sich mit nichts geringerem als der Darmtätigkeit afrikanischer Dorfbewohner befaßten. Dazu erläutert er: »Für den Durchschnittsmenschen ist die Darmentleerung oft peinlich und leider Gegenstand infantiler Witze oder Anlaß zu zwanghafter Reinlichkeit. Für den Mediziner jedoch ist der Stuhl eine Informationsquelle über höchst wichtige Funktionen des menschlichen Körpers.« Mit diesem Hintergrund gingen auch die englischen Wissenschaftler an ihre Arbeit, um die Ursachen zahlreicher Zivilisationskrankheiten zu ergründen. Sie verglichen die Nahrungsbestandteile, analysierten eine typische afrikanische Dorfmahlzeit und verglichen die Ergebnisse mit den Werten westlicher Nahrung, nahmen alte Backrezepte aus einer britischen Fabrikstadt unter die Lupe – ebenso wie Stuhlproben der Afrikaner, um sie mit europäischen »Vorlagen« zu vergleichen.

Allein schon der mengenmäßige Unterschied war auffallend. Die Afrikaner brachten es täglich auf knapp ein halbes Kilogramm, während Europäer zwischen einem Viertel und einem Fünftel davon produzieren. Auch die Eigenschaften des Kots unterschieden sich wesentlich. Dr. Reuben: »Der Stuhl der Afrikaner war lose, weich und fast völlig geruchfrei; der Stuhl der Europäer dagegen hart, zusammengepreßt und übelriechend.« Außerdem verblieben die nicht verdaulichen Nahrungs-Restbestände bei den Afrikanern nur sehr kurze Zeit im Körper. Innerhalb eines Zeitraums von nur 24 Stunden schieden sie diesen »Müll« wieder aus, während Engländer ihn durchschnittlich erst nach Ablauf von Tagen oder sogar maximal zwei Wochen wieder loswerden konnten. So lange also diente ihr Körper als wandelnder Mülleimer.

Was versetzte die Afrikaner in die Lage, sich aller Rückstände in weit umfangreicherem Ausmaß und auch viel früher zu entledigen? Sicherlich waren das grundsätzliche Dinge; allein schon erbliche Veranlagung konnte ein Grund sein. Sie bewegten sich auch weit mehr als der typische Europäer, also hielten sie damit auch ihren Stoffwechsel und die Verdauung besser in Schuß. Und sie ernährten sich anders. Also untersuchte die Forschergruppe die Nahrung der Afrikaner.

Hierzu noch einmal Dr. Reuben: »Die Dorfbewohner nahmen eine Nahrung zu sich, die uns jämmerlich erscheinen mag: Maismehl, Bohnen, Bananen, Kartoffeln. Diese Ernährung war in gewisser Hinsicht bemerkenswert, denn sie war extrem reich an pflanzlichen Faserbestandteilen, die zwar mitgegessen werden, aber nicht voll verdaulich sind, wie z. B. Getreidekleie, die Fäden der Bohnen, das volle Haferkorn, die Schalen von Äpfeln und Kartoffeln. Hier liegt der Grund darin, daß die aufgenommene Kost sozusagen durch den Körper ›rast‹.«

Immerhin sind in den vergangenen Jahrzehnten einige der in jenen einfach scheinenden Mahlzeiten gemachten Funde geradewegs schon zu »Schlagworten« geworden; beispielsweise die Tatsache, daß diese Nahrung reich an Ballaststoffen ist. Trotzdem verzehrt die westliche Gesellschaft so ballaststoffarme Nahrung wie eh und je. Das Resultat dieser falschen Ernährung führt Dr. Reuben in einer langen Liste der Zivilisationskrankheiten auf, die den Afrikanern großteils absolut fremd sind:

- Herzinfarkte,
- Blinddarmentzündungen,
- Hämorrhoiden,
- Divertikel als schmerzhafte Ausbuchtungen des Dickdarms,

- Krampfadern,
- Venenentzündungen und potentiell tödliche Thrombosen,
- Übergewicht und
- Darmkrebs

»Sollte die unzureichende Kost der Afrikaner sie vor Krankheiten bewahren, denen Millionen Menschen in den USA und Europa zum Opfer fallen?«, so formuliert Dr. Reuben die Kardinalfrage des englischen Forscherteams. Die Antwort ist ein eindeutiges »Ja«. Denn sobald einige Afrikaner westliche Lebens- und Ernährungsgewohnheiten übernahmen, wurden sie anfälliger und hatten schließlich auch mit genau jenen Zivilisationskrankheiten zu kämpfen, die der Mensch der westlichen Hemisphäre kennt.

Wohl unser allerwesentlichstes Problem ist, daß wir »zivilisierte Nahrung« zu uns nehmen, also weitgehend keine natürliche, sondern eine künstliche. So sind in gewissem Sinne aus Lebensmitteln eigentlich »Kunststoffe« geworden, gelegentlich sogar echte »Sterbensmittel«. All jene Produkte sind nur noch ein steriler Abklatsch von dem, was sie eigentlich sein sollten. Sie sind chemisch gereinigt und behandelt, gebleicht, getrocknet, erhitzt, homogenisiert, konserviert, weiß-nicht-was-noch-alles. Und genau deshalb sind sie gar keine Lebensmittel mehr, sie sind vielmehr tot. Ein Mittel aber, das dem Leben dient, darf selbst nicht tot sein. Wir nehmen jedoch ermordete Nahrung zu uns und wundern uns über tödliche Krankheiten, welche als Folge davon auftreten.

Wie Nahrung getötet wird

Die deutschen Heilpraktiker Thomas und Claudia Metschen, die ihre Seminare und Therapien in einer idyllischen alten Mühle mit modernem Seminargebäude nahe Bitburg in der Eifel durchführen, haben sich unter anderem auf Ernährung spezialisiert. Sie sehen in ihr die grundlegende Vorsorge gegen Krebs sowie auch eine nicht zu unterschätzende Begleitmaßnahme bei Krebskranken. Unter ganzheitlichen Gesichtspunkten gehen sie das Problem nicht allein aus einer einzigen Perspektive an, sondern betrachten Körper und Seele als eine untrennbare Einheit. »Unser Körper ist das Resultat aus dem, was er zu sich nimmt, und was er denkt«, so Thomas Metschen. Mit Entschlackung, Darmreinigung, Ernährungsumstellung, Heilfasten, basischen Bädern und anderen Maßnahmen soll das natürliche Gleichgewicht wieder hergestellt werden, das durch falsche Ernährung verloren ging. »Ein Cheeseburger mit Konservierungsstoffen, der direkt aus dem Tiefkühlfach in die Mikrowelle wandert, ist tot«, stellt der Bitburger Heilpraktiker fest. Überhaupt ist das Mikrowellengerät nach Ansicht einiger Fachleute der schlimmste Nahrungsabtöter, denn: Die Mikrowellenstrahlung wirkt direkt auf die Wassermoleküle des Nahrungsmittels. Die Teilchen werden in extrem schnelle Schwingungen versetzt und dadurch extrem schnell erhitzt. Bewegung ist Hitze.

Das schon 1946 entdeckte und 1952 erstmals für private Haushalte umgesetzte Prinzip basiert auf dem Dipolcharakter von Wasser. Die beiden Wasserstoffatome tragen wegen der asymmetrischen Verteilung einer gemeinsamen Elektronenwolke eine positive Teilladung, das Sauerstoffatom eine entsprechend negative. Ein einfacher Versuch verrät den Dipolcharakter: Man muß lediglich eine elektrostatisch aufgeladene Overheadfolie nahe an einen dünnen Wasserstrahl halten. Er wird dadurch aus seinem vertikalen Fluß abgelenkt. Das Wechselstromfeld der Mikrowelle polt hochfrequent um und läßt den Wasserdipol dementsprechend rasant hin- und herschwingen. Das geschieht wirklich unvorstellbar schnell: In jeder Sekunde können bis zu fünf Milliarden Schwingungen ausgelöst werden. Auch Proteine und Lipide tragen Ladungen und werden »mitgerissen«.

So erzeugt das Mikrowellengerät hohe Reibungshitze, die Nahrung wird im Nu heiß. Allerdings ist das eine Radikalmethode, deren Einsatz nichts Lebendiges wirklich überleben läßt. Kritiker sagen: Die ursprünglichen Strukturen der Eiweiße werden zerstört, die Kettenmoleküle formen sich neu; ein Vorgang, der als *Denaturierung* bezeichnet wird. Schon der Name bezeichnet deutlich, was hier geschieht – die Eiweiße werden ihrer eigentlichen, ursprünglichen Natur beraubt. Durch ungleichmäßige Erhitzung entstehen einerseits *cold spots* in der Nahrung, die nicht genügend erwärmt werden, um Keime und Bakterien abzutöten. Hinzu kommen – andererseits – die hitzebedingte Freisetzung von schädlichen *Trans-Fettsäuren* aus Härtern, die Zerstörung von *Anti-Oxidantien* als wesentlichen Krebs-Gegenspielern sowie andere Vorgänge.

In der Ausgabe Juli–September des *Journal of Natural Science* erschien 1998 ein aufschlußreicher Bericht über Gefahren, die mit der modernen Küchenhilfe verbunden sind. Titel: »Sind Mikrowellenherde Gefahrenherde?« Zu den Auswirkungen der Mikrowellenstrahlung heißt es hier unter anderem: »Von wissenschaftlicher Seite aus wird die Quantenenergie der Mikrowellenstrahlung als um einige Zehnerpotenzen geringer beschrieben als diejenige, die zur Spaltung chemischer Bindungen und zur Einleitung chemischer Reaktionen benötigt wird, so daß man davon ausgeht, daß keine strahlenchemischen Effekte in Nahrungsmitteln nachweisbar sein können. Proteine, Fettsäuren, Vitamine u.a. werden wissenschaftlichen Untersuchungen zufolge größtenteils chemisch nicht verändert. Trotzdem werden durch die hochfrequente Umpolung Molekülstrukturen verformt, ja sogar die Zellwände im Gargut zerstört. In histologischen Untersuchungen wurde dies beim Mikrowellengaren von Karotten und Brokkoli festgestellt. Im Vergleich dazu bleiben beim konventionellen Garen die Zellstrukturen intakt … Sogar die Entstehung unbekannter, mikrowellenbedingter Substanzen ist denkbar. Die Zellen des Gargutes werden durch die mikrowellenerzeugten elektrischen Umpolungen destruktiv polarisiert. Dabei können freie Radikale entstehen. Alle Radikale haben eine besondere chemische Reaktionsfreudigkeit und gehen leicht zellfremde und zellfunktionsstörende Verbindungen ein. Sie können durch ihre Wechselwirkung mit Enzymen auch Fehlsteuerungen biologischer Prozesse bewirken … Ende der 70er Jahre wurde in den USA ein forensisches Forschungsdokument vorgelegt, das bereits alarmierende Erkenntnisse über die Zerstörung des Nährwerts von Nahrungsmitteln, Karzinogenbildung und direkte biologische Auswirkungen von Mikrowellen auf den Menschen beschreibt.«

Der Bericht im *Journal of Natural Science* beinhaltet einige erschreckende Beispiele über die Wirkung von Mikrowellen. Die

Schweizer Autorin und Anthroposophin Annegret Bohmert stellte einen aufschlußreichen und daher immer wieder zitierten Versuch vor: Man beobachtete das Keimen von Getreidekörnern. Eine Prüfgruppe wurde mit Wasser befeuchtet, das zuvor per Mikrowelle erwärmt worden war. Die Kontrollgruppe erhielt Wasser, das mit anderen Kochquellen erwärmt worden war. Die Körner, die mit dem mikrowellenbehandelten Wasser benetzt wurden, keimten nicht. Berichtet wird auch der Fall einer Patientin aus Tulsa im US-Bundesstaat Oklahoma. Sie hatte bei einer Transfusion Vollblut aus einer Konserve erhalten, die man mit einer Mikrowelle auf Körpertemperatur gebracht hatte. Nach der Infusion starb die Frau an einem *anaphylaktischen*, also allergischen Schock.

Zusammen mit Professor Bernard H. Blanc vom Institut für Biochemie der *Eidgenössischen Technischen Hochschule* (*ETH*) Lausanne entwickelte der Schweizer Umweltbiologe Dr. Hans Ulrich Hertel ein Programm zur Untersuchung der Auswirkungen von mikrowellenbestrahlter Nahrung auf den menschlichen Organismus. Nachdem eine offizielle Finanzierung nicht genehmigt wurde, sahen sich die beiden Forscher gezwungen, ihr Konzept so weit zu reduzieren, daß sie die erforderliche Arbeit aus eigenen Mitteln bestreiten konnten. Sie kamen zu dem Schluß, daß entsprechend behandelte Nahrung sofort nach Verzehr auffällige Veränderungen im Blut von Probanden bewirkt, und sahen darin den Anfang eines pathologischen Vorgangs, wie er auch bei der Entstehung von Krebs einsetzt.

Mikrowellen als Krebserzeuger?

Schon 1976 waren Professor Przemyslaw Czerski und William M. Leach, Direktor des experimentellen Forschungszweiges der *Bureau of Radiological Health's Division of Biological Effects*, zu sehr ähnlichen Resultaten gekommen. Anläßlich eines Seminars am 15. Dezember 1976 berichteten sie, es sei »leicht demonstrierbar und einfach quantifiziert, daß Mikrowellen sich auf die Lymphozyten und das lymphozytische System von Mäusen, Hasen und

Meerschweinchen auswirken, die niedrigen Strahlendosen ausgesetzt worden waren«.

Laut Dr. Leach unterliefen bis zu 20 Prozent der normalen Lymphozyten von bestrahlten Tieren eine blastische Transformation, somit ein Wachstum mit anschließender Teilung. »Wir haben dafür ein Wort«, so ergänzte Leach. »Dieses Wort ist Krebs«. – Zumindest nach dieser Studie lösen also Mikrowellen Blutkrebs aus.

Auch die Abwehrstoffe des Körpers werden offenbar beeinträchtigt. *Natural Science* berichtet von einer Arbeitsgruppe der US-amerikanischen *Stanford University School of Medicine*, deren Forscher herausfanden, daß mit Mikrowellen bestrahlte Muttermilch bei Temperaturen zwischen hohen 72 und 98 Grad Celsius einen Aktivitätsverlust sämtlicher Abwehrfaktoren aufweist und außerdem bei 98 Grad Celsius das Wachstum von Darmbakterien *Escherichia coli* um den Faktor 18 gegenüber einer Kontrollgruppe erhöht war. Bereits bei einer Mikrowellen-Erwärmung auf 20 bis 25 Grad Celsius war die Zahl von *E. coli* um das Fünffache erhöht, und zwischen 20 und 53 Grad Celsius setzten der Studie zufolge nachteilige Veränderungen in der Milch ein. Milcheiweiße werden gemäß zusätzlicher Untersuchungen in Aminosäuren gespalten, wie sie in der Natur nicht vorkommen, mit großteils unbekannten potentiellen Auswirkungen auf den Organismus.

Ein Bericht des *Instituts für Strahlenhygiene des Deutschen Bundesgesundheitsamtes (BGA)* führte bereits 1980 als Resümee von 16 Studien folgende Auswirkungen von Mikrowellenstrahlung auf:

- Aktivitätsänderungen von Enzymen und Beeinflussung enzymatischer Prozesse,
- Beeinflussung von Schilddrüse und Nebenniere und ihren Hormonen,
- Auswirkung auf die Zusammensetzung bzw. Funktion von Blutbestandteilen,
- Beeinflussung des Zellwachstums und Chromosomenveränderungen,

- Trübung der Augenlinsen (Grauer Star),
- Beeinflussung der Konzentration bzw. Funktion von Blutbestandteilen und Hormonen im Gehirn.

Zur möglichen karzinogenen Wirkung durch Mikrowellenstrahlung schrieb Professor Bernard H. Blanc an seinen Kollegen Dr. Hans Hertel: »Die meßbaren Wirkungen der vom Menschen eingenommenen, durch Mikrowellen bestrahlten Nahrungsmittel bestehen, im Gegensatz zu den unbehandelten Speisen, in Veränderungen im Blutbild, die das Anfangsstadium eines pathologischen Prozesses anzuzeigen scheinen, wie es sich bei der Auslösung eines Krebsgeschehens präsentiert.« Trotz seiner Überzeugung distanzierte sich Blanc 1992 von diesen Forschungsergebnissen, da er Repressalien für sich und seine Familie befürchtete. Gegen Dr. Hertel wurden gerichtliche Schritte unternommen, und vom Handelsgericht des Kantons Bern erging im März 1993 ein Verbot gegen ihn: »Es wird dem Beklagten unter Androhung der Straffolgen von Art. 292 St.GB … [Haft …, Geldbuße …, Gefängnis] … verboten, die Behauptung aufzustellen, im Mikrowellenherd zubereitete Speisen seien gesundheitsschädlich und führten zu Veränderungen im Blut ihrer Konsumenten, welche auf eine krankhafte Störung hinweisen und ein Bild zeigten, das für einen Beginn eines kanzerogenen Prozesses gelten könne.« Fünf Jahre später wurde vom Europäischen Gericht für Menschenrechte in Straßburg festgestellt, daß im Fall »Hertel gegen Schweiz« die Rechte des Wissenschaftlers verletzt wurden, da sie das Recht auf eine freie Meinungsäußerung mißachteten.

Der zitierte Bericht des *Journal of Natural Science* schließt seinerseits mit folgender Meinung:

»Eine einzelne Mahlzeit, die wir uns in einem Mikrowellenherd warm machen, bringt uns nicht um, aber nach längerer Zeit wird das veränderte Essen so viele Blockierungen im Körper verursachen, daß er beginnen wird zu rebellieren. **Eines Tages wird die Welt aufwachen und feststellen, daß Mikrowellen Krebs verursachen, schlimmer noch als Zigaretten** [Hervorhebung im Original, Anm. d. Verf.]. Es ist ein schleichender Tod, wenn das Essen im

Mikrowellenherd zubereitet worden ist. Man spart vordergründig betrachtet etwas Zeit, wenn man sich morgens seinen Kaffee im Mikrowellenherd heiß macht – aber was wir an Zeit sparen, das schneiden wir an unserem eigenen Leben ab. Es gibt auf der ganzen Welt keine Heilmethode, die das verhindern kann, solange wir nicht aufhören, diese Geräte zu benutzen.«

Jeder wird außerdem schon einmal bemerkt haben, daß auch Kaffee, der aus der Mikrowelle kommt, nicht mehr so gut schmeckt – wie vieles andere auch. Er ist vielmehr fade, hat plötzlich sein ganzes Aroma verloren.

Wir sind Teil einer schnellebigen Zeit, jeder steht unter Druck, hetzt durch den Tag. Oft bleibt nicht viel anderes übrig, als sich praktischer Hilfsmittel zu bedienen – sei es die Mikrowelle, sei es die dazu passende Fertignahrung. Ab und zu verwendet, dürften sie niemanden umbringen. Doch wird die Sache offenbar gefährlich, wenn sie zur Gewohnheit wird.

Der schon erwähnte Heilpraktiker Thomas Metschen empfiehlt daher den Schritt zurück zur Natur. Während eines langen Gesprächs mit dem Verfasser erinnert er auch an Schriften und Weisheiten der alten Essener, die eine frühchristliche, asketische Ordensgemeinschaft gebildet hatten und als Vorläufer der späteren Mönchsorden betrachtet werden. Metschen zitiert: »Iß Lebendiges, und du wirst lebendig werden, iß Totes, und du wirst dich töten!«

Entsäuerung

Wir sollten demnach lernen umzudenken. In der Krankheit selbst sieht Thomas Metschen einen Lernweg. Folgen wir diesem Weg nicht und ändern wir nichts, löst eine Krankheit bald die nächste ab.

»Eine Krankheit kündigt sich durch ›Zipperlein‹ an, und wir sollten auf diese Signale hören«, so Metschen. »Jeder ist zu einem gewissen Grad auch für seine Krankheit selbst verantwortlich. Wenn jemand Krebs hat, sollte er seine Ernährung umstellen. Nicht gleich zu radikal. Er sollte über eine normale, natürliche Ernährung anfangen, den Körper langsam zu entsäuern. Bei Krebspatienten ist durch die konventionelle Behandlung auch viel in der Darmflora zerstört worden. Das alles muß wieder ins Reine gebracht werden. Denn bei einer schlechten Darmflora nützt auch eine gesunde Ernährung nichts. Wer Krebs hat und dadurch wie auch durch verschiedene Behandlungen unter Umständen schon deutlich geschwächt ist, kann natürlich nicht gleich mit einem Heilfasten beginnen. Erst muß ein stabilerer Allgemeinzustand geschaffen werden.

Wichtig ist, den Säure-Basen-Haushalt des Körpers in den Griff zu bekommen. Unser Körper versucht mit aller Macht, einen leicht basischen pH-Wert aufrechtzuerhalten. Doch vieles, was wir zu uns nehmen, wird sauer verstoffwechselt – Süßigkeiten, tierische Produkte, Alkohol usw. Was denaturiert ist, kann nicht mehr so basisch und gewinnbringend verstoffwechselt werden. Eine simple Kartoffel verändert sich schon beim Kochen. Sie bildet 400 bis 500 neue Molekülketten, die der Körper nicht erkennt. Er muß unwahrscheinlich viel aussortieren. Die tierischen Eiweiße können nicht vollständig verstoffwechselt werden, da wir nicht über die dafür nötigen Enzyme verfügen. Wir verschlacken im Laufe der Zeit, und der pH-Wert sinkt ab, das heißt, der Körper wird saurer. Diese Übersäuerung bewirkt schließlich, daß viele Funktionen träger werden; die Muskulatur verspannt schneller und häufiger, wir bekommen eher einen Muskelkater.

Die Säuren sammeln sich im Laufe des Lebens an. Irgendwo muß sie der Körper unterbringen. Im Blut können sie nicht bleiben. Der Organismus entscheidet sich, die Abfallstoffe dort zu lagern, wo sie am wenigsten Schaden anrichten. Er sucht sich das Gewebe mit den geringsten funktionellen Aufgaben. Zwischen dem 20. und 30. Lebensjahr beginnt das Bindegewebe auf diese Weise zu verschlacken, das unter anderem um Herzbeutel und Därme liegt. Nach vielen Jahren ist der Sättigungsgrad erreicht – also muß ein neuer Ort gesucht werden. Jetzt ist das Muskelgewebe dran. Nun geht es los mit den Verspannungen, mit Sehnenscheidenentzündung oder Bänderriß. Je größer die Übersäuerung, desto schneller passiert es. Bei der üblichen westlichen Ernährung bleibt dem Körper irgendwann nichts anderes mehr übrig, als die Abfallstoffe sogar in den Organen zu lagern. So wächst ab einem Alter von 40 Jahren die

Gefahr eines Herzinfarkts. Viele Infarkt-Patienten würden einen sauren pH-Wert nicht nur im Körper, sondern auch häufig im Herzen selbst aufweisen. Das wird aber gar nicht getestet. Der Mensch hat zu funktionieren wie ein Videorekorder. Nach Ablauf der Garantie – sprich: mit Beginn des Rentenalters – hat er kaputt zu gehen. Manchmal passiert das schon früher. Auf die starke Übersäuerung folgt der Organtod – oder eben schwere Krankheiten, Krebs. Und der ist kein isolierter Prozeß. Wo am wenigsten Energie vorhanden ist, treten zunächst die Warnsignale auf, dann der Krebs. Doch sollte man nicht glauben, daß es um den restlichen Körper viel besser bestellt ist.«

Der Heilpraktiker sieht also zwei Hauptgründe für die Ausbreitung eines Krebses im Körper: einmal natürlich die Tatsache, daß sich vom Primärtumor einzelne Zellen ablösen und anderswo Metastasen bilden können, dann aber auch den Umstand, daß der gesamte Organismus sich in einem desolaten Zustand befindet und bereits länger vorhandene Herde erst jetzt als Krankheit ausbrechen, während sie zuvor noch von der Immunabwehr in Schach gehalten worden sind. »Eine Biopsie bei akutem Krebs«, so erläutert Metschen weiter, »führt zu Kleinstwunden; beim Zurückziehen der Biopsie-Nadel werden Tumorzellen ins Blut gestreut. Und da die Abwehr auf Sparflamme läuft, werden sie gefährlich. Fast alle Krebsarten wachsen auf saurem Milieu. Bei einer Entsäuerung entzieht man dem Krebs gewissermaßen die Grundlage.« Vorbeugung sei in jedem Falle extrem wichtig. Es gäbe eine »energetische Blaupause«, die den Körper in den richtigen Zustand bringen wolle, doch im Lauf des Lebens werde durch zahlreiche Einwirkungen vieles zerstört. »Tierische Eiweiße, halbaufgespalten zwischen den Nervenganglien abgesetzt, stören die Signalübertragung und fördern Alzheimer. Wir nehmen ohnehin viel zu viel Fleisch zu uns. Aber was ist denn ›gut abgehangenes Fleisch‹? Nun, ›abhängen‹, das ist: verwesen lassen. Anders könnten wir das Fleisch gar nicht essen. Wir haben ja auch keine Reißzähne, sondern Mahlzähne; vielmehr verfügen wir wie typische Pflanzenfresser über einen langen Darm. Wir können Fleisch auch nicht richtig verstoffwechseln, verfügen nicht über die passenden Enzyme, um Fleisch nicht sauer zu verstoffwechseln. Die Natur beweist uns, wie wenig Fleisch wir wirklich brauchen. In der größten Wachstumsphase des Menschen reichen zwei Prozent Eiweiß (in der Muttermilch) aus. Wir nehmen aber 20 Prozent zu uns. Wie soll der Körper das verkraften? Viel wichtiger ist eine ausgewogene Ernährung mit Obst und Gemüse, mit Getreide, aber alles wirklich frisch – und damit *lebendig*.

Der Mensch: Endlagerstätte für Gifte

Ernährungsfachmann Metschen gibt zu bedenken: »Der alte Spruch ›One apple a day keeps the doctor away‹ – ›Ein Apfel pro Tag und du brauchst keinen Arzt mehr‹ stimmt nur noch eingeschränkt. Gezüchtete und behandelte Äpfel aus dem Großmarkt sind zwar in der Regel besser als nichts, doch ein Apfel, der wirklich direkt aus der Natur kommt und so gewachsen ist, wie er auch wollte, der ist mehr als zehnmal so gesund. Ein Indianer mahnte einst den weißen Mann: ›Ihr werdet die Teller voll, aber nichts zu essen haben‹ – und was ist denn Übergewicht? Eine Ansammlung von Müll im Körper! Schad- und Giftstoffe lassen den Menschen nicht mehr richtig funktionieren. Man hat Leichen aus der Zeit vor 100 Jahren und aus der Gegenwart genau untersucht und dabei eine Zunahme der Schadstoffe um 50 000 Prozent festgestellt. Biopsien gestrandeter Wale enthüllten so viele Giftstoffe und Weichmacher im Körper der Tiere, daß sie als Nahrungsmittel nicht mehr zugelassen würden. Selbst die Eisbären der nördlichen Polarregionen tragen sie schon in sich. Apropos Tiere. Es ist doch bemerkenswert: Wenn ich mit meinem erkrankten Hund zum Tierarzt gehe, fragt der als erstes ›Was hat er denn gegessen?‹ – Nur der Schulmediziner stellt diese Frage beim Menschen nicht!«

Und genau da liegt der Hund begraben. Immer noch wird die Ernährung unterschätzt, obwohl mittlerweile kaum ein Mediziner mehr bestreitet, daß unsere Gesundheit auch mit der Ernährung verknüpft ist. Die an Ballaststoffen arme moderne Ernährung bleibt oft tagelang im Darm. Ganz anders als bei den erwähnten afrikanischen Dorfbewohnern bleiben bei uns die Rückstände und damit auch die Giftstoffe oft tagelang im Körper und stehen in direkter Berührung mit der Darmwand. Bei einer aktiven Fläche von mehr als 200 Quadratmetern ist der Darm das größte Kontaktorgan unseres Körpers. Über ihn nehmen wir die Stoffe auf; das geschieht selbst noch im Dickdarm, der oftmals als schlichte Zwischenlagerstätte zwischen den einzelnen Entleerungen verstanden wird. Auch von hier aus gehen die Nährstoffe genau wie die Giftstoffe in den Organismus über. 99 Prozent aller Menschen, die unsere »zeitgemäße« Kost verzehren, haben Verdauungsprobleme. Sprich: Darmträgheit und Verstopfung. Der Müll verbleibt tagelang im Darm. Somit leben die meisten Menschen sehr gefährlich. Dr. Reuben begründet dies so: »Am Ende ihres Verdauungstraktes lagern sie eine Zeitbombe … Jeder Krebsforscher gibt zu, daß Krebs entstehen kann, wenn krebserzeugende chemische Substanzen (Karzinogene) auf menschliches Körpergewebe einwirken. Dafür gibt es zahlreiche Beispiele in unserem Lebenskreis. Vinylchlorid, ein Grundstoff für Kunststoff, hat zum Beispiel als Ursache für Leberkrebs in letzter Zeit viel Aufsehen erregt. Manche Nahrungsmittelzusätze sind erst vor kurzem verboten worden oder werden zumindest als Krebserreger verdächtigt … Die Wissenschaftler fanden heraus, daß die von zellulosearmer Kost lebende westliche Bevölkerung zwei für die Verdauung typische Bakterien im Dickdarm hat, vor allem die Arten Bacteroïdes und Bifidobakterium. Es gelang, einwandfrei zu beweisen, daß die Cholsäure in die wirksame, krebserregende Apcholsäure umgewandelt werden kann. Und genauso kann die andere Gallensäure, die Desoxycholsäure, in den am stärksten wirksamen krebserzeugenden Stoff verwandelt werden, in das Trimethylcholanthren.

Dieses Zusammentreffen löst die Explosion der ›Bombe‹ aus: Menschen, die ein Leben lang eine an Grobfaserbestandteilen arme Kost zu sich nehmen, verwandeln wahrscheinlich ihre eigenen harmlosen Gallensäuren innerhalb des Dickdarms in krebserregende Verbindungen.«

Wie schon angesprochen, muß das Umfeld stimmen. Wer zu wenig schläft, wer raucht, wer sich nicht bewegt, kaum frische Luft atmet oder viel mit dem Handy telefoniert, wird sich wahrscheinlich auch nicht sehr gesund ernähren. Und selbst wenn, dann nützt das nicht sehr viel. Denn er setzt sich insgesamt schon einem erhöhten Risiko aus, an Krebs zu erkranken.

Kurz zum Stichwort Handy – auch hier geht es wieder um Mikrowellen. In der Tat gibt es hierzu genauso viele Untersuchungen und sehr gegensätzliche Meinungen wie beim Mikrowellenherd. Doch beginnt sich die Erkenntnis durchzusetzen, daß die Nutzung von Mobilfunk und schnurlosen Telefonen gesundheitliche Risiken birgt.

Anfang 2004 kam eine Studie der schwedischen *Linköpings-Universität* zum gleichen Ergebnis. Anhand mathematischer Modellrechnungen verfolgten die Forscher dabei die Auswirkungen von elektromagnetischer Strahlung auf rote Blutkörperchen. Im Rahmen der numerischen Simulation richteten alle Blutkörperchen ihre Pole in die gleiche Richtung aus. Experten kritisierten den theoretischen Charakter der schwedischen Studie; es gebe keine Beweise für eine gesundheitliche Gefährdung durch Handy-Strahlung. Ob man diese Beweise wirklich erst abwarten sollte, bevor man das schnurlose Telefonieren reduziert?

Wir werden uns nur in den seltensten Fällen allen Gefahren der »modernen Gesellschaft« entziehen können. Doch nützlich ist es allemal, auch vorbeugend den Versuch zu unternehmen, nicht ständig zu sündigen.

Man kann tausend Sünden selbstverständlich nicht durch eine einzige »Buße« aufwiegen. Doch wer einige grundlegende Regeln befolgt und sein Leben allmählich umzustellen beginnt, dem wird es im Laufe der Zeit auch leichter fallen, sich von weiteren potentiellen Krankmachern zu befreien.

Entschlackung statt Eß-Unkultur

Der Krebspatient wird teils nur mit großem Aufwand und unter Einhaltung strengster Vorschriften zum Erfolg kommen. Daß allein eine spezielle Ernährungsform oder »Krebsdiät« einen bereits vorhandenen Krebs überhaupt beeinflussen kann, ist wie fast jede

Meinung umstritten, egal wie gut einzelne Forscher sie schon untersucht oder aber Patientenerfolge sie untermauert haben.

Den Krebs allein durch die Ernährungsumstellung komplett zu besiegen dürfte nach Ansicht auch vieler »alternativer« Mediziner allerdings wirklich eher eine zu optimistische Idee sein. Wenn nicht andere, oft gut versteckte Hindernisse auf dem Weg zur Gesundung beseitigt sind, kann auch die beste Ernährung nicht fruchten.

Heilpraktiker Metschen erinnert auch an die *Galenik*, jene nach dem altgriechischen Arzt Galen benannte Wissenschaft, mit der Medikamente so abgestimmt werden, daß sie ihren Zielort überhaupt erreichen können. Sie müssen stabil sein, sie müssen (normalerweise) verträglich sein, sie dürfen auch nicht so beschaffen sein, daß sie sich vielleicht im Körper überhaupt nicht auflösen. Dann stimmt das »Medikamenten-Design« nicht, eben die Galenik. Und das geschieht immer wieder.

Daß man gelegentlich Jahre nach Operationen Tupfer und sogar ganze Scheren im Leib unglücklicher Patienten gefunden hat, ist weithin bekannt. Metschen erinnert aber auch an unglaubliche Medikamenten-Funde im menschlichen Darm; bei Darmspülungen tauchten vollständig erhaltene Kapseln auf, die über lange Zeiträume unaufgelöst in den Darmsicken verblieben waren und mit Kotstein überzogen in den Divertikeln schlummerten. Wenn ein Darm so zugemüllt ist, wenn die Darmzotten aneinander kleben und überall Giftstoffe zu finden sind, dann kann die Verdauung nicht mehr funktionieren. Dann ist eine Generalinspektion mit Ölwechsel nötig. Andernfalls können die wichtigen Nährstoffe gar nicht aufgenommen werden. Das gesamte System wieder frei zu bekommen und die ursprüngliche Funktionsfähigkeit wieder herzustellen ist die naheliegende Aufgabe einer Spülung. Nahrungsaufnahme und Nährstoffverwertung erhalten danach einen neuen Stellenwert.

Immer wieder weisen Ernährungsexperten auch darauf hin, richtig zu kauen. Die moderne »Eßkultur« erschöpft sich entweder in gepflegten, wenn auch vielfach sündhaften Feinschmeckerabenden oder aber noch häufiger einer »Hetz- oder Hastfresserei«. So übersetzt sich wohl am besten der lukullische terminus technicus »Fast Food«, der als *American Way of Life* mittlerweile fast die gesamte

Welt erfaßt hat. Dabei steht man manchmal so lange an, daß man sich bis dahin das Essen bald schon selbst zubereitet haben könnte. So billig ist das »Fast Food« dann auch wieder nicht, und wie gesund diese Nahrung trotz strengster Kontrollen und »standardisierter« Inhalte ist, darüber läßt sich dann wieder ausgiebig streiten.

Gleich welchen Weg der einzelne nun geht, in den meisten Fällen wird jedenfalls zu wenig gekaut und zu schnell geschluckt. Einige naturkundliche Lehren, wie beispielsweise die *Makrobiotik*, fordern dazu auf, jeden Nahrungsbissen erst mindestens fünfzigmal zu kauen, bevor man ihn schluckt.

Die Verdauung beginnt bereits im Mund, ein Thema, über das man bei einer Mahlzeit eigentlich nicht genauer nachdenken möchte, das aber wichtig ist. Speichelenzyme können bei einem längeren Verbleiben der Nahrung ihre Wirksamkeit erst entfalten, und die Nahrung wird durch intensives Kauen fast verflüssigt. Dies sei gerade bei einem Krebspatienten wichtig, der sich bemühen muß, seine Nahrung möglichst wirksam in den Körper aufzunehmen. Metschen empfiehlt Schwerkranken, nur ein Nahrungsmittel pro Speise zu sich zu nehmen: »Denn im Magen und Dünndarm bildet sich genau passend zum eintreffenden Essensbrei eine spezielle Chemie, um die Nährstoffe möglichst schonend und vollständig herauslösen zu können. Nur dann kann die Nahrung auch richtig aufgenommen werden. Ein intakter Darm und eine intakte, natürliche Chemie sind unabdingbar dafür, daß gute Nährstoffe auch an den Einsatzort gelangen und demnach sinnvoll verwertet werden. Fleisch ist schwer verdaulich; deshalb arbeitet der Körper mit einem stärkeren Säure-Mix. Um ihn wieder abzufangen, muß auch ein größerer Mix zur Pufferung herhalten. Das aber macht wiederum alle vorhandenen Vitamine kaputt. Wenn ich aber beispielsweise nur Tomaten esse, dann wählt der Körper genau die richtige Einstellung dafür, und der Haushalt paßt. Für viele ist diese stark einschränkende Ernährungsvorschrift undenkbar. Aber zumindest sollte man sich darum bemühen, lediglich Nahrung einer bestimmten Sorte zu sich zu nehmen. Also eben nur Salat oder nur Gemüse. Aber kein Fleisch. Bei Krebs muß man sowieso das strikteste Programm fahren, das es gibt.«

Öl-Eiweiß-Kost

Genau ein derart striktes Programm propagierte auch die deutsche Wissenschaftlerin Dr. Johanna Budwig. Die im Frühjahr 2003 im Alter von 94 Jahren verstorbene Dr. Budwig behandelte Krebspatienten mit teils fortgeschrittenen oder als unheilbar bezeichneten Tumoren noch erfolgreich. Die approbierte Apothekerin und promovierte Chemikerin und Physikerin war Obergutachterin für Arzneimittel und Fette. Sie arbeitete in dieser Position in unmittelbarem Auftrag der Bundesregierung. Als Wissenschaftlerin war sie mehrfach für den Nobelpreis nominiert. Nach eigener Aussage zählte über die Hälfte ihrer Patienten zum ärztlichen Berufsstand. Und ein schwer erkrankter Mediziner dürfte wohl die besten Voraussetzungen mit sich bringen, nicht auf eine unsinnige Behandlungsmethode oder gar einen Scharlatan hereinzufallen.

Für Krebspatienten schlägt Dr. Budwig eine streng ausgewogene Öl-Eiweiß-Kost vor, die – um wirklich erfolgreich zu sein – auf keinen Fall abgewandelt werden darf, sondern in allen Einzelheiten genau nach Vorschrift befolgt werden muß. Ziel der Kost ist unter anderem, die gestörte, verminderte Zellatmung von Krebszellen unter Kontrolle zu bringen und wieder zu normalisieren. Auf der Grundlage von Arbeiten des deutschen Chemikers Otto Heinrich Warburg, der 1931 den Nobelpreis erhielt, zeigte Paul Gerhardt Seeger 1957, daß die Vermehrungsquote von Krebszellen mit abnehmender zellularer Atmungsintensität steigt. Umgekehrt also können diesen Forschungen zufolge entsprechende *Atmungsaktivatoren* das Krebswachstum einbremsen – zu jenen Substanzen zählen verschiedene pflanzliche Wirkstoffe wie *Betacyane* oder *Anthocyane*. Sie kommen beispielsweise in Rote-Beete-Rüben vor.

Schon 1950 beobachtete der Mediziner Sandor Ferenczi die geschwulsthemmende Wirkung von Rote Beeten. Bei der Atmungsregulierung spielen nach Erkenntnissen von Johanna Budwig auch *Sulfhydrilgruppen* sowie ungesättigte Fettsäuren eine entscheidende Rolle. Sulfhydrilgruppen sind Schwefel-Wasserstoff-Verbindungen (SH), die in schwefelhaltigen Aminosäuren wie *Cystein* (als Lebensmittelzusatz: E920) vorkommen. *Ungesättigte Fettsäuren* zählen zu den essentiellen Fettsäuren, die der Körper demnach nicht selbst synthetisieren kann, sondern aufnehmen muß. An ihren Kohlenstoffatomen (C) liegen nicht nur Einfachbindungen wie im Falle der gesättigten Fettsäuren, sondern auch Doppelbindungen, was die Geometrie des Moleküls und damit auch seine Eigenschaften beeinflußt. Johanna Budwig betonte, daß die Abstimmung von Sulfhydrilgruppen und ungesättigten Fettsäuren (Linol- und Linolensäure) wesentlich ist, es aber nicht genügt, auf den Anteil von ungesättigten Fettsäuren in Nahrungsmitteln zu achten. Denn überdies entscheide die vorliegende Form. Linolsäure beispielsweise kommt als *cis-Linolsäure* vor, ebenso auch als *trans-Linolsäure*. In der ersten Variante befinden sich die an ein per Doppelbindung gekoppeltes Kohlenstoff-Duo gebundenen Wasserstoffatome (H) nebeneinander, jedes ist über eine Einfachbindung mit je einem der C-Atome verbunden. Bei der zweiten Variante stehen sich die H-Atome gegenüber. Ohne nun die chemisch-physikalischen Hintergründe weiter zu beleuchten: Dieser Unterschied entscheidet laut den Ergebnissen von Johanna Budwig über die Nützlichkeit der ungesättigten Fettsäuren.

Dr. Budwig entwickelte eine sehr präzise Ernährungsvorschrift für Krebspatienten. Die Vorschrift ist unter anderem in ihrem wichtigen Buch *Krebs – Das Problem und seine Lösung* genau wiedergegeben, soll hier aber zumindest in ihren wesentlichen Elementen erwähnt werden. Atemgifte, vor allem Konservierungsmittel, müssen vollständig ausgeschaltet werden, ebenso schwer verdauliche Fette. Eine frische, nicht gekochte Nahrung enthält eine große Zahl von Bestandteilen, die eine eigenständige Sauerstoffaufnahme des Körpers fördern.

Das Programm entspricht keiner Diät, sondern einer vollwertigen Aufbaukost. Dabei spielt roh zubereitete Nahrung für jede Mahlzeit anteilig eine wichtige Rolle. Fett wird reichlich verwendet, immer abgestimmt mit Eiweiß. Unterschiedlichste Abwandlungen von Quark mit Leinöl bilden dabei einen wesentlichen Bestandteil der Kost.

Nach einem Überleitungstag, der mit Säften und Tees ohne Zucker bestritten wird, beginnt das eigentliche Programm. Dazu zählen vor dem Frühstück: ein – unabdingbares! – Glas Sauerkrautsaft oder Sauermilch, dann ein speziell zusammengestelltes Müsli, frisch gepreßter Saft aus Möhren oder aus Sellerie und Apfel beziehungsweise Apfel und Rote Beete. Zu Mittag wird im Plan von Dr. Budwig ein Rohkost-Salat mit einer Quark-Leinöl-Mischung zubereitet, danach ein gekochtes Gericht mit gedämpftem Gemüse, vor allem Reis, Buchweizen, Hirse, bedingt Kartoffeln, dazu Soja-Sauce. Auch als Nachtisch steht eine Quark-Leinöl-Speise auf dem Plan, die in Kombination mit Zitronencreme, Weincreme oder auch Bananencreme sowie frischen Früchten stehen kann. Am Nachmittag empfiehlt Dr. Budwig, ein Gläschen Wein oder Sekt zu sich zu nehmen. Für den Abend schließlich soll – relativ früh, etwa gegen 18 Uhr – eine abschließende warme Mahlzeit aus Reis, Buchweizen oder Haferflocken zubereitet werden.

Unter keinen Umständen darf man tierische Fette und Fleischwaren zu sich nehmen, auch keine Butter, Margarine oder Salatöl. Fleischwaren enthalten schädliche Konservierungsmittel. Auch Konditorwaren sind im Kostplan von Dr. Budwig vollständig verboten.

Dr. Gersons Diätplan

Wie schon vorhin erwähnt, entspricht die Vorschrift von Dr. Budwig keiner Diät, sondern einer Vollkost. Zu den zahlreichen Krebs-Diäten zählt ein Programm, das der 1959 verstorbene Mediziner Dr. Max Gerson erarbeitet hatte. Bei der Entwicklung seiner Methode hatte er nicht ursprünglich an Krebs gedacht, sondern setzte bei Migräne an.

1920 erklärte dann ein Patient, auch seine Hauttuberkulose (*Lupus*) sei verschwunden. Bei Lupus handelt es sich um eine *Autoimmunkrankheit*, eine Krankheit also, bei der das Abwehrsystem körpereigene Stoffe als fremd einstuft und sie bekämpft. Müdigkeit, Kopfschmerzen, Haarausfall, Gelenkschmerzen, Bindehautentzündungen und erhöhte Temperatur sind einige der Anzeichen dieser Erkrankung, die bei weitgehend unbekannten Ursachen vor allem bei Frauen zwischen 15 und 45 Jahren auftritt. Bis heute gibt es keine offiziell anerkannte Therapie bei Lupus. Über das Verschwinden der Symptome war Gerson angenehm überrascht. Er selbst war nicht davon ausgegangen, daß seine Diät außer bei Migräne noch bei anderen Krankheitsbildern hilfreich sein könne, wobei er vom Einzelfall nicht sofort auf einen Kausalzusammenhang oder eine allgemein feststellbare Wirkung schließen durfte.

Einer der Verfechter jener Gerson-Therapie war der berühmte Ferdinand Sauerbruch, der 1926 über eine *Tuberkulosebehandlung durch diätische Umstellung* schrieb. Drei Jahre später bezeichnete er die Gerson-Diät als »Durchbruch« bei der TBC-Behandlung. In diesem Zusammenhang werden 450 Lupus-Fälle zitiert, die mit Hilfe der Gerson-Diät und in Kooperation mit Dr. Sauerbruch an der Universitätsklinik München zu 99 Prozent geheilt worden seien. 1928 stellte Gerson erste positive Auswirkungen bei Krebs-Patienten fest und entwickelte in den 1930er Jahren die Therapie auf diesem Gebiet weiter. Das Grundprinzip der Gerson-Diät ist dabei eine salzfreie Ernährung und Entgiftung des Körpers. Wesentliche Elemente sind:

Obst, Säfte aus Obst, Gemüse und grüne Blätter, Gemüsesalate, spezielle Suppen, Kartoffeln, Hafermehl, Brot und andere Bestandteile.

Die Zubereitung erfolgt frisch und salzlos. Dadurch soll der gesamte Stoffwechsel (*Metabolismus*) wieder ins Lot gebracht und von Giftstoffen gereinigt werden.

Auch wenn es sich um eine Diät handelt, wird betont, daß der Körper durch sie mehrere und größere Mahlzeiten am Tag benötigt. Man soll diesem speziellen Plan Gersons folgend sogar so viel essen und trinken, wie man nur kann, allerdings nur die vorgeschriebenen Nahrungsmittel. Manche Therapeuten, darunter auch der Ernährungsspezialist Metschen, sehen diese Aussage allerdings als bedenklich an; schließlich kommt es bei übermäßiger Nahrungsaufnahme sowohl zu einer unnatürlichen Magenvergrößerung als auch zu einer Verfälschung der eigenen Instinkte.

Streng verboten sind laut Gerson folgende Nahrungsbestandteile, Mittel und Verfahren: Nikotin, Salz und Salzersatz, Bittersalz, Alkohol, Kaffee, Tee, Fluor in Zahncremes, Färbemittel für Haare,

Dauerwellen, Nahrungsmittel in Flaschen oder auch Dosen, raffinierte, gefrorene, konservierte, geräucherte, geschwefelte Speisen, Avocados, Beeren, Trinkwasser aus der Leitung, Getränke aus dem Supermarkt, Natriumbikarbonat in Nahrungsmitteln, Flüssigkeiten zum Gurgeln, Fabrikzucker, Bonbons, Kuchen, Schokolade, Eiscreme, Weißmehl, Sahne, Gurken, Fett, Öl, Nüsse, Pilze, Ananas, Gewürze – Pfeffer, Paprika –, Sojabohnen und Sojaprodukte, letzteres interessanterweise im Gegensatz zum Programm von Dr. Budwig. Thomas Metschen hält seinerseits Avocados als beste pflanzliche Fettspender für sehr wichtig, sofern sie nicht bestrahlt seien, was leider eher die Ausnahme bilde. Auch Naturbeeren seien eine sehr gesunde Nahrungsergänzung. Der Gerson-Plan hingegen sieht sie in seiner spezifischen Abstimmung nicht vor. Vorübergehend müssen hier auch Butter, Käse, Milch, Eier, Fisch und Fleisch vom Speiseplan gestrichen werden.

Die Umsetzung der Diät fällt keineswegs leicht und zieht sich im Grunde über den gesamten Tages- und Nachtverlauf. Frisch gepreßte Säfte werden stündlich getrunken; außerdem verlangt das strenge Programm auch täglich unter anderem mehrfach *Kaffee-Einläufe*, um die Durchblutung von Leber und Darm anzuregen sowie die Gallengänge zu öffnen. Auch wirken diese Einläufe laut Dr. Gerson als Schmerzmittel. Zusammen mit Abführmitteln werden die Giftstoffe aus dem Körper getrieben. Das gesamte Verfahren ist kräftezehrend, und trotz einiger Erfolge stellt sich die Frage, ob ein ohnehin durch Krebs geschwächter Körper durch Therapien dieser Art nicht zu stark geschwächt wird. Bei allen Vorzügen einer Entgiftung sind Nutzen und Risiko sorgfältig und individuell abzuwägen. Metschen sieht die Kaffee-Einläufe mit höchster Skepsis: »Leber und Galle regt man mit Mariendistel viel effektiver an, nicht aber mit Gift.«

Wie immer bei der Diagnose »Krebs« ist die Therapie durch spezialisierte Therapeuten unabdingbar. Wer meint, den Krebs ohne Ärzte im Alleingang bekämpfen und besiegen zu können, unterschreibt damit sein eigenes Todesurteil. Krebs muß möglichst in einer konzertierten Aktion angegangen werden – hier können schulmedizinische Verfahren und komplementäre Medizin wie auch die

Arbeit von Ernährungsspezialisten und Heilpraktikern Hand in Hand arbeiten. Dabei sollte ein aufgeschlossener Arzt des Vertrauens über sämtliche Maßnahmen informiert sein; nur so läßt sich nicht der Überblick verlieren. Bestenfalls hat er sie ohnehin selbst initiiert und koordiniert.

Nochmal zurück zur Diät von Dr. Gerson. Der amerikanische Arzt konnte, was sie betrifft, immerhin zahlreiche Erfolge aus seiner Praxis aufführen. Ein 48 Jahre alter Patient litt an einem *Schwannom*, einem von Nervenzellen ausgehenden Schädeltumor. Zunächst verspürte der Mann eine Schwäche in beiden Beinen; über die folgenden Monate fiel ihm schwer, die Zunge zu bewegen und zu sprechen. Schließlich konnte er auch die rechte Hand nicht mehr benutzen. Die Situation verschlimmerte sich, und auch eine Operation half nicht. Während der Gerson-Behandlung verbesserte sich der Zustand so weit, daß der Mann in den folgenden Jahren als Uhrmacher arbeiten konnte und sogar Autos reparierte. Seiner Frau hatte man nach der OP den hoffnungslosen Zustand des Patienten dargelegt.

Eine 32-jährige Patientin litt an Brustkrebs mit Gehirnmetastasen. Während einer Operation stießen die Chirurgen auf eine hinter dem Bauchfell gelegene Lymphgeschwulst. Diese Geschwulst konnte nicht entfernt werden, da sie sich zwischen großen Blutgefäßen befand. Außerdem gab es zwei weitere Geschwülste. Die Frau erhielt 20 Röntgentiefenbestrahlungen über einen Zeitraum von sechs bis sieben Monaten. Sie war schwach, müde und nervös. Schließlich ertastete man eine neue Geschwulst im Unterbauch nahe dem Nabel. Dr. Gerson stellt fest: »Bei einer gynäkologischen Untersuchung am 23. September 1950 wurde die oben beschriebene Geschwulst festgestellt, jedoch keine anderen Drüsenschwellungen. Nach der Aufnahme in die Klinik am 24. September begannen wir sofort mit der Therapie. Nach einem Monat war der Tumor nicht mehr tastbar … Bei den Nachuntersuchungen fanden wir bis März 1954 keine Rezidive oder vergrößerten Drüsen. Die Patientin blieb bei guter Gesundheit und konnte ihre Hausarbeit verrichten. Wie sie uns in ihrem letzten telefonischen Bericht am 13. August 1957 mitteilte, geht es ihr ausgezeichnet.« Die Liste dieser Berichte

Gersons ist noch lang. Seine Erfolge scheinen demnach auf der Hand zu liegen.

Jenen Patienten, die bereits eine Chemotherapie erhalten haben oder noch erhalten, wird allerdings von einer Gerson-Diät häufig *dringend* abgeraten. Der Körper ist in diesen Fällen viel zu geschwächt, um die Diät zu überstehen. Was sagt der bereits mehrfach erwähnte Skeptiker Barrett zur Gerson-Diät?

»1947 überprüfte das NCI zehn von Dr. Gerson ausgewählte Fälle und beurteilte dessen Bericht als nicht überzeugend. Im selben Jahr überprüfte ein von der *New York City Medical Society* ernanntes Komitee Berichte von über 80 Patienten und untersuchte zehn Patienten. Das Komitee konnte dabei keinen Nachweis für eine krebsheilende Wirkung der Gerson-Methode finden. Eine vom NCI durchgeführte Analyse von Dr. Gersons Buch *A Cancer Therapy: Results of Fifty Cases* führte 1959 zu dem Ergebnis, daß in den meisten Fällen die Kriterien für die fundierte Diagnose eines Krebsfalles … nicht erfüllt wurden … Einem Naturkundler, der 1983 die Gerson-Klinik [im mexikanischen Tijuana, Anm. d. Verf.] besuchte, gelang es, mit 21 Patienten fünf Jahre lang (oder bis zu ihrem Tod) durch jährliche Briefe oder Telefonanrufe Kontakt zu halten. Nach fünf Jahren war nur noch einer am Leben (aber nicht frei von Krebs), die anderen waren ihrem Krebsleiden erlegen.«

Nach dem Tod von Dr. Max Gerson im Jahr 1959 urteilte der legendäre Albert Schweitzer allerdings ganz anders über ihn: »Ich sehe in ihm eines der hervorragendsten Genies in der Geschichte der Medizin. Die von ihm Geheilten werden von der Wahrheit seiner Ideen Zeugnis ablegen.« – Gerson hatte die Frau Schweitzers von Tuberkulose befreit. Derlei gegensätzliche Aussagen über ein und dieselbe Person, Theorie oder Therapie sind in der Medizin wie in jeder Wissenschaft an der Tagesordnung. Vor allem aber in der Medizin kann die richtige Wahl über Leben und Tod entscheiden. Für den Patienten ebenso wie auch für den Journalisten und ganz bestimmt nicht zuletzt den Mediziner ist es bis heute sehr schwer zu entscheiden, welcher Weg wirklich sinnvoll und aussichtsreich ist.

Den Körper deutlich schwächende Therapien sind nach Ansicht vieler Fachleute mit Vorsicht zu genießen, während alles, was die

Situation und die Abwehrkräfte stabilisiert, sehr willkommen ist. Kombinierte Verfahren, die diese Aufgabe aus den verschiedensten Perspektiven und mit verschiedensten therapeutischen Hilfen angehen, dürften demzufolge die größten Erfolge versprechen.

Neben der Gerson-Diät und den beschriebenen Ernährungsvorschriften gibt es eine unüberschaubare Zahl weiterer Methoden, die von Naturkost über spezielle Diäten bis hin zum Heilfasten reichen. Eine sehr radikale Kur zur Krebsheilung wurde von dem österreichischen Heilkundler Rudolf Breuß praktiziert. Er wandte eine sehr einschränkende, 42-tägige Fastenkur an. Sie gründet vorwiegend auf der Einnahme von Gemüsesäften und Tees, wobei so mancher sie für einen stark geschwächten Körper als kaum empfehlenswert erachtet. Breuß selbst erklärte, mehr als 1000 Patienten mit dieser Kur geheilt zu haben.

Fest steht, daß die Ernährung eine wesentliche Rolle bei der Gesundheit eines Menschen spielt. Zu diesem Resultat kam Ende Februar 2004 auch die Studie *European Prospective Investigation Into Cancer and Nutrition* (*EPIC*). Sie gilt als die bislang weltweit größte Studie zum Thema »Krebs und Ernährung«. EPIC kommt zu dem Ergebnis, daß bis zu 35 Prozent aller Krebsfälle auf eine falsche Ernährung zurückzuführen sind. Naturheilkundler sagen das schon lange und legen den Prozentsatz der ernährungsbedingten Krebsfälle sogar noch deutlich höher an. In jedem Falle sprechen die Zahlen ausreichend für sich, um rein präventiv die Ernährungsgewohnheiten einmal gründlich zu überdenken.

Kapitel 12

Heilende Magnetfelder

Wie Magnetfelder auf uns wirken

Die Öl-Eiweiß-Kost von Dr. Johanna Budwig zielte darauf ab, die gestörte Zellatmung von Krebszellen zu normalisieren. In den vergangenen Jahrzehnten arbeiteten Physiker und Mediziner eine Methode aus, mit der unter anderem auch diese zellulären Atmungsvorgänge wieder aktiviert werden können: die Magnetfeldtherapie. Sie ist sicherlich kein Krebsheilverfahren, doch kann sie als begleitende Therapieform offenbar sogar mehrere sehr positive Auswirkungen auf den Organismus mit sich bringen. Eine davon betrifft die Zellatmung.

Schon Ende der 1970er Jahre erklärte der Gründer des Instituts für medizinische Physik in München, Werner Kraus, das Folgende: »Die raschere Heilung von Knochen- und Weichgewebe unter dem Einfluß von Magnetfeldern, die praktisch erwiesen ist, läßt sich nur durch die biophysikalischen Vorgänge bei der Zellatmung erklären.« Verschiedene Prozesse im Inneren der Zelle führen unter Einfluß des irdischen Magnetfelds zu einer Ladungstrennung. Mechanische Zellbewegungen, die durch Druckwellen von Blut auf elastisches Zellgewebe entstehen, transportieren dabei die geladenen Teilchen. Ein Vorgang, der durch eine Zerstörung von Gewebe behindert sein kann – durch Verletzung und Degeneration von Blutgefäßen. Durch Einwirkung eines äußeren, sich mit niedriger Frequenz ändernden Magnetfelds kann der Prozeß wieder angekurbelt werden. Der Physiker W. Kraus bemerkt hierzu: »In diesem Falle verursacht dann die Induktion die Ladungstrennung. Die in unserem Verfahren angewandten Felder bis 10^{-2} Tesla (100 Gauß) Flußdichte bei Frequenzen, die etwa denen der Blutdruckwellen entsprechen, tragen daher insgesamt zur Aktivierung der Zellatmung bei. Dadurch wird aber auch die *Vaskularisation*, die Bildung neuer Blutgefäße, angeregt, wodurch wiederum die Eigenbewegungen der Zellen erhöht werden und deren gesteigerter Sauerstoffbedarf gedeckt wird.

Für das Wachstum entarteter Zellen aber, die ihren Stoffwechsel durch Gärung decken, ist erzwungene Sauerstoffumsetzung ungünstig. Aktivierter Sauerstoff wird in diesem Falle nicht mehr gebunden, sondern wirkt aggressiv. Dies könnte erklären, daß das Wachstum von Tumoren durch äußerliche Magnetfelder in gewissen Grenzen gehemmt wird.«

Schon als Werner Kraus, einer der Pioniere der modernen Magnetfeldtherapie, diese Zeilen verfaßte, war das Verfahren unter anderem durch seine Forschungen und Initiative erfolgreich angewandt worden. Das Bundesforschungsministerium förderte die Methode, die an verschiedenen Kliniken erprobt wurde. Und obwohl die Schulmedizin diese Therapie teilweise selbst zum Einsatz bringt, winken viele konservative Ärzte immer noch ab, wenn sie von einer effektiven Magnetfeldtherapie hören; meistens resultiert diese Ablehnung aus mangelnder Information oder fehlendem Interesse. Oft auch aus der Geschichte dieser speziellen medizinischen Anwendung. Denn Magnetfelder wurden seit altersher von Heilkundigen und Ärzten eingesetzt, wobei der Methode häufig etwas Wundersames und Mystisches anhaftete. Bis heute haben sich diese esoterischen Elemente als Warnsignale in den Köpfen mancher Skeptiker erhalten, vor allem, da sich der Bogen der diversen Magnetfeldtherapien von tatsächlich stark esoterisch geprägten, kaum sehr nützlichen Anwendungen bis hin zu wissenschaftlich bereits gut fundierten Systemen und Verfahren erstreckt.

Von der Mystik zur Methode

In frühen Zeiten, schon im alten China, Ägypten, Griechenland und dem römischen Reich, behandelten Heilkundige ihre Patienten mit »Magnetsteinen«. Kleopatra soll angeblich ein magnetisches Stirnband gegen ihre Migräne getragen haben. In Europa berichtete dann erst Bombastus Theophrastus von Hohenheim (1493–1541), genannt Paracelsus, von den heilenden Wirkungen des Magnetsteins, des *magnes*. Doch noch jahrhundertelang haftete vor allem das Magische, Pseudowissenschaftliche wie feine Eisenfeilspäne am Magnetismus.

Ganz bestimmt nicht besser wurde die Lage, als der gebürtige Schweizer Arzt Franz Anton Mesmer im 18. Jahrhundert damit begann, seine Patienten mit magnetischen Stäben »abzuscannen«. Er führte die Stäbe in geringem Abstand über den Körper, um damit eine Heilwirkung zu erzielen. Von Kollegen wurde er bald als Scharlatan abgestempelt. Ganz unschuldig war Mesmer nicht an dieser Beurteilung. Anstatt sich darum zu kümmern, den Nutzen der Methode durch Erfahrungswerte zu untermauern, hüllte er sich in geheimnisvolles Schweigen und orakelte vom »animalischen Magnetismus«. So schien er wirklich mehr ein obskurer Magier zu sein denn ein ernsthafter Arzt.

Die Weiterentwicklung der Physik entriß allerdings magnetische Phänomene zunehmend der Unerklärlichkeit. Zumindest entwickelten Physiker die passenden Modelle, um Magnetismus und Elektromagnetismus zu beschreiben. Bis zum Ende des 19. Jahrhunderts hatte man nur natürliche Magnetfelder gekannt. Mit Hilfe von stromdurchflossenen Spulen erzeugten Physiker nun auch künstliche Felder. In Biologie und Medizin mehrten sich die Entdeckungen von Vorgängen, die auf elektrischen und magnetischen Prinzipien beruhten. Linus Pauling, zweifacher Nobelpreisträger, erhielt 1954 den Chemie-Nobelpreis für die Erforschung der Molekülstruktur von Proteinen, wobei er auch fand, daß der rote Blutfarbstoff *Hämoglobin* magnetische Eigenschaften besitzt. In der zentralen *Häm-Gruppe* des Farbstoffes ist ein Eisenatom eingelagert.

Mitte der 1950er Jahre konnten die beiden japanischen Forscher E. Fukuda und I. Yasuda nachweisen, daß Knochen und Bindegewebe *piezoelektrisch* sind. Dieses physikalische Phänomen entdeckte zuerst Pierre Curie an Kristallen: Sie luden sich unter Druck elektrisch auf. Die Japaner entdeckten später den gleichen Effekt im Organismus. Knochen laden sich bei Lastwechseln elektrisch auf. Je höher die Beanspruchung, desto stärker macht sich das bemerkbar. Diese elektrischen Ströme, wie sie der Körper selbst generiert, tragen nach heutigem Wissen in bedeutendem Maße zur Stabilisierung und Gesunderhaltung des Knochens bei; sie unterstützen die Aushärtung der Knochenzellen.

Der deutsche Arzt Oscar Gleichmann entwickelte in den 1960er Jahren ein Therapiegerät zur Erzeugung pulsierender magnetischer Felder. Dieses Instrument wurde zum Prototypen späterer Systeme. Auch die Raumfahrtmedizin interessierte sich für die Wirkung von Magnetfeldern auf den menschlichen Organismus, ebenso für die Effekte beim Ausbleiben eines Magnetfeldeinflusses. Der Mensch befindet sich fortwährend im Einflußbereich von magnetischen Feldlinien, nämlich den ganz natürlichen unserer Erde. Auch wenn die Vorgänge nicht völlig geklärt sind, scheint festzustehen, daß dieses irdische Magnetfeld im flüssigen Erdkern durch die Rotation des Planeten erzeugt wird, der wie ein riesiger Generator wirkt.

Wie Lebewesen vom Magnetfeld abhängen

Die Intensität des Erdmagnetfeldes schwankt; alle 500 000 Jahre polt sich das Feld um. Einige Wissenschaftler deuten seine gegenwärtig beobachtete Abnahme als bevorstehende Umpolung für die Zeit um 3000 oder 4000, doch liegen dafür keine echten Beweise vor. Während einer Umpolung ist der Mensch schädigender kosmischer Strahlung praktisch schutzlos ausgesetzt. Das Erdmagnetfeld bildet ansonsten einen unsichtbaren Schutzschild um den Planeten, der die mutagenen Teilchenschauer aus dem Weltraum wirkungsvoll abfängt. Bei Aufenthalten außerhalb dieser Sphäre sind Schutzmaßnahmen für Astronauten erforderlich. Außerdem stellte sich die Frage, ob allein schon ein fehlendes Magnetfeld sich schädlich auf den Organismus auswirkt. NASA-Wissenschaftler haben das im Tierversuch überprüft.

Allgemein sind Tierversuche immer noch wesentlicher Bestandteil pharmakologisch-medizinischer Forschung und durchaus ein düsteres Kapitel. Nachgewiesenermaßen lassen sich die Ergebnisse aus Tierexperimenten sehr oft nicht auf den Menschen übertragen. Was für ein Tier unschädlich ist, kann für den Menschen hochgiftig sein und umgekehrt. Diese Versuche lassen also nur in einigen

Fällen konkrete und zutreffende Schlußfolgerungen zu, stellen aber häufig durch nichts zu rechtfertigende, schlimmste Quälerei dar. Auch wenn nach Ansicht von gemäßigten Befürwortern zumindest ein geringerer Anteil an Tierversuchen unabdingbar und hoch aussagekräftig ist, sind sie für kritische Beobachter sowohl moralisch und ethisch untragbar als auch aus wissenschaftlicher Sicht nicht zu rechtfertigen.

Einige Versuche mögen aussagekräftig sein, doch selbst sie entbehren jeder Ethik. Auch die Auswirkungen eines fehlenden Magnetfeldes wurden im Tierversuch beobachtet. Die Forscher Halpern und Vandyk züchteten schon vor Jahrzehnten für die NASA weiße Mäuse in einem Versuchskäfig, der das Erdmagnetfeld komplett ausschaltete und damit ein Null-Feld (*Zero Field*) erzeugte. Die Tiere verloren ihr Fell und starben innerhalb weniger Wochen. Bei diesen Mäusen hatten sich Wucherungen an inneren Organen und im Bindegewebe gebildet. Eine glücklichere Vergleichsgruppe entwickelte sich hingegen völlig normal und blieb gesund. Diese Tiere wurden bei natürlicher Einwirkung des Magnetfelds unter sonst gleichartigen Bedingungen gezüchtet.

Der berühmte Physik-Nobelpreisträger Werner Heisenberg schrieb den Magnetfeldern eine lebensbestimmende Wirkung zu: »Die magnetische Energie ist die elementare Energie, von der das gesamte Leben des Organismus abhängt.« Daß diese Abhängigkeit sich beidseitig auswirkt – sowohl positiv als auch negativ –, hat sich schon vor längerer Zeit herauskristallisiert. Schädliche Magnetfelder aus Hochspannungsleitungen, schnurlosen Telefonen und elektrischen Leitungen in der Nähe von Schlafplätzen geraten zunehmend in Verdacht, durch ihren »Elektro-Smog« zu Beeinträchtigungen der Gesundheit zu führen und sogar kanzerogen zu sein. In der Natur treten gleichfalls nachteilig wirkende magnetische Effekte auf.

Wenn unsere Sonne während unvorstellbarer Explosionen an ihrer Oberfläche schnelle Teilchenschauer in Richtung Erde schickt, kann es laut verschiedenen Statistiken gefährlich für uns werden. Die elektrisch geladenen Teilchen treffen auf das irdische Magnetfeld und versetzen es bis zum Erdboden hinab in unregelmäßige

Schwingungen. Beobachtet wurde eine Häufung von akuten Herz-Kreislauf-Erkrankungen, Herzinfarkten und Schlaganfällen zu Zeiten solcher solarer Stürme. Ob diese Ereignisse auch karzinogen wirken, bleibt offen. Sie scheinen sich dafür aber zu selten zu ereignen, treten seit frühester Zeit auf und wirken überdies nur kurzfristig. Konkrete Untersuchungen liegen aber nicht vor.

Magnetfeldtherapie

Die Forschungsergebnisse von Werner Kraus, der sein *Magnetodyn-Verfahren* 1968 entwickelte, schränken die therapeutischen Anwendungsmöglichkeiten von Magnetfeldern ebenfalls ein. Nicht alle Frequenzen eignen sich für Heilzwecke. Schon Ende der 1970er Jahre kam Kraus zu dem Schluß, daß ausschließlich Felder mit einer magnetischen Flußdichte zwischen 10 und 100 Gauß dafür in Frage kommen. Eine Sinus-Schwingung hat sich dabei als optimal erwiesen, wobei auch hier bei 22 Hertz ein oberes Limit gesetzt ist. Andernfalls können die elektrischen Spannungen im Körpergewebe zu hoch und damit auch schädlich werden. Folglich stellt eine *Magnetodyn*-Dokumentation fest: »Bei den intensiven Prüfungen wurde eines immer wieder deutlich: Ein Magnetfeld ist nicht a priori ein Therapeutikum. So können bestimmte Dosierungen (Signalform, Frequenz, Intensität und Behandlungszeit) speziell im höherfrequenten Bereich durchaus unangenehme oder gar schädigende Wirkungen haben. Aus diesem Grunde dürfen nur solche Magnetfelder therapeutisch eingesetzt werden, für die der Nachweis der Unschädlichkeit und der Wirksamkeit nach schulmedizinischen Kriterien erbracht ist.« Nach einer Analyse von über 8000 Falldokumenten und weiteren intensiven Studien in Zusammenarbeit mit führenden medizinischen Institutionen und Fachleuten konnte Kraus sowohl Unschädlichkeit als auch therapeutische Wirksamkeit nachweisen. In Japan wird die Magnettherapie in verschiedenen Formen von Ärzten häufig praktiziert.

Eine oft zitierte und sehr umfassende Studie stammt folglich aus Japan. Die Forscher K. Nakagawa, S. Arichi und J. Suzuki haben über 11 000 Patienten mit Magnetfeldern behandelt mit dem Ergebnis, daß diese Therapieform bei Menschen erfolgreich eingesetzt werden kann. Immerhin hat sich die Magnetfeldtherapie vor allem während der letzten Jahre aus dem Dunstkreis von Mystik und Scharlatanerie befreien können. Tausende wissenschaftlicher Studien sind mittlerweile publiziert und bestätigen die positiven gesundheitlichen Effekte. So wird das Verfahren, wenn auch noch immer zögerlich, teilweise sogar von der Schulmedizin therapeutisch angewandt, meist als begleitende Maßnahme zu anderen Verfahren.

Eine richtig angewandte Magnetfeldtherapie führt zur Erweiterung von Blutgefäßen, wodurch mehr Sauerstoff in die Zellen gelangen kann. Nährstoffe, wichtige Enzyme, unter Umständen auch Wirkstoffe begleitender Therapien erreichen damit ihren Zielort besser. Das heißt, der gesamte Zellstoffwechsel läuft auf höherem Niveau, die Durchblutung steigt, und der Patient gelangt damit zu einem besseren Allgemeinzustand.

Auch zur Vorbeugung und im Falle einer Krebserkrankung erweisen sich diese Einflüsse als stimulierend und unterstützen andere Therapien. Wesentlich ist der Einsatz von *pulsierenden* Feldern. Vor allem auf dem Esoteriksektor werden gerne Magnetarmbänder und ähnliche Produkte angeboten. Diese *statischen* Felder von Dauermagneten zeigen nach dem gegenwärtigen Kenntnisstand allerdings keinerlei Wirkung. Die Therapie mit pulsierenden magnetischen Wechselfeldern erfolgt bei unterschiedlichen Frequenzen und wird optimalerweise individuell auf den Patienten beziehungsweise sein Krankheitsbild abgestimmt.

Die Schwingung kann

- sägezahnförmig oder
- sinusförmig

verlaufen. In einem Gespräch mit dem Verfasser erklärte Werner Kraus, man habe mit der Sinusform begonnen, um dann zeitweilig mit dem Sägezahnmuster zu arbeiten. »Rein technisch gesehen ist der Sägezahn viel einfacher zu realisieren als eine präzise Sinuskurve, doch sind wir wegen der besseren therapeutischen Ergebnisse wieder zu dieser Form zurückgekehrt«, so Kraus.

Die Magnetfeldtherapie kennt heute viele Anwendungen, darf aber nicht als Allzweckverfahren betrachtet werden.

Außerdem lassen sich die gewünschten Erfolge nur bei einer längeren regelmäßigen Anwendung erreichen. Heute gibt es einige nicht ganz billige, aber praktische Geräte für die Anwendung zu Hause. Nicht alle Produkte erfüllen die Ansprüche gleichermaßen.

Die Magnetfeldtherapie ist jedoch auch in Praxen von Allgemeinmedizinern oder Physiotherapeuten häufiger anzutreffen als noch vor wenigen Jahren. Hier kann man sich auch genauer informieren. Teils gibt es eigene Magnetfeldtherapeuten; ein aufgeschlossener Arzt kann bei bestimmten Diagnosen möglicherweise auch den privaten Erwerb durch ein Rezept unterstützen, wobei die Krankenkassen diese Therapieform dennoch in aller Regel leider nicht finanzieren.

Oft ist die Zahl der auswärts durchgeführten Therapiesitzungen zu gering, um schon zu einer Wirkung zu führen. Erst monatelange tägliche Anwendung zeitigt Erfolge. Empfohlen wird zumeist, lieber mehrere kürzere Sitzungen über den Tag zu verteilen, als beispielsweise ein bis zwei längere Behandlungen durchzuführen. Doch auch zwei jeweils halbstündige Therapieabschnitte pro Tag erscheinen sinnvoll. Bei der Behandlung kommen unterschiedliche *Feldapplikatoren* zum Einsatz: Matten, auf die man den gesamten Körper legen kann, sowie Spulen und kleinere flexible Applikatoren, die für einzelne Extremitäten ausreichend sind, als »Teller« aufgelegt oder zu Ringen geformt werden können, deren Umfang ausreicht, um beispielsweise die Hand hineinzulegen. Metallische Gegenstände und elektronische Geräte dürfen sich nicht im Behandlungsbereich befinden, Armbanduhren sollten nicht getragen werden. Magnetische Speichermedien können Schaden nehmen. Wer elektronisch funktionierende Implantate im Körper trägt, wie Herzschrittmacher oder Insulinpumpen, kann die Magnetfeldtherapie in der Regel nicht anwenden. In jedem Falle sind die Voraussetzungen für diese Therapie mit einem gut informierten Mediziner abzuklären.

Positive Effekte

Die Behandlung selbst ist völlig schmerzlos, sie kann aber in der Anfangsphase zu einer sogenannten *Erstverschlimmerung* führen (wie sie von naturkundlichen Verfahren, z. B. der Misteltherapie, bekannt ist). Diese Zunahme der Beschwerden ist allerdings ein positiv zu interpretierendes Zeichen für eine Reaktion des Körpers auf die Behandlung.

Zu den wesentlichen Effekten der Therapie mit pulsierenden magnetischen Wechselfeldern zählen:

- Aktivierung des Stoffwechsels: die schon angedeuteten Magnetfeldwirkungen. Die betreffenden Vorgänge werden beschleunigt, die Zellen entgiftet und entschlackt. Damit können Schadstoffe besser ausgeschwemmt werden. Nicht zuletzt bei einer Krebserkrankung sind diese Effekte durchweg wünschenswert.
- Durchblutung und Sauerstoffaufnahme der Zelle werden angeregt. Die Aktivierung der Zellatmung unterstützt den Organismus im Kampf gegen den Krebs, ebenso die
- Normalisierung des Kalium-Natrium-Wechselspiels an der Zellmembran; dieser Vorgang ist wesentlich für den Zellstoffwechsel. Die sogenannte *Kalium-Natrium-Pumpe* saugt im Wechsel drei elektrisch positiv geladene Natriumionen durch die halbdurchlässige (*semipermeable*) Zellmembran nach außen, während sie zwei positiv geladene Kaliumionen nach innen schleust. Durch diesen Prozeß ist das Zellinnere gegenüber der Umgebung elektrisch negativ geladen. Die Zellmembranspannung beträgt normalerweise minus 70 bis minus 90 Millivolt. Flacht dieses Potentialgefälle ab, dann ist die optimale Versorgung nicht mehr gewährleistet, die betroffenen Zellen sind krank. Eine mittels Magnetfeld regulierte Funktion kommt dem gesamten Organismus zugute.
- Unterstützung des Immunsystems, damit Förderung der körpereigenen Abwehr. Aktivierung der Selbstheilungskräfte des Organismus. Merkliche Verbesserung bei der Wundheilung

und Geweberegeneration, schnellere Heilung von Knochenbrüchen, wie sie unter anderem auch bei fortgeschrittenen Tumoren auftreten; Schmerzlinderung.

- Entspannende Wirkung auf Nervensystem und Psyche, damit auch streßlindernd. Als dauerhafte Begleitbehandlung kann sie damit auch dazu beitragen, daß seelische Einflüsse während einer Krebserkrankung leichter bewältigt werden. Prof. Dr. Hans-Ulrich Riethmüller von der Universitätsklinik Tübingen hat zusammen mit seinen Mitarbeitern 920 Patienten mit Magnetfeldern behandelt. 430 litten an psychosomatischen Beschwerden. In 87 Prozent dieser Fälle zeigte sich eine deutliche Besserung. Von 70 Schmerzpatienten konnten 90 Prozent erfolgreich behandelt werden. Auch bei den 200 untersuchten Rheumapatienten schlug die Therapie zu 97 Prozent an. Bei weiteren 200 Patienten wurde lediglich ein Placebo verabreicht, das bedeutet hier: ein nicht funktionierendes *Gerät*, wobei die Patienten darüber nicht in Kenntnis gesetzt wurden. Bei diesen Patienten konnte keine Besserung festgestellt werden. Dr. Frank Padberg von der *Ludwig-Maximilians-Universität* München nutzt die sogenannte *Transkranielle Magnetstimulation* (*TMS*) zur Behandlung depressiver Patienten und sieht darin eine vielversprechende künftige Therapie. Auch der Psychiater Prof. Mark S. George von der *Medical University of South Carolina*, Charleston/USA, hält sie für eine hilfreiche Methode. TMS stimuliert den Stoffwechsel von Nervenzellen.
- Krankhafte Flüssigkeitsansammlungen werden schneller abgebaut; damit gehen Schwellungen zurück; das Magnetfeld wirkt auf unnatürliche Blutansammlungen wie auch auf Störungen im Lymphabfluß, Ansammlungen von Lymphflüssigkeit (*Ödeme*),
- Hemmende Wirkung auf bösartige Tumoren und ihre Entwicklung.

Eine ergänzende Krebstherapie?

Dieser letzte Aspekt ist natürlich eine genauere Betrachtung wert. Schon bald gab es Hinweise darauf, daß die pulsierenden Wechselfelder unter Umständen sogar der Krebsheilung förderlich sein könnten. In der deutschen Zeitschrift *Bild der Wissenschaft* (Heft 9/ 1979) berichtete der Medizinjournalist Jürgen-Peter Stössel unter dem Titel *Magnetfeldtherapie hilft Operationen vermeiden* über das neue Verfahren. Im Rahmen seines Berichtes publizierte er eine Serie von Röntgenaufnahmen, die den Einfluß des Magnetfeldes auf die Entwicklung einer bösartigen Geschwulst demonstrieren. Die 62-jährige Patientin litt an einem Riesenzelltumor, der sich an der linken Speiche entwickelt hatte. Unterhalb der Handwurzel löste sich die Knochenstruktur auf; der Tumor ist auf der Röntgenaufnahme deutlich als großer dunkler Schatten zu sehen. Ursprünglich sollte die Hand mit dem betroffenen Unterarmstück komplett amputiert werden, doch die Patientin verweigerte diesen radikalen Eingriff. Statt dessen kam eine Magnetfeldtherapie zum Einsatz. Von August 1970 an wurde der befallene, zerstörte Knochen zunächst dauerhaft, dann täglich sechs bis acht Stunden lang dem Feld ausgesetzt. Die anfänglich vorhandene Schwellung und Entzündung ging zurück. Zu Hause führte die Patientin die Therapie mit einem Leihgerät weiter durch. Schließlich festigte sich der Knochen, der Tumor war bei den letzten Röntgenkontrollen, die im Jahr der Veröffentlichung des Berichtes gemacht wurden, bereits von umgewandeltem, neu gebildetem Knochengewebe durchsetzt und von allen Seiten großteils knöchern überbrückt. Immerhin waren seit der ersten Aufnahme nunmehr neun Jahre vergangen.

Die bisherigen Ergebnisse lassen darauf schließen, daß die Magnetfeldbehandlung von bösartigen Tumoren zwar nur selten deren Verkleinerung ermöglicht; immerhin aber gibt es auch hier bereits positive Beobachtungen, jedoch noch keine ausreichenden Ergebnisse. Das Krebswachstum hemmend sowie schmerzlindernd wirkt die Behandlung fast immer. Die Anregung der körpereigenen Abwehr und damit der Selbstheilungskräfte dürfte hier eine wesentliche Rolle spielen.

1989 haben Forscher vom *Radiologischen Zentrum der Gesamthochschule des Universitätsklinikums Essen* eine kleinere Studie zum klinischen Einsatz der Magnetfeldtherapie bei der Behandlung von malignen Tumoren durchgeführt. Dabei wurden nur 27 Patienten mit zusammen 30 verschiedenen Tumor-Lokalitäten untersucht. In einer zwölfmonatigen »Pilotphase« sollte neben der Praktikabilität vor allem die Unbedenklichkeit oder Schädlichkeit des Verfahrens geprüft werden. Als Magnetfeldgeneratoren wurden Geräte von Werner Kraus verwendet. Bei 20 Patienten führte man die Therapie über acht Wochen hinweg konsequent durch.

Der jüngste Patient war 27 Jahre alt, der älteste 72. Mit 19 Personen war der Großteil der Patienten weiblichen Geschlechts. Die Konstellation ließ sich in vier Tumorgruppen aufteilen:

- Ossäre Metastasen (= Knochenmetastasen)
- Tumoren im Beckenbereich
- Pulmonale Tumormanifestationen (= Lungenkrebs)
- Hirntumoren

In keinem der Fälle konnten die behandelnden Ärzte eine Rückbildung von Tumor oder Metastasen feststellen. Allerdings zeigte sich die Magnetfeldbehandlung dennoch als deutlich wirksam: Die Schmerzen ließen schon nach vier Wochen bei allen Patienten nach, außerdem bremste die Behandlung das Wachstum von Tumoren. So konnte eine 72-jährige Patientin, die damals seit immerhin zwei Jahren an Brustkrebs litt und von weiteren Tumorherden befallen war, bereits wenige Tage nach Einsatz der Magnetfeldbehandlung auf ihre *Voltaren*-Schmerzzäpfchen verzichten. Bei einer anderen, 69-jährigen Patientin, die ebenfalls an mehreren Tumoren litt, welche operativ teilweise beseitigt worden waren, besserte sich die Gesamtsituation nach Anwendung von Magnetfeldern ebenfalls bemerkenswert: »Für die behandelnden Ärzte«, so der Bericht der Essener Forscher, »besserte sich die Situation der Patientin dramatisch. Die Schmerzen waren deutlich rückläufig, Schmerzmedikamente (Diclofenac-Natrium, Buprenorphinhydrochlorid, Tramadolhydrochlorid, Haloperidol, Prometzazin, Levomepromacin) konnten nach etwa sechs Wochen auf die Hälfte reduziert werden und wurden von der Patientin nach etwa zwei Monaten abgesetzt. Parallel hierzu nahm ihre Beweglichkeit wieder zu … Die Tumorausdehnung stellte sich im Computertomogramm fünf Monate lang unverändert dar.« Nachdem neue Schmerzen auftraten, dehnten die Therapeuten die Magnetfeldbestrahlung auch auf diesen Bereich aus und konnten die Beschwerden ebenfalls deutlich mildern. Abschließend schreiben die Untersucher: »Eine Tumorrückbildung, welche ursächlich mit der MFT in Zusammenhang zu bringen wäre, konnte bei keinem der bislang behandelten Patienten gefunden werden. Dies ist jedoch auch aufgrund der geringen Fallzahl und der klinischen Ausgangssituation (therapierefraktäre [= auf übliche Behandlungen nicht ansprechende, Anm. d. Verf.] Tumorerkrankung) nicht zu erwarten.«

Prof. Dr. Fritz Lechner, ehemals Chefarzt der Chirurgischen Abteilung des Kreiskrankenhauses Garmisch-Partenkirchen, fand immer wieder Fälle, bei denen die Magnetfeldbehandlung nicht nur die Begleiterscheinungen der Erkrankung linderte oder das Wachstum einbremste, sondern sogar positive Umbau- und Abbauvorgänge bewirkte: »Eindrucksvoll sind weiterhin Fälle mit Primär- und Sekundärtumoren des Skelettsystems, welche mit dem pulsierenden Magnetfeld behandelt wurden. Dabei machten wir eine verblüffende Feststellung: In allen Fällen konnte die osteoklastische [knochenabbauende, Anm. d. Verf.] Phase des Tumors in eine osteoblastische [knochenaufbauende, Anm. d. Verf.] übergeführt werden. Änderungen des Gewebemilieus halten wir für vorstellbar.« In einem anderen Fall ergab sich ebenfalls eine Überraschung. Prof. Lechner: »Bei einem 45-jährigen Patienten mit histologisch und blutchemisch gesichertem, malignem Myelom [Plasmozytom, Krebs der Plasmazellen des Immunsystems, Anm. d. Verf.] … kam es bei tumoröser Entartung im subtrochanteren Bereich [unterhalb des Oberschenkelknochenschafts, Anm. d. Verf.] des rechten Oberschenkels zur Spontanfraktur. Wir versorgten sie mit zwei Kontaktplatten und behandelten sie für drei Monate im Magnetfeld. Vier Monate nach der Erstoperation fanden wir anläßlich der Entfernung einer Platte kein Tumorgewebe mehr … Auch osteolytische Myelomherde in der rechten Scapula [Schulterblatt, Anm. d. Verf.] und im rechten Oberarm bildeten sich unter Magnetfeldtherapie zurück.«

Sämtliche bisherigen Ergebnisse zeigen, daß das Tumorwachstum durch den Einfluß des *Magnetodyn*-Verfahrens entweder nicht beeinflußt oder aber eingebremst wird. In einigen Fällen verschwinden sogar die Symptome. In keinem Fall wurde das Tumorwachstum durch die Behandlung beschleunigt, was grundsätzlich nicht auszuschließen war. Immerhin sorgen die pulsierenden Magnetfelder auch für eine beschleunigte Wund- und Knochenheilung. Noch heute wird ab und zu argumentiert, daß die Magnetfeldbehandlung den Tumor unter Umständen zusätzlich »reizen« könnte, doch gibt es dafür keine konkreten Hinweise, im Gegenteil. Schon seit langem zeichnet sich eine durchweg positive Wirkung ab. 1982 stellten vier Wissenschaftler des *Instituts für medizinische Physik*, München, in einem Forschungsbericht über den *Einfluß magnetodynamischer Felder auf das Wachstum maligner Tumore* die gleiche Frage: »Wenn niederfrequente Magnetfelder die Knochen- und Wundheilung zu beschleunigen vermögen, besteht damit nicht auch die Gefahr, daß sie das Wachstum von Tumoren stimuliert?« Aus den Arbeiten dieser Gruppe geht hervor: »Hatten die Tumore eine gut tastbare Größe erreicht, wurden sie magnetischen Wechselfeldern der Stärke zwischen 600 und 800 Gauß Flußdichte bei einer Frequenz von 22 Hz acht Stunden pro Tag ausgesetzt und zwar so, daß nur die Geschwulst vom Magnetfeld durchflutet wurde.

Nach zwei bis drei Tagen konnte man eine deutliche Veränderung der Konsistenz der Tumore tasten. Die behandelten Geschwulste waren spürbar weicher als die Kontrollen. Nach zehn bis 15 Tagen war ein meßbarer Größenunterschied zwischen den behandelten und den nicht-behandelten Tumoren entstanden: Das Magnetfeld dieser Versuchsanordnung besaß offensichtlich einen retardierenden Einfluß auf das Wachstum des Tumors.«

Alles deutet also darauf hin, daß pulsierende magnetische Wechselfelder mit sinusförmigem Schwingungsmuster in vielfacher Hinsicht eine sehr sinnvolle Ergänzung der begleitenden Krebstherapien bedeuten. Sie stärken das Immunsystem und die Abwehr, regen die Zellatmung an, führen zur Bildung neuer Knochensubstanz, beschleunigen Heilungsprozesse, lindern Schmerzen, hemmen das Wachstum von Tumoren, können in einigen Fällen sogar ihre Auflösung bewirken, beseitigen krankhafte Knochenveränderungen und vieles mehr. Möglicherweise liegt der Schlüssel zur unterschiedlichen Reaktion von gesunder Zelle und Tumorzelle bei Magnetfeld-Einwirkung in der Aktivierung der Zellatmung: Dadurch *normalisiert* sich der jeweilige Zustand schneller. Brüche und Wunden heilen also beschleunigt, ein Krebs wird aber eingebremst.

Kapitel 13

Traditionelle Chinesische Medizin und Akupunktur

Gleichgewichte

Viele begleitende Therapien zielen vor allem auf eine Anregung des brachliegenden Immunsystems von Krebspatienten ab. Auch fernöstliche medizinische Lehren können hierzu einen wesentlichen Beitrag leisten. Die sogenannte *Traditionelle Chinesische Medizin* (*TCM*) erhebt nicht den Anspruch, ein Krebsleiden tumorseitig in den Griff zu bekommen, indem sie die malignen Zellverbände zum Rückzug zwingt. Sie kann einen Tumor nicht verkleinern oder gar verschwinden lassen, ihn weder vernichten noch »heilen«. Doch kann sie dazu beitragen, daß sich der Patient den Umständen entsprechend wohler fühlt. Auch die mit ihr nicht direkt verbundene Akupunktur ist keine Krebsheilmethode. Für sie gilt ebenfalls: Aktivierung der körpereigenen Kräfte. Dies kann durchaus in einem erheblichen Umfang geschehen; Krebspatienten können aus tiefer Depression und rein psychisch aus einem sehr schlechten Allgemeinzustand gerissen werden.

Solche Effekte können über den weiteren Verlauf der Erkrankung wesentlich mitentscheiden und sogar zum berühmten »Zünglein an der Waage« werden, an dem sich dann entscheidet, in welche Richtung das dramatische Geschehen kippt – zur Genesung oder zum Fortschreiten der Erkrankung. Fast erübrigt sich die Bemerkung, daß einige der fernöstlichen Heilpraktiken auch wichtige präventive Maßnahmen darstellen können, um als Gesunder auch gesund zu bleiben.

Die TCM beruht auf sehr alten Prinzipien, wobei das wohl älteste die Polarität aller Dinge darstellt. Jeder kennt das berühmte Symbol, bei dem sich Schwarz und Weiß als zwei kommaförmige Elemente komplementär zu einer Scheibe vereinen. Geometrisch werden sie als gespiegelte, punktsymmetrische S-Kurve im Hauptkreis durch zwei Halbkreise umrissen, deren gleichgroßer Radius die Hälfte des Scheibenradius beträgt und deren Mittelpunkte symmetrisch zum Scheibenzentrum liegen: jeweils um den eigenen Radius davon entfernt. Die Mittelpunkte sind ebenfalls komplementär markiert.

Dieses Zeichen wurde zum Synonym asiatischer Philosophie. Die beiden konträren Bereiche sind die berühmten gegensätzlichen und sich ergänzenden Ideogramme *Yin* und *Yang*. Sie drücken die omnipräsente Eigenschaft unserer Welt aus, von gegensätzlichen, sich ergänzenden Phänomenen geprägt zu sein. Dabei ist das eine nicht ohne das andere möglich, bis hin zu den kosmischen Abläufen. Der Rhythmus von Tag und Nacht kennzeichnet das Prinzip auf sehr anschauliche Weise, mit Sonnenauf- und -untergang, hell und dunkel, Kälte und Wärme. Yang bedeutet »die Sonnenseite des Berges« und bringt das männliche Prinzip von aufwärts gerichteter Energie, Helligkeit, Stärke, Aktivität und Willenskraft zum Ausdruck. Yin ist demgegenüber das weibliche Prinzip, das in der chinesischen Lehre unter anderem – als »Schattenseite des Berges« – mit abwärts gerichteter Energie, Dunkelheit, Ruhe, Empfängnis und Geduld in Verbindung gebracht wird.

Nur wenn beide Seiten sich in einem ausgewogenen Verhältnis zueinander befinden, herrschen Harmonie und körperliche Gesundheit. So simpel und vielleicht sogar naiv dieses Prinzip zunächst erscheinen mag, selbst die modernsten Theorien zellularer und genetischer Vorgänge spiegeln die Polaritäten gut wider. Hier scheinen Yin und Yang sich beispielsweise in Form von Onkogenen und Tumorsuppressor-Genen zu manifestieren. Und zu den Säuren gibt es wiederum Basen, wobei beides ebenfalls in einem gesunden Gleichgewicht zueinander stehen muß. Stimmt der Säure-Basen-Haushalt nicht, dann geraten die Zellen aus dem Gleichgewicht.

Nur zwei Beispiele von vielen.

Lebensenergie und Innere Kunst

Nach der fernöstlichen Lehre kann *Qi*, die Lebensenergie, nur dann fließen, wenn Yin und Yang im Gleichgewicht stehen. Qi strömt über Meridiane durch den Körper, die wie elektrische Leiterbahnen ein geschlossenes Netzwerk, einen Art Stromkreis bilden. Seine Funktionen können mit Hilfe der Akupunktur reguliert und aktiviert werden. Der Fluß von Qi läßt sich gemäß der TCM auch mit Hilfe von sanften, nahtlos ineinander übergreifenden Bewegungen und Atempraktiken anregen. Sie müssen intensiv geübt und erlernt werden. Dabei müssen komplizierte Bewegungsabläufe absolviert werden, die langes Training erfordern.

Diese als *Qi Gong* bekannte Therapie steigert das Wohlbefinden, trägt mit ihrer ausgleichenden, entspannenden Wirkung zu einer allgemeinen Lockerung von Blockaden im Körper bei und dient damit auch zur Vorbeugung von Krankheiten. Ziel dieser meditativ orientierten Übungen ist, Abstand von Streßfaktoren und dem Aggressionspotential des Alltags zu nehmen, um einen ausgeglichenen und ruhigen Zustand zu erreichen. Skeptiker wenden ein, daß man die »Ethnomedizin« nicht ohne Verluste von einem Kulturkreis auf einen anderen übertragen könne; außerdem wirke auch der Glaube stark mit.

Doch: Kann nicht jede Kultur von der anderen lernen, *wenn sie nur dazu bereit ist*?

Hinzu kommen Behauptungen, die traditionelle chinesische Medizin sei gar nicht so alt. Dabei übersieht man offenbar archäologische Funde, die das glatte Gegenteil belegen. Vielleicht sind Kritiker daran interessiert, die gegenüber der westlichen Medizin weit höhere empirische Komponente der TCM abzuschwächen. Doch bleibt es dabei, daß die Erfahrungswerte dieser Lehre auf mehrere Jahrtausende heilkundlicher Praxis zurückblicken können.

Immerhin existieren chinesische Vasen aus der Zeit um 3000 vor Christus, die Menschen bereits bei typischen Qi-Gong-Übungen zeigen. Auch ein chinesisches Medizin-Buch, der *Gelbe Kaiser*, stammt aus alter Zeit. Der »Gelbe Kaiser« *huang ti* ist ursprünglich ein legendärer, halbmythischer Herrscher, der gegen 2700 vor Christus geboren worden sein soll. Das gleichnamige Medizinbuch, eigentlich *huang ti nei jing su wen*, entstand als Materialsammlung etwa ab 300 vor Christus und ist damit immerhin auch weit über 2000 Jahre alt.

Als Vater des eigentlichen Qi Gong gilt der erste namentlich bekannte Chirurg der Welt *Hua Tuo*. Er lebte im zweiten Jahrhundert nach Beginn unserer Zeitrechnung und gleicht einem chinesischen Imhotep, wurde er doch genau wie dieser große altägyptische Heilkundige als Gott der Medizin, noch mehr als Gott der Chirurgie verehrt. Seine Patienten pflegte er mit einer wirksamen Mischung aus Hanf und Wein zu betäuben, und er galt in seiner grundlegenden Arbeit als Minimalist. Er behandelte mit nur wenigen Kräutern und war in der Lage, Akupunktur mit nur einer einzigen Nadel heilend anzuwenden. Er führte auch eine wesentliche Methode der Körperbeherrschung und Selbstverteidigung ein, die gleichzeitig als sehr gesundheitsförderlich und entspannend gilt: *Taiji Quan*, auch als *Tai Chi* bekannt.

»Ein wesentliches Kennzeichen von Tai Chi Chuan ist, daß sowohl der gesamte Körper gekräftigt als auch das Qi gemehrt werden soll. Statt die Muskulatur einzelner Körperteile zu kräftigen, wird vielmehr eine gleichmäßige Ausbildung der gesamten Körpermuskulatur angestrebt. Eine Entspannung der Glieder und des Rumpfes hat für viele Erkrankungen eine heilende Wirkung …«, so beschreibt ein Praktizierender diese *Innere Kunst,* die etwas profan auch als »Schattenboxen« bekannt ist. Berühmte Übungen des Tai Chi gehen auf jenen ersten Chirurgen zurück, so »Tiger«, »Bär«, »Hirsch« oder »Kranich«. Sie alle ahmen die natürlichen Bewegungen dieser Tiere nach. Tai Chi stärkt Herz, Kreislauf und Nervensystem, muntert auf, entspannt bei zunehmender Konzentrationsfähigkeit und reguliert die Atmung.

TCM-Diagnostik

Ein TCM-Arzt geht bei Diagnose und Behandlung nach ganzheitlichen Grundsätzen vor. Er kümmert sich nicht allein um die Symptome der Krankheit, sondern betrachtet das komplette Umfeld des Patienten, um auf diese Weise in Erfahrung bringen, wo die wirklichen Ursachen liegen. So stellt er in einem ausführlichen Gespräch zahlreiche Fragen, die sich auch auf die Ernährung oder gehäuft in der Familie auftretenden Erkrankungen beziehen. Die TCM-Diagnostik präsentiert sich im krassen Gegensatz zur westlichen, durchweg technologisch geprägten Vorgehensweise als weitaus »simpler«, indem sie mit allen Sinnen zu ergründen versucht, was dem Patienten wirklich fehlt. Der Therapeut horcht und tastet den Patienten ab, er analysiert dessen Bewegungen wie auch die Eigenheiten seiner Stimme. Neben weiteren mitberücksichtigten Aspekten gründet die TCM auf zwei diagnostischen Methoden: die Zungen- und die Pulsdiagnose.

Vor allem charakteristische Veränderungen der Zunge lassen Rückschlüsse auf Erkrankungen zu – der Arzt prüft, ob die Zunge geschwollen ist oder einen Belag hat, wobei jede Region mit bestimmten Organen in Verbindung gebracht werden kann. Die Pulsdiagnose unterscheidet sich von der uns bekannten sehr deutlich. Bei der TCM ist sie eine Mehrfachmessung; an drei unterschiedlichen Punkten des Handgelenks greift der Arzt mit Zeige-, Mittel- und Ringfinger den Puls ab. Auch die Kriterien sind bei dieser Untersuchung ganz andere. Die TCM-Pulsdiagnostik unterscheidet zwischen 32 verschiedenen Mustern, die wiederum Hinweise auf bestimmte Erkrankungen geben. Der Puls wird als fein, springend, angespannt, abgehackt, unregelmäßig usw. beschrieben.

Selbst wenn die äußeren Symptome bei Patienten gleichartig sind, findet eine deutlich individuellere Behandlung statt. So kann die Therapie also grundverschieden gewählt werden, weil die verschiedenen Ursachen gleiche Wirkungen haben können. Die Schulmedizin behandelt die Wirkungen, dringt damit aber noch nicht zur Ursache vor, weil die entsprechende Differenzierung fehlt. Um die Ursache behandeln zu können, darf die Therapie logischerweise nicht auf die Wirkung beschränkt sein. Genau hier setzt die TCM an. So wird das Problem auch nicht nur systemisch angegangen, sondern völlig individuell und flexibel. Die Behandlung schließt wunschgemäß eine positive Veränderung im Laufe der Zeit mit ein.

Das bedeutet aber auch: Die Therapie muß angepaßt werden. Um über die Modifikation befinden zu können, ist jeweils eine neue Diagnose erforderlich. Die Behandlung folgt also der Evolution des Genesungsprozesses und wird damit effektiver.

Heilen mit Nadeln

Das große Medizin-Werk *Gelber Kaiser* liefert auch die Grundlagen der Akupunktur und der *Moxibustion.* Vor allem in seinem zweiten Teil, dem *Lingshu,* befaßt sich das Lehrbuch mit der Akupunktur, den Meridianen, den neun klassischen Nadeltypen und vielen weiteren Aspekten.

Die Ursprünge der Akupunktur verlieren sich im Dunkel des Schamanismus und jener Zeit, in der Krankheiten noch als das Wirken von Dämonen interpretiert wurden. Der Zufall muß bei der Entdeckung der Akupunktur deutlich mitgeholfen haben. Kleinere Verletzungen auf eng begrenzten Arealen, Stiche und Pfeilwunden ließen viel ältere Dauerbeschwerden in ganz anderen Körperregionen wundersamerweise plötzlich verschwinden. So entstand jene Technik, die heute als Akupunktur bezeichnet wird (*acus* = lat. *Nadel; pungere* = *stechen*). Die Chinesen sprechen von *zhen-jiu*, *Stechen und Brennen*, da in früher Zeit weitgehend per Zufall auch die Heilwirkung des Feuers entdeckt wurde. Durch Verbrennen von Kohle und später Beifußkraut (*Moxa*) wurden die Nadeln erhitzt und sorgten für eine wirksamere Therapie. Die Verbrennung von Moxa (*Moxibustion*) bezeichnet demnach eine eng an die Akupunktur gekoppelte Methode, und so spricht man immer wieder auch von der *Acu-Moxi-Therapie*. Anfangs mußten die Kundigen des zhenjiu sich noch mit Stein- oder Knochennadeln begnügen, doch schon in vorchristlicher Zeit verwendeten die Therapeuten Nadeln aus Gold und Silber, wie das heute noch teilweise der Fall ist.

Mit Marco Polo gelangten im 14. Jahrhundert die ersten Berichte über Akupunktur aus China nach Europa, doch bis hier mehr Details über diese Heilmethode bekannt wurden, mußten noch rund drei Jahrhunderte vergehen. Erst im 17. Jahrhundert nämlich begannen mehrere Gelehrte über ostasiatische Medizin und Akupunktur zu schreiben.

Vor allem in Frankreich entwickelte sich eine eigene Schule der Akupunktur, über die diese uralte chinesische Therapie in ganz Europa bekannt wurde. Im 17. Jahrhundert beschrieb man bereits auch die 361 klassischen Punkte (chin.: *shuxuen*), wovon 309 paarig existieren. Über diese Akupunkturpunkte erreicht der Therapeut den Zugang zu einem stimulierbaren, energieführenden System. Hier strömt das Qi, zu dem der Akupunkteur mittels der Nadeln vordringt. Die Energielinien des Qi werden als Leitbahnen (chin.: *jing-luo*) oder Meridiane bezeichnet. Auch diese Leitbahnen werden je nach Lage mit Yin (innenliegend) oder Yang (außenliegend) benannt. Zwölf Hauptleitbahnen können über die klassischen Punkte erreicht werden; eine engere Vernetzung durch acht unpaarige Leitbahnen, 15 Netzbahnen und zwölf Muskelleitbahnen erweitern das gesamte System.

Bei der Akupunktur entscheiden nicht allein die Einstichstellen über die therapeutischen Wirkungen, sondern auch verschiedene Praktiken beim Stechen wie auch die Einstichtiefe. Mittels der Technik bestimmt der Akupunkteur, ob er Energie ab- oder zuführt.

Die westliche Medizin hat mittlerweile bereits Einzug in die Akupunktur gehalten. So verwendet man zur Stimulierung heute nicht nur Nadeln, sondern genauso Laserstrahlen. Auch injiziert man pharmazeutische Wirkstoffe in die Akupunkturstellen. Zu den 361 traditionellen Punkten sind bei der modernen Akupunktur mehr als 2000 weitere hinzugekommen, wobei vor allem die nicht-traditionelle Ohr-Akupunktur zu einem verbreiteten Bestandteil der Therapie geworden ist.

Selbst wenn Puristen der Akupunktur diese Entwicklung nicht mit Begeisterung sehen dürften, führt sie wenigstens zu einer Annäherung der medizinischen Systeme von »Ost« und »West«. Umgekehrt übte die Einführung der westlichen Medizin in China einen geradezu existenzbedrohenden Druck auf die TCM und die Akupunktur aus, so daß die alten Methoden 1929 sogar kurz vor einem Ausübungsverbot standen. Heute muß allerdings jeder chinesische Medizinstudent mindestens ein Jahr TCM lernen, um sein fünfjähriges Medizinstudium abschließen zu können. Konservative westliche Ärzte wie auch Krankenkassen, aber auch einige Patienten bemängeln an der TCM, ihre Wirksamkeit sei im Rahmen wissenschaftlicher Kriterien nicht erwiesen. Doch die medizinische Praxis beweist alltäglich, wie gut die mittlerweile weltweit sehr häufig eingesetzte Akupunktur wirkt. Der Erfolg gibt ihr also recht.

Bei Versuchen, die ein Forscherteam an der Universitätsklinik München durchgeführt hat, sollte gemessen werden, ob und vor allem welche Punkte zur Schmerzlinderung beitragen. Dabei stellten die wissenschaftlichen Tester eindeutig positive Auswirkungen fest. Ein vom Testpatienten selbst bedienter Druckstempel wurde mit zunehmender Kraft aufs Schienbein gepreßt, bis Schmerzen auftraten. Die Kraft auf dem Druckpunkt wurde im Stempel gemessen.

Durch die Punktion wurde die Schmerzschwelle merklich angehoben; die Patienten waren also schmerzunempfindlicher geworden. Ein anderer erstaunlicher Versuch demonstrierte eindringlich, wie ausgedehnt und vernetzt das Meridiansystem ist. Ursprünglich wurde das Experiment von kalifornischen Forschern durchgeführt, später dann an einer deutschen Universität vor laufender Kamera wiederholt. Mit gleichem Ergebnis.

Die Wissenschaftler stachen am kleinen Zeh in einen Punkt, der für gewöhnlich zur Therapie von Augenleiden gewählt wird. Den Versuchspersonen wurden bei diesem Test die Augen verbunden. Eine Kernspintomographie zeigte trotzdem eine Aktivierung des Sehzentrums im Gehirn, wie sie normalerweise nur durch einen Lichtreiz entsteht!

Diese Beobachtung unterstreicht nicht nur Bedeutung und Wert der Akupunktur, sondern demonstriert auch, wie sinnvoll der ganzheitliche medizinische Ansatz ist. In unserem Organismus sind fernste Areale verbunden und daher voneinander abhängig. Ein Stich in den kleinen Zeh führt zu einer Reizung des Sehzentrums im Gehirn!

Prinzipiell hatte schon der englische Neurologe James Head 1893 eine sehr ähnliche Entdeckung gemacht: Krankheitsherde können Schmerzen in weit entfernten Körperregionen hervorrufen.

Diese Bereiche wurden nach ihrem Entdecker später als *Headsche Zonen* bezeichnet. Und behandelt man sie, beispielsweise durch Wärme oder Massage, dann wird diese »heilende Energie« tatsächlich zur eigentlich erkrankten Region transportiert und wirkt sich dort lindernd aus. Die Signale laufen also nicht auf einer Einbahnstraße entlang.

Hilfe bei Krebs?

Erkenntnisse dieser Art spielen auch für die Betrachtung des Krebsgeschehens eine wichtige Rolle, indem sie zeigen, daß eine lokale Störung den gesamten Körper beeinflussen und umgekehrt auch als sichtbares Signal viel tiefer liegender grundsätzlicher Probleme erscheinen kann. Wie einige der in diesem Buch bereits zitierten Fachleute festgestellt haben: *Krebs ist eine systemische Erkrankung*.

Ganzheitliche Therapieformen – und wenn nur in Komplettierung anderer Verfahren – bieten sich daher für viele Fachleute als die sinnvollsten Methoden im Kampf gegen den Krebs an. Dabei kann die TCM keinesfalls Wunder wirken oder beispielsweise Operationen verhindern helfen. Immerhin aber erforscht die Berliner Charité gegenwärtig, welche Erfolge mit TCM bei Krebs zu erzielen sind. Daß sie die Nebenwirkungen von Chemotherapien lindern und das Immunsystem deutlich anregen kann, scheint schon heute gut gesichert zu sein.

TCM und Akupunktur erobern sich allmählich auch bei uns einen festeren Platz. 2003 wurde die erste *Europäische Universität für Traditionelle Chinesische Medizin* gegründet. Diese Privatuniversität *Li Shi Zhen* befindet sich in Wien, mit Zweigstellen in München und Berlin. Nach dem ersten Staatsexamen in westlicher Medizin können dort Studenten nach zwölf Semestern ihren Abschluß als »Dr. chin. med.« machen. Im Genehmigungsschreiben der zuständigen österreichischen Bundesministerin wird klar festgestellt:

»Die TCM folgt einem Ansatz, der inhaltlich gewissermaßen

quer zur westlichen Medizin liegt. Sie ist verlaufsorientiert und ist daher sowohl in Diagnose sowie auch in Therapie anders ausgerichtet als die westliche Medizin. Ein diagnostischer, von Labortechnik bestimmter Meßansatz ist der Chinesischen Medizin fremd … Die TCM wird seit zwei Jahrtausenden durch einen ganzheitlich bestimmten Ansatz in Diagnostik und Therapie bestimmt … Qualitätsmerkmal der chinesischen Medizin ist der klinische Erfolg. Grundlagenforschung im westlichen Sinne ist nachrangig.«

Die TCM-Universität legt folgende Ziele fest:

- ein international einheitliches und hochwertiges Ausbildungssystem;
- die Integration der Chinesischen Medizin in das europäische Gesundheitswesen;
- wissenschaftliche Projekte in Zusammenarbeit mit anderen Universitäten und Forschungseinrichtungen.

In Deutschland gibt es noch keine einheitlichen Standards der Ausbildung. Die Mediziner erwerben ihre Fachkenntnisse bei bereits erfahrenen TCM-Ärzten oder direkt in China. Wer dort jahrelange Studien betreibt, wird einen hohen Standard erreichen, doch viele absolvieren lediglich kurzzeitige Aufenthalte und nehmen an TCM-Kursen teil.

Heute wird bei deutschen Ärzten eine Akupunktur-Ausbildung von mindestens 350 Stunden Gesamtdauer angestrebt, um bei ihnen alle wesentlichen Voraussetzungen für eine effektive praktische Umsetzung der Methode zu schaffen. Eine komplette TCM-Ausbildung ist damit noch nicht absolviert. Die Krankenkassen verhalten sich bei der Finanzierung der TCM immer noch spröde. In aller Regel werden aber immerhin Akupunktursitzungen zur Behandlung chronischer Schmerzen beglichen.

Nach der chinesischen Vorstellung ist Krebs eine Schwäche und Schädigung des Yin. Sie läßt sich mit Akupunktur nicht beseitigen, aber etwas »auffangen«, indem sie Nebenwirkungen von radikalen Therapien und Schmerzen lindert. Sie können laut einer französischen Studie aus dem Jahr 2003 mit der schon erwähnten Ohr-

Akupunktur wirksam behandelt werden. Die Probanden erhielten dazu innerhalb von zwei Monaten zwei Akupunkturbehandlungen mit kleinen, 3,4 mm langen und 0,7 mm starken Nadeln. Die Nadeln blieben im Ohr, jede Sitzung dauerte 45 Minuten. Schon die erste Behandlung zeigte Wirkung; nach zwei Monaten hatten die Schmerzen um 36 Prozent nachgelassen. Deshalb erklärt Dr. Bernd Ramme, Mitglied der *Deutschen Akademie für Akupunktur und Aurikulomedizin e. V.* (*DAAAM*): »Die geringen Kosten dieser Behandlung, die einfache und nahezu schmerzfreie Anwendung sowie der deutliche Erfolg der Ohr-Akupunktur sprechen für diese Methode. Sie sollte daher stärker beim Schmerzmanagement von Krebspatienten berücksichtigt werden.« Die amerikanische Forscherin Prof. Dr. Ellen M. Redinbaugh von der Universität Pittsburgh, USA, führt gegenwärtig eine auf vier Jahre ausgelegte Studie an 170 Patienten mit Dickdarmkrebs durch. Aufgrund verschiedener bisheriger Untersuchungen zur schmerzlindernden Wirkung der Akupunktur hält Prof. Redinbaugh die Therapie für erfolgversprechend.

Mittlerweile sind TCM und Akupunktur weit davon entfernt, böse Geister und Dämonen mit Stichen aus dem Körper auszutreiben. Und trotzdem wirken sie zusammen mit zahlreichen anderen Verfahren sinnvoll dabei mit, eine Krankheit zu bekämpfen, die von vielen Menschen naheliegenderweise als ein böser, tödlicher Dämon im eigenen Leib angesehen wird. Für uns nimmt der Krebs mit seinen vielen, oft unheimlichen Eigenschaften immer wieder Gestalt an; wir sprechen von ihm als bösartig und davon, daß wir ihn als Feind bekämpfen. In unserem Geist personifizieren wir ihn. Überhaupt beeinflussen unser Empfinden, unser Denken und unsere gesamte geistige Haltung nicht nur unser bewußtes Handeln, sondern nach Ansicht vieler Mediziner auch die Vorgänge in unserem Organismus. Daß seelischer Streß uns schlaflose Nächte bereiten kann, daß er auf ebenfalls heimtückische Weise schmerzt und uns aus der Balance reißen kann, weiß jeder. Sind psychische Faktoren auch »Karzinogene«?

Dieser Frage soll im abschließenden Kapitel noch kurz nachgegangen werden.

Kapitel 14

Krebs und Seele

Psychosomatik

Die Traditionelle Chinesische Medizin verhilft dem Menschen – ob nun körperlich gesund oder aber erkrankt – zu einer ausgewogeneren Lebenshaltung und der notwendigen Balance zwischen dem, was im Fernen Osten als Yin und Yang bekannt ist. Das seelische Gleichgewicht wiederzufinden hat sich immer wieder als eine wesentliche Komponente auf dem Weg zur Genesung erwiesen. Viele »Alternativ-Mediziner« wie auch Psychologen und Psychotherapeuten schließen hier ernste Erkrankungen wie Krebs nicht aus. Die Akupunktur regt das Immunsystem an und hilft dem Betroffenen aus schwerwiegenden Stimmungstiefs heraus. Tatsächlich scheint hier die Lebensenergie wieder frei zu werden und kann nach Wegräumen von Barrikaden wie erwünscht zu fließen beginnen. Depressionen verfliegen; trotz der Last einer schweren Erkrankung tun sich plötzlich neue Perspektiven auf, die auch kräftezehrende Behandlungen leichter erträglich werden lassen. Dies ist die eine Situation: seelischer Streß durch die Krebsdiagnose und den nachfolgenden Leidensweg. Wie weit aber spielen seelische Faktoren auch im Vorfeld eine Rolle? Wie weit lassen sie sich als mitauslösende oder gar für eine Erkrankung komplett verantwortliche Kräfte identifizieren, als »seelische Karzinogene«? Kommt und geht der Krebs mit dem Kommen und Gehen schwerer psychischer Belastungen?

Daß Krebs nicht allein *eine* Ursache haben kann, scheint sich herumgesprochen zu haben. Allzu große Vereinfachung verträgt sich in den seltensten Fällen mit der Realität. Insbesondere ist der Mensch trotz aller Wissenschaft auch heute noch ein weitgehend unverstandenes Wesen. Nicht, daß die Forschung dies leugnen würde, dennoch legt sie oft ein konträres Gebaren an den Tag, das gelegentlich schon Allwissenheit suggeriert. Die großteils vollständige Hilflosigkeit schulmedizinischer Krebstherapie zeichnet demgegenüber ein eher bescheidenes Bild der Erkenntnis. Das liegt auch an der eng gefaßten Philosophie der konventionellen Medizin, die ganzheitliche Aspekte des so komplexen Geschehens immer noch gar nicht oder zu wenig berücksichtigt. Dabei weiß der Mensch schon sehr lange, daß Körper und Seele eine untrennbare, sich gegenseitig bedingende Einheit bilden. Es sind nicht zuletzt unsere Gedanken, die über Wohlbefinden oder Qual entscheiden. Was wir jeden Tag erleben, wird fortwährend bis in den Schlaf hinein vom Gehirn verarbeitet.

Jeder kennt die alten Sprüche, daß sich irgendetwas »auf den Magen schlägt«, »an die Nieren geht« oder einem ganz einfach »auf dem Herzen liegt«. Es gibt viele weitere redensartliche Beispiele, die das Natürlichste von der Welt ausdrücken, daß nämlich seelische Belastungen sich organisch bemerkbar machen. Abgesehen von Blockaden nicht sichtbarer Energieflüsse – wie beispielsweise des *Qi* – bewirken die durch äußere Einflüsse ausgelösten mentalen Vorgänge ununterbrochen nachweisbare chemische Prozesse im Organismus. Jeder weiß, wie nachhaltig der gesamte Körper auf einen Adrenalinausstoß reagiert, und das buchstäblich in Sekundenschnelle. Ein archaisches Notfallprogramm zur Überlebenssicherung. Plötzlich stehen alle Energiereserven zur Verfügung – ausgelöst durch die Streßhormone *Adrenalin* und *Noradrenalin*. Die Durchblutung nimmt rapide zu, ebenso Herz- und Kreislauftätigkeit.

Wenn ein Organismus die äußeren Auslösereize ignorierte und seine gesamte Chemie nicht unmittelbar darauf reagierte, wäre er in den meisten Fällen nicht überlebensfähig. Der Mensch ist infolge einer absolut logischen und unabdingbaren Überlebensstrategie darauf geeicht, aufgenommene Sinnesreize mental zu bewerten und durch hormonelle Reaktionen zu beantworten.

Ein anderes gut bekanntes Beispiel sind die *Endorphine*, auch »Glückshormone« oder »natürliches Opium« genannt. Sie lösen ein regelrechtes Hochgefühl aus. Wer übrigens von »Schmetterlingen im Bauch« spricht, weiß vielleicht nicht, daß das griechische Wort *psyche* neben *Atem* oder *Seele* eben genau auch *Schmetterling* bedeutet.

Östrogene regeln das seelische Gleichgewicht, Serotonin wirkt sich auf die Stimmungslage aus. Es gibt viele solche Beispiele, die deutlich belegen, wie eng unser Empfinden mit Körperprozessen verknüpft ist – Schlagwort *Psychosomatik*: die Lehre des Wechselspiels zwischen Seele und Körper (griech. *soma = Körper, Leib*). Menschen, die innerlich ausgewogen und zufrieden durchs Leben gehen, werden seltener krank. Julius Hackethal erklärte einmal sogar: »Ein durchweg glücklicher und innerlich zufriedener Mensch bekommt keinen Krebs.« Vielleicht geht diese Formulierung zu weit, doch zeigt sie, wie bedeutsam das seelische Gleichgewicht auch in diesem speziellen Fall ist. Interessanterweise hat die Schulmedizin Krebs noch nicht als psychosomatisch bedingte Erkrankung akzeptiert. Doch Psychologen sehen das anders. Sie sprechen immer wieder auch von der *Krebspersönlichkeit* und meinen damit einen bestimmten Charakter, der mit einer höheren Krebsdisposition verbunden ist.

Gibt es eine Krebspersönlichkeit?

1982 beschrieb Magda Henle, Leiterin eines Modellversuchs zur ambulanten psychosozialen Nachsorge, jene Persönlichkeitsform unter anderem folgendermaßen:

- Neigung zur Depression und Resignation,
- Vermeidung offener Konflikte,
- die Neigung, Ärger in sich hineinzufressen,
- Opferbereitschaft und Zurückstellen eigener Ansprüche,
- unbewußte Abhängigkeitswünsche,
- Blockierungen der Äußerungs- und Durchsetzungsfähigkeit eigener Interessen und Bedürfnisse.

Sie sprach dabei von einem »Reaktionsmuster, das gekennzeichnet ist durch Selbstzurückstellung, Aggressionsunterdrückung und die Tendenz zur Harmonisierung sozialer Bedingungen – auch um den Preis der Selbstverleugnung«.

Der Humanbiologe und Psychotherapeut Dr. Stephan Lermer relativiert diese Aussagen ein wenig: »Es gibt einen für Krebs disponierten Persönlichkeitstyp. Diese Persönlichkeit muß nicht zwangsläufig an Krebs erkranken – Gott sei Dank! Wenn aber noch weitere krebserregende Faktoren hinzukommen und dieser Mensch aufgrund starker Überforderung krank wird, so bekommt er nicht etwa einen Herzinfarkt oder eine Psychose, sondern leichter als andere Menschen Krebs. Ich nenne den Typ, den ich hier beschreibe, die **krebsgefährdete Persönlichkeit** [Hervorhebung im Original, Anm. d. Verf.].«

Es wäre wirklich noch fataler, wenn bestimmte Charakterzüge unvermeidlich zu einer schweren Erkrankung führen würden. Um diesen Eindruck und eine »selbsterfüllende Prophezeiung« auszuschließen, sind die einschränkenden Bemerkungen von Stephan Lermer unbedingt angebracht. Eine zu strenge Kategorisierung von Persönlichkeitsmustern gliche außerdem bald schon einer Stigmatisierung. Gewiß sind auch »Krebspersönlichkeiten« sehr unterschiedliche Menschen, bei denen unterschiedliche psychosomatische Ursachen jene fatale Wirkung haben können. Sensible, empfindsame Menschen nehmen sich Geschehnisse in ihrem Umfeld mehr zu Herzen als andere, sie sind stärkeren seelischen Belastungen ausgesetzt, die sich unter bestimmten Umständen schneller in einer Erkrankung äußern können – ob nun in Form von Krebs oder auf andere Weise, sei dahingestellt. Sie setzen sich vielleicht bis zur Selbstopferung für andere ein, nehmen sich wie oben schon erwähnt selbst ständig zurück, gehen Konflikten aus dem Weg, unterdrücken Aggression und so weiter. Was ist die Schlußfolgerung? Sollen wir nun allesamt mit der Übung beginnen: »Wie werde ich ein unverbesserlicher Egoist«, um rücksichtslos und anderen gegenüber völlig gleichgültig durch die Welt zu gehen, zum obersten Zweck, selbst bloß nicht an Krebs zu erkranken?

Das Problem liegt manchmal vielleicht ganz woanders als an einem übersteigerten Altruismus oder einem unterentwickelten Selbstwertgefühl. Die *andere* Krebspersönlichkeit könnte beispielsweise nicht nur von sich stets zu viel verlangen, sondern auch von anderen; ganz einfach, indem sie ständig nach Zuwendung verlangt.

Wer sich selbst oft schlecht macht, will häufig nur die Bestätigung des Gegenteils hören. Arroganz ist wiederum oft die Maske eines Minderwertigkeitsgefühls. Und auch ein übersteigertes Ego ist leicht verletzlich. Das sicherlich nicht ganz unzutreffende Klischee des verkannten Genies, des gekränkten Künstlers, illustriert recht deutlich, was gemeint ist. Vielen Menschen macht es nichts aus, wenn sie kaum beachtet werden und nicht andauernd im Mittelpunkt des Geschehens stehen. Sie scheuen sich zwar nicht davor, legen aber auch keinen gesteigerten Wert darauf, weil sie ein ausgewogenes Verhältnis zu sich selbst haben. Andere Menschen gieren nach gesellschaftlichem Rampenlicht, auf der fortwährenden Suche nach Selbstdarstellung und Selbstbestätigung. Das strengt an.

In ihrem bekannten Buch *Krankheit als Weg* (1983) gehen der Psychologe Thorwald Dethlefsen und der Arzt Rüdiger Dahlke noch einen Schritt weiter. Sie finden im »Zeitgeist« ein Krebsäquivalent und beschreiben recht drastisch noch einen ganz anderen Typus von Krebspersönlichkeit:

»Der Mensch operiert und bestrahlt und vergiftet die Krebszellen so lange, wie er noch kann – siegen sie, opfern sie den Menschen. Es ist der uralte Konflikt der Natur: fressen oder gefressen werden. Zwar sieht der Mensch die Rücksichtslosigkeit und auch die Kurzsichtigkeit der Krebszellen; sieht er aber auch, daß er sich selbst genauso verhält, daß wir Menschen nach dem gleichen Krebskonzept unser Überleben zu sichern versuchen?

Hier liegt der Schlüssel zur Krebserkrankung. Es ist kein Zufall, daß unsere Zeit so stark unter Krebs leidet, ihn so versessen bekämpft und dabei so erfolglos ist (Untersuchungen des amerikanischen Krebsforschers Hardin B. Jones haben ergeben, daß die Lebenserwartung unbehandelter Krebspatienten größer zu sein scheint als die behandelter Patienten!) Die Krebskrankheit ist Ausdruck unserer Zeit und unseres kollektiven Weltbildes. Wir erleben in uns als Krebs nur das, was wir selbst ebenfalls leben. Unser Zeitalter ist gekennzeichnet durch die rücksichtslose Expansion und Verwirklichung der eigenen Interessen …

Der Krebs braucht nicht besiegt zu werden – er muß nur verstanden werden, damit auch wir uns verstehen lernen. Daß die Menschen doch immer ihre Spiegel zertrümmern wollen, wenn ihnen ihr Gesicht nicht gefällt! Die Menschen haben Krebs, weil sie Krebs sind.«

Im hier drastisch geschilderten Krebstypus scheint sich also das Gleichgewicht von Yin und Yang genau in die andere Richtung verschoben zu haben als beim zu allererst beschriebenen Krebstyp. Demnach ist es wirklich so, wie die fernöstliche Lehre sagt, nämlich daß es allein auf die Kräfteharmonie ankommt. Nicht nur der extrem altruistische Charakter, auch der übersteigert egoistische wird demnach zur Krebspersönlichkeit.

Im Ego liegt das »Ich«, der Seelenzustand, die Persönlichkeit, die durchaus verschiedene krebsfördernde Eigenschaften in sich tragen kann.

Konfliktschock

Die Praxis weiß von ungewöhnlichsten Beispielen. Manche Psychologen sehen Krebs als eine selbstgewählte Sonderform von Selbstmord, oder sie kennen Fälle von Menschen, für die eine schwere Krankheit zum letzten irdischen Zufluchtsort geworden ist. Es sind Menschen, die keine Verantwortung mehr tragen wollen oder die einzige Konfliktlösung in der Krankheit sehen. In einem Falle wurde dem Verfasser beispielsweise von Familienangehörigen eines Patienten geschildert, wie er ständig und immerfort davon sprach, wie schlecht es ihm gehe. Er hatte Angst davor, daß seine Frau ihn verlassen würde; und *drohte* bald schon mit der Krankheit. Das alles sei nicht zu ertragen, er würde bestimmt Krebs bekommen. Anscheinend erhoffte er sich sogar, seine Frau würde bei ihm bleiben, wenn er krank und hilflos sei. Tatsächlich bekam der Mann dann Krebs; das war bald sein einziges Gesprächsthema, das er geradezu auszukosten versuchte. Und tatsächlich stand er nun wieder im Mittelpunkt. Bis die ersten wirklich massiven Radikaltherapien begannen, fühlte er sich nach Ansicht der Familie in der veränderten Situation richtig wohl!

Massive Schicksalsschläge, die einen Menschen in der Regel

völlig unerwartet treffen, wirklich einschneidende Ereignisse wie Todesfälle sehr nahestehender Personen, plötzliche Scheidung oder Verlust einer erfüllenden beruflichen Tätigkeit können die Abwehrkräfte eines Menschen zu Boden drücken. Diese Situationen sind wahre Tiefs, sowohl seelischer als auch körperlicher Natur. Und genau diese Schwachpunkte nützt ein vielleicht schon latent vorhandener Krebs, der andernfalls nie zum Ausbruch gekommen wäre, um die Oberhand zu gewinnen und zum lebensgefährlichen Problem zu werden.

Wenn es um seelische Konflikte und den Ausbruch von Krebs geht, dann fällt immer wieder ein ganz bestimmter Name: Dr. Ryke Geerd Hamer. Seit dem österreichischen »Fall Olivia« wogt eine endlose Diskussion um Dr. Hamer. Olivia erkrankte 1995 als fünfjähriges Mädchen schwer an Krebs. Die Eltern, Erika und Helmut Pilhar, gaben das Kind in die Obhut Hamers, dem bereits neun Jahre zuvor die ärztliche Zulassung entzogen worden war. Um sich ihrerseits der Schulmedizin zu entziehen, flohen Dr. Hamer sowie Eltern mit Kind nach Spanien und kehrten erst nach langwierigen Verhandlungen wieder zurück, wobei ihnen das Sorgerecht aberkannt wurde. Olivia, die einen weit fortgeschrittenen *Wilms*-Tumor (aggressiver, schnell wachsender Nierenkrebs) hatte, erhielt daraufhin chemotherapeutische Behandlungen. Eine Stunde nach der Erstbehandlung mit den Zytostatika war Olivia klinisch tot. Sie wurde wiederbelebt, die Behandlung weitergeführt. Sie hat ihre schwere Erkrankung überwunden und kann heute ein weitgehend normales Leben führen.

Der Bauch des Mädchens war seinerzeit stark aufgeschwollen; nach allgemeiner Diagnose ging diese Schwellung auf den Tumor zurück. Dr. Hamer interpretierte den Befund auf Grundlage seines völlig eigenen Verständnisses des Krebsgeschehens jedoch ganz anders. Auf wenigen Seiten läßt sich seine ungewöhnliche Theorie nicht vermitteln; weder soll dies hier versucht noch eine Bewertung vorgenommen werden. Im Kontext mit seelischen Faktoren der Krebsentstehung sollen allerdings zumindest einige Grundzüge der Lehre Hamers angesprochen werden, die er selbst seit einiger Zeit als »Germanische Neue Medizin« anspricht, ein Name, der aus naheliegenden Gründen nicht allen behagt und mehr denn unglücklich gewählt scheint. Hamers Theorie gründet auf sehr persönlichen Erlebnissen:

Der 1935 geborene Ryke Geerd Hamer studierte Theologie, Physik und Medizin in Tübingen, legte an der Universität Erlangen sein theologisches Examen ab und machte mit 26 Jahren seinen Doktor in Medizin, um 1972 Facharzt zu werden und als Internist zu arbeiten. Im Jahr 1978 wurde sein 19-jähriger Sohn Dirk durch ein tragisches und völlig zufälliges Zusammentreffen der Ereignisse vom italienischen Prinzen V. E. v. Savoyen mitten im Schlaf angeschossen und erlag vier Monate später den schweren Verletzungen. Bald darauf erkrankte Dr. Hamer an Hodenkrebs.

Drei Jahre nach dem Tod seines Sohnes gelangte Hamer zu der persönlichen Erkenntnis, daß seine eigene schwere Erkrankung unmittelbar mit dem damaligen tiefen Schock und dem Verlust seines Sohnes in Verbindung stand. Wie Dr. Hamer erklärt, war er nie zuvor ernstlich krank gewesen. Um so deutlicher war für ihn jener direkte Zusammenhang der Ereignisse. Nach seiner Theorie wurde durch den gewaltsamen Tod seines Kindes ein seelischer Verlustkonflikt ausgelöst, der zum Krebs führte. Dr. Hamer erklärt, er habe diese Erkenntnis seinem Sohn zu verdanken, und spricht daher vom *Dirk-Hamer-Syndrom* (*DHS*); schließlich stellte er seine *Eiserne Regel des Krebses* auf, die er mit drei Grundkriterien charakterisiert.

Das erste besagt, daß jede Krebs- oder krebsähnliche Erkrankung mit einem allerschwersten, hochakut-dramatischen und isolativen Konfliktschock beginnt – eben jenem DHS. Sobald er sich ereignet, steht die betroffene Person unter Dauerstreß, verliert den Appetit, nimmt ab und hat eiskalte Hände und Füße. Alles dreht sich nur noch um das Konfliktereignis, auch nachts, so daß schlaflose Nächte die logische Folge sind.

Das zweite Kriterium Hamers besagt, daß der Konfliktinhalt genau zwei Dinge exakt bestimmt, und zwar unmittelbar im Augenblick des DHS. Einmal bestimmt er den Ort des *Hamerschen Herdes (HH)*. Dr. Hamer legte CTs vor, auf denen Areale mit konzentrischen Ringmustern im Gehirn von Krebspatienten zu sehen sind.

Dem Hamerschen Konzept zufolge entstehen sie zum Zeitpunkt des DHS, als ob ein bestimmtes »Relais« im Gehirn einen Kurzschluß erleiden würde. Zweitens bestimmt der Konfliktinhalt auch die Lokalisation des Krebses beziehungsweise seines Äquivalents am Organ.

Das dritte Kriterium schließlich besagt, daß der psychische Konfliktverlauf einem bestimmten Verlauf des HH im Gehirn und einem bestimmten Verlauf der Krebserkrankung oder ihres Äquivalents entspricht.

Demnach wirkt der Konflikt auf drei Ebenen: in der Psyche, im Gehirn und am Organ. Nach Lösung des Konfliktes normalisiert sich der Zustand wieder, der Betroffene nimmt zu, er schläft genügend, und der Kreislauf stabilisiert sich. Am Höhepunkt der Heilungsphase hat der Körper viel Wasser eingelagert. Hamer spricht von der *epileptischen Krise*, von der ab der Organismus Ödemwasser ausscheidet und sich insgesamt normalisiert. Auch der HH schwillt durch ein Ödem an und lagert in der zweiten Hälfte der Heilungsphase harmloses Bindegewebe an, das oft als Hirntumor gedeutet werde, so Hamer. Doch betont er: »Die Hirnzellen selbst können sich nach der Geburt überhaupt nicht mehr vermehren. Insofern kann es echte Hirntumoren gar nicht geben.« Auch den geschwollenen Bauch Olivias habe man falsch diagnostiziert. Er sei nicht das Resultat des Wilms-Tumors, sondern Folge eines zusätzlichen Leberkrebses, der sich bereits in der Lösungsphase befand.

Dr. Hamers Theorie

Nach eigenen Angaben hat Dr. Hamer selbst rund 10 000 Patienten beobachtet und seine Folgerungen in naturwissenschaftlicher Manier gezogen. Daraus leitete er eine kompliziertere Schau ab. Stets sieht er den Konfliktschock, der sich mit einem bestimmten Krebs verbindet, im Mittelpunkt des Geschehens. So steht ein Lungenkrebs in Verbindung mit einer Todesangst als Konfliktschock. Ein Gebärmutterhalskrebs wiederum kann mit einem sexuellen Frustrationskonflikt zusammenhängen. Metastasen gibt es in der Theorie

Hamers nicht. Sie sind die Antwort auf den Konfliktschock der Diagnose des Primärtumors.

Wenn der Mensch seinen speziellen Konflikt gelöst hat, verschwindet laut Dr. Hamer auch der Krebs von selbst; in den seltensten Fällen müsse operiert werden. Wie Hamer erklärt, besteht die größte Komplikationsgefahr in der Heilungsphase durch den steigenden Hirndruck des lokalen Hirnödems. Das einzig Entscheidende ist die Konfliktlösung. Der Körper bringt dann alles wieder von selbst ins Lot.

Dr. Hamer hält auch nicht viel von gesunder Ernährung als präventiver Maßnahme: »Die gesunde Ernährung, die angeblich Krebs verhindern könnte, ist auch unsinnig. Daß natürlich ein gesund ernährtes Individuum, Mensch oder Tier, weniger anfällig ist für alle Arten von Konflikten, ist selbstverständlich.«

Ohne das Thema »Neue Medizin« hier weiter zu vertiefen, steht fest, daß Dr. Hamer unzählige Diskussionen sowie selbst auch heftigste Konflikte und verständlicherweise hochemotionale Kontroversen auf Seiten von Verfechtern wie Verfemdern ausgelöst hat. Dr. Hamer wurde in einem französischen Gefängnis inhaftiert. Mittlerweile hat die zu einem großen Teil verständliche Emotionalisierung und extreme Polarisierung den »Fall Hamer« zu einem Unthema gemacht, das eine ausgewogene und damit sinnvolle Diskussion leider fast vollständig verhindert. In Büchern, Artikeln und im Internet wird er entweder verdammt oder vergöttert.

Immerhin, einige distanzierter und sachlicher argumentierende Betrachter halten die Theorie Hamers für eher eingleisig, da sie Krebs ganz allein auf den psychischen Konflikt beschränkt. Hamer habe hier ein prägendes und folgenschweres persönliches Erlebnis in unzulässiger Weise auf die allgemeine Situation übertragen. Man solle nicht jeden Krebs einzig und allein zu einem Konfliktproblem machen, das zudem durch eine Lösung dieses Konfliktes ganz von selbst verschwinde.

Heute besteht kaum ein Zweifel daran, daß seelische Probleme unser Immunsystem schwächen und dadurch durchaus zu Krebsauslösern werden können. Doch, so fragen die Kritiker unter anderem, wie erklärt sich dann Kinderkrebs mit teils langer Entwicklungszeit, ein Krebs, der bereits *embryonal* angelegt ist? Glaubwürdige Konfliktereignisse lassen sich hier als Verantwortliche kaum noch vorlegen. Leider bekommen im Gegensatz zur Aussage von Julius Hackethal immer wieder – wenngleich seltener – auch »durchweg glückliche und innerlich zufriedene« Menschen Krebs. Auch hier wird es nicht leicht, Konfliktsituationen als Erklärung für den Krebs heranzuziehen.

Doch in den Fällen, in denen Konflikte wirklich der entscheidende Auslöser oder Mitauslöser von Krebs sind, müssen Lösungen gesucht werden. Diese Suche gestaltet sich nicht einfach und kann durch den Krebsbetroffenen allein kaum bewältigt werden.

Hier setzt in zunehmendem Maße die Psychotherapie wirksam an. Auch vorbeugend. Der Berliner Diplompsychologe und Psychotherapeut Wilfried Vogelbusch weist darauf hin, daß Menschen mit einer mehr als einjährigen Therapieerfahrung später seltener an Krebs erkranken als Menschen ohne diese Erfahrung. Auch konnte die Überlebenszeit bei Patientinnen mit Brustkrebs durch entsprechende Therapien verdoppelt werden.

Dr. Simonton und NLP

Eine bemerkenswerte, weil verblüffenderweise effektive psychotherapeutische Methode, mit der die seelischen Faktoren bei einer bestehenden Krebserkrankung berücksichtigt werden, ist das *Neurolinguistische Programmieren* (*NLP*). Es wurde von dem amerikanischen Onkologen Carl Simonton entwickelt, der zu den ersten Medizinern zählt, die überhaupt psychotherapeutische Verfahren als begleitende Maßnahmen der Krebsbehandlung einsetzten. Simonton war zu der Überzeugung gelangt, daß die schulmedizinische Therapie in den allermeisten Fällen nicht ausreichend ist. Mit dem NLP versuchte er gewissermaßen ins »Unterbewußte« einzudringen.

Simonton ging es darum, verborgene Ressourcen im Patienten zu aktivieren und dessen komplettes Denken zu beeinflussen. Eine gezielte Kommunikation sollte den Zugang zu den verschütteten Selbstheilungskräften bewirken. Bei Menschen, deren Krebs ohne weitere Behandlung plötzlich wieder verschwand, mußten die Selbstheilungskräfte ebenfalls bewußt oder unbewußt aktiviert worden sein. Mit der Folge der Spontanheilung.

Umgekehrt leitet eine fachärztlich gestellte und feste Prognose, welche von vielleicht drei oder sechs Monaten verbleibender Lebenszeit spricht, ihrerseits bereits das Ende aller biologischen Vorgänge im Körper ein. Vom Moment der Prognose an, die unser Gehirn als rein mentales Signal erreicht, stellt sich die Organmaschinerie unweigerlich auf den Tod ein; der alles kontrollierende Hebel ist ein für allemal umgelegt. Hier haben wir ein echtes Schockerlebnis, das über den Krebs hinaus bereits den Tod programmiert, weil er aus vermeintlich berufenem Mund suggeriert wurde. Unter dieser seelischen Last sind nur wenige Menschen noch kraftvoll genug, um den Bogen von Resignation über Wut bis hin zur Rebellion zu ziehen. Gelingt das aber, stellen sie sich mental gegen die gewaltige Lüge, die ihnen mit der Prognose aufgetischt wurde. Diese Patienten haben sich für das Leben entschieden und werden auch die letzten vielleicht insgeheim im Körper schlummernden Reserven gegen den vorgeblichen inneren Feind mobilisieren. Sie sind auch die besten Kandidaten für einen anhaltenden Erfolg.

Simonton unterstützt seine Patienten mit dem NLP-Programm, die entscheidende Motivation für die Genesung zu entwickeln: die positive Grundhaltung in allem. Der Positivismus ist dabei für ihn von entscheidender Bedeutung. Sprache und Denken werden vollständig darauf abgestimmt, keine negativen Formulierungen zu verwenden – statt: »Mir geht es nicht schlecht« also: »Mir geht es gut!«, statt: »Ich werde meine Krankheit los« vielmehr: »Ich werde wieder gesund«, und statt: »Ich werde nicht sterben!« nur noch: »Ich werde leben!« – Unser Unterbewußtsein »überhört« nämlich die Verneinung, und die eigentlich gewünschte Aussage geht unter. Nur das direkte Aussprechen der Zielsetzung wirkt. Simonton setzt auch eine intensive Visualisierungstechnik ein, in der sich der Patient beispielsweise den Kampf des Immunsystems möglichst vital und plastisch vorzustellen beginnt. Das alles bedarf viel Übung und Zeit.

Auf den ersten Blick erscheint diese Methode wie der berühmte Strohhalm, nach dem der Ertrinkende greift, und tatsächlich ist auch NLP als komplementäre Therapie nicht unumstritten. Sie kann aber gute Erfolge verbuchen. Nur geschieht das nicht so schnell, und auch der Patient selbst muß erst genügend motiviert sein. Wer sich aber in einer scheinbar aussichtslosen Situation für den Kampf ums Leben entscheidet, um letztlich den Sieg davonzutragen, bringt gute Voraussetzungen mit. Der Berliner Psychologe und NLP-Praktiker Vogelbusch warnt allerdings: »Wichtig für Psychotherapeuten kann die Zusammenarbeit mit Schulmedizinern sein. Eine arrogante Haltung alternativer Heiler, die sich scheinbar auf ihre ›humanen‹ Methoden verließen, hatte schon oft tödliche Folgen ... Für schnell wachsende und streuende Tumoren sind die meisten Psychotherapiemethoden alleine zu langsam und die Kurzzeittherapiemethoden zu risikobehaftet. Es bedarf also der Kooperation mit der Schulmedizin. Desgleichen können die gängigen Methoden der Alternativmedizin häufig nicht auf Skalpell, Strahlen oder Chemie verzichten ... Eine Krebsheilung, die mehr als eine technische Verzögerung des Todeszeitpunktes oder eine Stabilisierung ungelebter Vitalität darstellt, bedarf jedoch immer der psychologischen Veränderung. Dies gilt auch für wirkliche Krebsvorsorge, die sich nicht auf Früherkennung beschränkt. Kurz zusammengefaßt: Es gibt keine Krebstherapie ohne Psychotherapie, und nur eine integrative psychoonkologische Betrachtungsweise bildet so viel, wie gegenwärtig möglich, vom Krebsgeschehen ab.«

Der Mensch ist eben doch weit mehr als die Summe seiner Teile. Und eine wirksame Krebstherapie verbindet viele Einzelbausteine zu einem Gesamtkonzept, das ebenfalls mehr bewirken kann als die Summe seiner Teile – nämlich die Rückkehr zum Normalzustand: Gesundheit!

Anstelle eines Nachwortes: Gesundheit!

In diesem Buch sind schulmedizinische, vor allem aber »alternative«, ergänzende Verfahren vorgestellt worden, die alle auf mehr oder weniger unterschiedlichen Wegen nur ein Ziel vor Augen haben: den Krebs möglichst sicher zu besiegen. Darüber hinaus gibt es ungezählte weitere Methoden und Meinungen. In der Darstellung hier Vollständigkeit zu erreichen scheint mittlerweile illusorisch.

Im Anhang werden einige häufig genannte zusätzliche Therapien kurz aufgelistet, ebenso einzelne Mittel, die eine gesundheitsförderliche Wirkung bei Krebs besitzen sollen. Sicher aber scheint doch zu sein, daß ein einzelner Wirkstoff oder eine spezifische Behandlung im Sinne einer Monotherapie keine geeignete »Waffe« gegen den Krebs darstellt. Übrigens sind auch in diesem Buch immer wieder deutlich personifizierende Formulierungen gebraucht worden, um den Krebs an sich wie auch die verschiedenen Heilungsmethoden zu beschreiben. Fast ist es schon Gemeingut geworden, den Krebs als Feind zu betrachten, der mit militärischen Strategien und Techniken bezwungen werden muß. Möglicherweise hängt dies auch mit dem Charakter der radikaleren Therapien zusammen, die tatsächlich wie biochemische Waffenarsenale zum Einsatz gebracht werden. Von Kampfgiften bis Nuklearstrahlung geht es hier in deutlicher Analogie zu den bedrohlichsten militärischen Vernichtungswaffen. Der Krebs als heimtückischer Feind und Eindringling ist die eine Betrachtungsweise; die andere geht sogar so weit, ihn ganz im Gegenteil als »Freund« zu betrachten, der es nur zu gut gemeint hat – so war auch im Zusammenhang mit der Trophoblasten-Theorie die Rede vom Krebs als einem über sein eigentliches Ziel hinausgeschossenen, ungebremsten Heilungsprozeß. Auch sehen manche in der Krankheit ein wesentliches Signal, das uns zur Umkehr bewegen und zu einer neuen Lebenshaltung führen soll. Für den mentalen Umgang mit der Erkrankung kann die Interpretation sicherlich nicht unbedeutend sein, doch nützt es nichts, zu weit von der Realität abzurücken.

So sind die modernen und etablierten Theorien über Krebsentstehung auch für den Patienten sicher nicht uninteressant, um das Problem möglicherweise doch auf eine nüchternere Eben zu stellen und dabei zu sehen, daß der Krebs an sich »nur« eine Reihe kleiner, aber fataler Programmfehler ist, die eine völlig gesunde Zelle in ein unkontrolliert wachsendes Gewebe verwandeln. Da ist nun die Rede von Onkogenen und Tumorsuppressor-Genen gewesen, von p53 und Apoptose, von Telomerverkürzung, von Antigenen, Rezeptoren und komplexen Vorgängen im Inneren des Zellkerns. Und selbst hier besteht bis heute nicht völlige Einigkeit über die Geschehnisse; die umfangreichen Theorien täuschen nicht darüber hinweg, daß noch viele grundlegende Vorgänge ungeklärt sind. Einige Außenseiter der Forschung betrachten ohnehin ganz andere zellulare Vorgänge als die eigentlichen Ursachen von Krebs.

Der Biochemiker Dr. Erich Klemke beispielsweise glaubt Beweise gefunden zu haben, daß überhaupt kein Krebsgeschehen im Zellkern beginnt, sondern seinen Anfang im Zytoplasma nimmt, in dem verschiedene funktionelle Einheiten der Zelle schweben. Darunter auch die Mitochondrien, geniale Energiekraftwerke. Diese meist bohnenförmigen »Mini-Organe« oder Zell-Organellen bewerkstelligen die lebenswichtige Zellatmung; sie produzieren im Laufe der Atmungskette unter Sauerstoffverbrauch *Adenosintriphosphat* (*ATP*), ein Molekül, das auch als »Energiewährung« der Zelle bezeichnet wird. Dr. Klemke geht von oxidativ veränderten Proteinen im Zytoplasma aus, die eine normale Zelle bei der nächstfolgenden Teilung zur Krebszelle mutieren lassen. Der Biochemiker erinnert an die Forschungen von Otto Warburg, der schon vor vielen Jahrzehnten erklärte, Krebs sei ein Sauerstoffproblem der Zelle. Doch seien diese Gedanken »damals mit der grassierenden Mutationseuphorie in überheblicher Art und Weise einfach verworfen« worden, so Klemke. Er selbst gewann nach 30-jähriger Forschungen zum Thema Krebs einen natürlichen Stoff aus der Thymusdrüse als Krebsmittel, das er *Tumosteron* nannte. In einem Leserbrief an die Zeitschrift *raum & zeit* schrieb er 1999: »Weil diese körpereigene Substanz den Interessen der Pharmaindustrie zuwiderläuft, z. B. weil diese wegen der völligen Abwesenheit toxischer Nebeneffekte auch noch viel billiger ist, sperrt sich die Pharmaindustrie gegen diese körpereigene Antikrebswaffe.« Zeitschriftenredaktionen lehnten die Publikation von Klemkes Artikeln zur Thematik ab; ganz allgemein fand er im konservativen Lager kaum Zustimmung: »Mit meiner theoretisch wohl begründeten Argumentation, daß das Krebsgeschehen nicht am Zellkern, sondern an den Mitochondrien seinen Anfang nimmt, stieß ich jedoch bei der etablierten Schulmedizin auf aggressive Ablehnung.«

Die Situation rund um das Thema Krebs, um Ursachen wie Behandlungen, ist mittlerweile so komplex wie noch nie. Finanzielle Interessen spielen eine wesentliche Rolle. Und selbst der wohlmeinende Fachmann – der Arzt, der seinen Patienten helfen soll und will – steht den diversen Aussagen und Publikationen, dem Gewirr von Theorien und Therapien oftmals ratlos gegenüber, sofern er nicht streng nach schulmedizinischer Vorschrift arbeitet. Wer als Mediziner vielleicht ohnehin größeren Wert darauf legt, im Sinne der Wissenschaft als im Sinne des Patienten tätig zu werden, muß sich keine Sorgen um Anerkennung machen. Wer seine Patienten auf unkonventionelle Weise heilt, zerstört damit unter Umständen, wie sie meist schnell eintreten können, seine Reputation.

Wenn die Sachlage bereits für den einzelnen Arzt kaum mehr wirklich zu beurteilen ist, wie soll es dann aber erst dem Patienten ergehen? Er kann noch so viel über die unterschiedlichsten Verfahren lesen, kann sich aber unmöglich über alles einen Überblick verschaffen und wird letztlich vielleicht verwirrter und unsicherer zurückzubleiben denn je! Deshalb sollte es Sinn und Zweck dieses Buches sein, durchaus auch die bestehende Unklarheit rund um Krebstherapien ehrlich zur Sprache zu bringen, sich auf einige wenige Ansätze zu beschränken und dabei mit Ausnahmen keine wirklichen Extrempositionen wiederzugeben. Auffallend dabei auch: die doch sehr unterschiedlichen Ansichten einzelner Ärzte und Therapeuten zur Notwendigkeit von schulmedizinischen Verfahren. Sie reichen von absolut unerläßlich bis völlig überflüssig.

Tatsächlich scheint nach Ansicht vieler aufgeschlossener Krebs-Fachleute, die sowohl die Schulmedizin als auch die wesentlichen komplementären Verfahren dazu gründlich aus langjähriger eigener

Praxis heraus kennen, der goldene Mittelweg der beste zu sein. Nicht im Sinne von Mittelmäßigkeit, sondern einer vernünftigen, ausgewogenen Multi-Therapie. Sie scheint Yin und Yang am ehesten gerecht zu werden. Schulmedizinische Verfahren im Sinne von Stahl, Strahl und Gift können, richtig und hochverantwortungsbewußt eingesetzt, Leben retten. In einzelnen Fällen mögen sie unabdingbar sein. Doch für eine Standardtherapie taugen sie nach Ansicht zahlreicher Fachleute überhaupt nicht. Der Körper sollte demzufolge in einer derartigen Krise nicht auch noch zusätzlich geschwächt werden, wenn es andere Möglichkeiten gibt. Die körpereigenen Selbstheilungskräfte, die in jedem von uns vor allem mental verborgen sind, können Unmögliches wahr werden lassen. Sie sind essentieller Bestandteil der *Salutogenese*, dem Entstehen von Gesundheit.

Wer mit vorwiegend biologischen Methoden, und durchaus auch im Verbund mit schulmedizinischen Verfahren als lebensrettender Akutmedizin, vielschichtig daran arbeitet, Körper und Seele wieder in Ordnung zu bekommen, wer selbst aktiv tätig wird und alles tut, auch die unendlich kraftvolle und heilsame körpereigene Abwehr zu stimulieren, wer einen starken Willen aufbringt und sich für das Leben entscheidet, bringt erfahrungsgemäß sehr gute Voraussetzungen mit, den Kampf gegen den Krebs zu gewinnen. Sie, liebe Leser, auf diesem Weg zumindest ein wenig unterstützt zu haben ist der alles beherrschende Wunsch, der sich mit diesem Buch verbindet!

Teil 3

ANHANG

Weitere ergänzende Therapien

Die folgende Aufstellung erhebt keinen Anspruch auf Vollständigkeit und gibt bei einer Kurzbeschreibung der Methode meist keinerlei Wertungen über ihre Effizienz ab. Diese Auflistung soll lediglich den bisherigen Überblick dieses Buches abschließend erweitern und ergänzen, um die Vielfalt der bereits zur Anwendung gekommenen Verfahren zu demonstrieren. Daß sie fast grundsätzlich alle unter mehr oder weniger deutlicher schulmedizinischer Kritik stehen, muß nicht betont werden.

Über die einzelnen Therapien ebenso wie über diverse Wirkstoffe sind zumeist zahlreiche eigenständige Publikationen veröffentlicht worden (siehe auch Literaturverzeichnis). Wie generell in diesem Werk stellt die Nennung der Methoden keine Empfehlung dar. Zudem sollte ein Krebsbetroffener unter keinen Umständen Alleingänge gleich welcher Art riskieren, sondern stets die Meinungen möglichst mehrerer erfahrener Ärzte einholen.

Ardenne-Krebs-Mehrschritt-Therapie:

Der Physiker Manfred von Ardenne ging davon aus, daß im Krebs statt der üblichen Zellatmung eine Gärung stattfindet. Also wurden Patienten Atemmasken aufgesetzt, um konzentriert Sauerstoff zu sich zu nehmen. Außerdem berücksichtigte von Ardenne die Hitzeempfindlichkeit von Krebszellen und setzte demzufolge auch Hyperthermie ein. In seiner Therapie wurden auch Traubenzucker und Thymus verabreicht.

Autohomologe Immuntherapie (AHIT):

Der Mediziner Dr. Horst Kief entnimmt aus Blut oder Urin des Patienten immunwirksame Stoffe und vermehrt sie im Labor. Das Präparat wird in Form von Spritzen, Tropfen, Nasentropfen oder zur Inhalation verabreicht. Die Nebenwirkungen sind gering, eine Erstverschlimmerung kann auftreten. Die Therapie ist relativ kostspielig, wobei konkrete Belege für ihre Wirksamkeit offenbar nicht vorliegen.

Autologe Target-Cytokin-Therapie (ATC):

Diese Methode wurde von dem Münchner Arzt Dr. Nikolaus W. Klehr entwickelt. Er entnimmt den Krebspatienten Blut und bereitet die Proben in einer nicht näher bekannten Weise so auf, daß sie mehr Killerzellen und Zytokine enthalten. Sie werden dem Patienten dann gespritzt. Schulmediziner kritisieren Klehr scharf. Problematisch dürfte sein, daß die Zytokinforschung noch sehr jung ist.

Autonomietraining:

Dient der Selbstregulation und Kontrolle der starken psychischen Belastungen, wie sie durch eine Krebserkrankung in der Regel auftreten. Die Methode wurde von Dr. Ronald Grossath-Marticek im Laufe von 27 Jahren mit mehreren Studien an rund 33 000 Patienten erarbeitet und geprüft.

Bach-Blüten-Therapie:

Diese dem homöopathischen System nahestehende Therapieform wurde vor Jahrzehnten von dem englischen Bakteriologen Edward Bach entwickelt. Bach hatte 38 verschiedene Blüten erforscht, die seiner Ansicht nach heilend in das gestörte energetische System des Krebspatienten eingreifen. Die Therapie soll den Betroffenen auch zu einer psychischen Beschäftigung mit den Ursachen seiner Erkrankung anregen. Die Blüten werden zur höchsten Blütezeit gesammelt, in Quellwasser gelegt und ins Sonnenlicht gestellt. Die Blütenenergie geht laut Bach in das Wasser über, das dann mit Alkohol konserviert wird und verabreicht werden kann.

Elektroakupunktur und bioelektrische Funktionsdiagnostik:

Sie verbindet die chinesische Akupunktur mit moderner Naturheilkunde. Akupunkturpunkte weisen eine höhere elektrische Leitfähigkeit als die Umgebung auf. Die computergestützte Methode wird unter anderem auch zur Entgiftung des Körpers eingesetzt; der angewandte elektrische Strom dient unter anderem auch diagnostischen Zwecken und wird vom Patienten nicht wahrgenommen. Der Therapeut mißt Änderungen im Stromfluß und zieht daraus Schlußfolgerungen zur Erkrankung.

Elektro-Carcinom-Therapie (ECT):

Wird bei oberflächlichen und einigen Tumoren mit Platin-Elektroden an inneren Organen angewendet, um Tumorzellen direkt zu vernichten. Die Methode beruht auf der Erzeugung einer starken Unausgeglichenheit von Elektrolyten im behandelten Bereich, mit extrem sauren Werten an der Anode und extrem basischen Werten an der Kathode. Das Resultat sind starke chemische Veränderungen, die das behandelte Gewebe gerinnen und absterben lassen. Da auch gesunde Zellen, Blutgefäße und Nerven zerstört werden können und außerdem der Tumor selbst kontaktiert wird, kann diese Methode mit hoher Sicherheit als riskant eingestuft werden.

Elektroporation:

Dieses Verfahren soll mittels Stromstößen Löcher in die Zellwände eines Tumors schlagen, um Stoffwechselvorgänge zu erleichtern. Ein Anheben des elektrischen Niveaus der Krebszelle auf normale Werte soll dabei ihre Bösartigkeit reduzieren.

Harnstoff-Therapie nach Danopoulos:

Der griechische Arzt Dr. Evangelos D. Danopoulos verwendete Harnstoff zur Behandlung von Krebs. Sie beruht auf der antioxidativen Wirkung dieses Stoffwechselprodukts. 1954 machte Dr. Danopoulos darauf aufmerksam, daß Urin krebsheilend wirke; die angenommene Erklärung: Harnstoff als wesentlicher Bestandteil verändert die Oberflächen von Tumorzellen massiv und blokkiert damit ihren Wachstumsprozeß. Vor allem bei Leberkrebs erwies sich die Methode den Berichten zufolge als erfolgreich, bei gleichzeitig sehr geringen Kosten. Danopoulos behandelte Dutzende von Patienten mit Injektionen und oralen Gaben von Harnstoff. Die Substanz scheint nach diversen Aussagen genau das zu bewirken, was heute mit Hilfe der monoklonalen Antikörper versucht wird: den Zusammenbruch des gutartigen Stützgewebes eines Tumors hervorzurufen. Die Harnstoff-Therapie wird seit einiger Zeit mit *Kreatin-Monohydrat* unterstützt, ein für den Muskelaufbau wichtiger Stoff, der oft auch als Nahrungsergänzungsmittel angeboten wird.

Immuno-Augmentative Therapy (IAT):

Diese Therapie wurde in den 1960er Jahren von dem Mediziner Dr. Lawrence Burton entwickelt. Er fand einen Blutprotein-Bestandteil im Blut von Krebskranken, bereitete es auf und vermengte es mit dem Blut gesunder Spender, um es aufzuwerten. Vier Anteile müssen laut Burton in einem Gleichgewicht zueinander stehen, um bei bestimmten Krebsarten eine Heilung zu bewirken. Der amerikanische Arzt nennt elf Patienten, die ein kaum heilbares *pleurales Mesotheliom* hatten und von ihm geheilt worden seien.

Instinkt-Therapie:

Eine extreme Rohkostdiät, in der sämtliche Nahrung unverändert aufgenommen werden muß, inklusive Fleisch und Fisch – denn nur dann würde man dem »natürlichen Ernährungsinstinkt« folgen. Die Therapie soll auch bei Krebs helfen. Nachgewiesen ist dies nicht, außerdem birgt der Verzehr von rohem Fleisch und Fisch bekanntlich andere schwerwiegende gesundheitliche Risiken. Die Therapie wurde von dem Franzosen Guy Claude Burger propagiert, der eine sektenartige Gruppierung gründete und in seiner Philosophie auch zu sexuellen Handlungen an Kindern aufrief. Der wegen sexuellen Mißbrauchs von Minderjährigen bereits mehrfach inhaftierte Burger wurde im Dezember 2001 zu 15 Jahren Gefängnis verurteilt.

Isopathische Milchsäure-Diät:

Der Arzt Dr. Johannes Kuhl geht davon aus, durch Zufuhr von rechtsdrehender Milchsäure Krebszellen im Organismus vernichten zu können.

Issels-Therapie:

Der sehr bekannte deutsche Krebsarzt Dr. Josef Issels behandelte Tausende von Patienten in seiner Ringberg-Klinik, Rottach-Egern. Er war davon überzeugt, daß Krebs durch eine Schwächung des Immunsystems entsteht. So war sein Ziel dessen Stärkung. Trotzdem gebrauchte er auch operative und chemotherapeutische Verfahren. Dr. Issels wandte unter anderem Sauerstofftherapie und Hyperthermie an, verabreichte Enzyme und führte eine Entgiftung des Körpers durch. Nachdem Issels in Deutschland von Kollegen scharf attackiert, verfolgt und schließlich sogar zeitweilig inhaftiert worden war, wanderte er in den 1980er Jahren in die USA aus. Er beriet für einige Jahre die CHIPSA-Klinik in Tijuana, Mexiko, und war von der Arbeit Max Gersons angetan. 1998 starb Dr. Issels im Alter von über 90 Jahren in den USA.

Kryochirurgie:

Eine Technik aus dem schulmedizinischen Randbereich. Die Taktik besteht darin, einen Krebs buchstäblich zu erfrieren. Die Zellen überleben die Kälte nicht, die abgestorbenen Überreste werden vom Organismus aufgelöst und aufgefressen. Der im Haupttext wiederholt erwähnte Dr. Kroiss geht davon aus, daß dieser Vorgang auch zu einer Art Impfung gegen den betreffenden Krebs führen kann und damit die Wahrscheinlichkeit für dessen Wiederausbruch verringert.

Kurzwellen-Therapie nach Schliephake:

Der Würzburger Medizinprofessor Erwin Schliephake, der im Jahr 2000 im Alter von 100 Jahren verstarb, lokalisierte die Hirnanhangdrüse (*Hypophyse*) als wesentliches Zentrum, das darüber entscheidet, ob ein Krebswachstum stattfinden wird oder nicht. Zuerst behandelte er lediglich den Tumor in einem elektrischen Feld, später wandte er es auf die Hypophyse an. Frischzellenpräparate vor allem aus der Milz unterstützten seine Therapie, die nach Schliephakes Ergebnissen bei verschiedenen Tumoren sehr erfolgreich war. Eine ähnliche Methode verfolgte auch der holländische Arzt Jules Samuels.

Laserinduzierte Thermotherapie (LITT):

Gewissermaßen das Gegenteil der Kryochirurgie. Der Tumor wird exakt angepeilt, mit einer Nadel angestochen und von innen heraus per Laserstrahl extrem hoch erhitzt und zerstört. Ein Streurisiko scheint bei dieser Methode zu bestehen, sie gilt aber als effektiv.

Makrobiotik:

Der Name bedeutet »großartige Ernährung« und beschreibt eine spezielle Ernährungsweise, die aus der chinesischen Medizintradition stammt und einen ausbalancierten Verzehr von frischer Vollwertkost fordert, um die Qi-Energie auf hohem Niveau zu halten. Kritiker verweisen darauf, daß die makrobiotische Ernährung, wie sie heute vor allem in Japan und den USA gepflegt wird, zu Mangelernährung führen könne. Ohnehin sei nicht erwiesen, daß sie bei Krebserkrankungen nütze.

Metabolic Ecology Therapy (Nutri-Therapie):

Ein auf den Stoffwechsel abzielendes Programm zur speziellen Ernährung und Entgiftung des Körpers, das vom amerikanischen Arzt Dr. William Donald Kelley entwickelt wurde. Kelley ging unter anderem davon aus, daß Krebs durch einen Mangel an proteinverdauenden Enzymen bewirkt wird. Die Diät ist eine weitreichende Früchte-Gemüse-Diät, bei der auch Kaffee-Einläufe gemacht werden.

Moermann-Säfte-Diät:

Sie erhielt ihren Namen nach dem holländischen Landarzt Cornelis Moermann, der Krebs auf den Mangel an bestimmten Substanzen zurückführte und sie als schwere Erkrankung des Stoffwechsels auffaßte. Die Diät geht von acht lebenswichtigen Stoffen aus: Vitamin A, B-Komplex (Hefe), C und E; außerdem Zitronensäure, Eisen, Jod und Schwefel. Eine optimale Ernährung führte laut Moermann bei der Behandlung von Krebs, Rheuma, Multipler Sklerose und anderen schweren Erkrankungen zu großem Erfolg.

Ozon-Therapie:

Unterschieden wird zwischen der »großen« und der »kleinen« Ozontherapie beziehungsweise Eigenblutbehandlung. Mit Ozon angereichertes Eigenblut wird dabei zur Immunaktivierung in den Körper zurückgegeben. Bei der großen Form werden 50 bis 150 Milliliter angereichert, bei der kleinen nur zwei bis fünf Milliliter. Dr. Kroiss empfiehlt in seinem bemerkenswerten Buch *Heilungs-*

chancen bei Krebs die kleine Therapieform. Zusammen mit Co-Enzymen und homöopathischen Mitteln, außerdem unter einer Ernährungskorrektur und der Einnahme von Vitaminen, schaffe sie einen wesentlich verbesserten Allgemeinzustand bei Krebspatienten.

Photodynamische Therapie:

Sie zählt zur Peripherie schulmedizinischer Methoden. Am Ort des Tumors wird eine chemische Substanz verabreicht, die erst über Laserlicht aktiviert wird, um die Zerstörung des Krebses zu bewirken. Leider ist diese an sich zukunftsträchtige Methode noch nicht ausgereift genug, um derzeit gute Erfolgsquoten zu erzielen. Sie kann in einzelnen Fällen aber hilfreich sein.

Psycho-Kinesologie:

Sie beschäftigt sich mit moderaten Sondierungen von Muskelreaktionen am Patienten (*»Biofeedback«*) und soll diagnostische wie therapeutische Unterstützung beim Erkennen und Lösen von psychischen Konflikten bieten.

Radio-Frequenz-Ablation:

Ähnlich wie bei der *Laserinduzierten Thermotherapie* (*LITT*) geht es hier um ein Ausbrennen des Tumors. Dabei wird das Krebsgewebe im elektrischen Wechselfeld verschmort. Auch große Metastasen lassen sich mit diesem Verfahren wirksam behandeln.

Rote-Beete-Diät nach Ferenczi und Trüb:

Sie besteht in Aufnahme von täglich großen Mengen an Rote-Beeten, entweder zwei Kilogramm Rüben oder aber 500 Milliliter Saft.

Theurer-Therapie:

Der Arzt Karl Eugen Theurer entwickelte diese auch *biomolekulare zytoplasmatische Therapie* genannte Behandlung, bei der Medikamente gespritzt werden, die aus verschiedenen Organen von Mensch und Tier gewonnen wurden. Dabei wird die Zellsubstanz bis auf Molekülgröße zerkleinert, um allergische Abstoßung zu vermeiden.

Weitere natürliche Wirkstoffe

Antineoplastone:

Hierbei handelt es sich um Peptide, die bei der körpereigenen Abwehr und Instandhaltung eine wichtige Funktion besitzen. Dr. Stanislaw Burzynski isolierte fünf dieser Antineoplastone aus dem Urin von Menschen. Die Anwendung der Stoffe auf Patienten, die mit konventionellen Methoden nicht mehr behandelt werden konnten, brachte laut verschiedener Quellen erstaunliche Ergebnisse. Dr. Burzynski veröffentlichte 1977 eine Studie zu 21 austherapierten Krebspatienten, wobei er innerhalb von neun Monaten vier Totalremissionen und vier Teilremissionen erreichte. Bei sechs der Behandelten stabilisierte sich die Situation. Zwei brachen ab, da ihr Tumor nur geringfügig zurückgegangen war, und fünf der 21 Patienten starben an der Erkrankung. Die US-Behörden schritten gegen Dr. Burzynskis Tätigkeit ein.

Cannabis (*Haschisch*):

Kein eigentliches Krebsheilmittel, aber schmerzstillend. Cannabis darf in Holland verschrieben werden. In Deutschland ist es als Schmerzmittel nicht direkt zugelassen, jedoch als Auszug (in Form des erstmals 1964 durch den israelischen Forscher Rafael Meshulam isolierten Cannabis-Inhaltsstoffes *THC*) unter dem Handelsnamen *Dronabinol®* erhältlich.

CoD-Tee:

Der Wiener Arzt Dr. Thomas David leitete nach eigener Darstellung ein Team von Botanikern, Ärzten, Naturstoffchemikern und traditionellen Heilern aus verschiedenen Ländern, um die Kräutermischung und die Wirkung dieses Tees zu ergründen. Die beiden Hauptbestandteile sind *Uncaria* und *Tabebuia*. In Tabebuia befinden sich die *Naphtochinone* als Wirkstoffe, darunter *Lapachol* und *Lapachon*. Zu den *Chinonen* zählt auch das *Ubichinon*, auch bekannt als *Q10*. Diese Stoffe fangen freie Radikale im Körper ab. Lapachon ist laut Dr. David auch dazu in der Lage, bei Melanomzellen unmittelbar die Apoptose einzuleiten. Der Tee schmeckt für die meisten Menschen abscheulich bitter, soll aber bei einer Krebserkrankung hervorragende Ergebnisse bewirken.

Eleutherokokk (*Eleutherococcus senticosus*):

Aus diesem »Teufelsbusch« beziehungsweise Taiga-Ginseng gewinnt die Bevölkerung Rußlands schon seit langer Zeit einen Extrakt, der als heilsam gilt und keine Nebenwirkungen besitzt. Angewendet wird er mit seiner immunstärkenden Wirkung unter anderem bei Virusinfektionen oder Leberentzündungen. Er soll bei Krebs nach Art einer Kur angewendet werden. Allerdings gibt es zu Eleutherokokk nur sehr wenige Daten.

Furfural (Alpha-Furyl-Methanal):

Der New Yorker Arzt F. Proewig veröffentlichte im Jahr 1961 einen Artikel mit dem Titel »Krebstest und Krebstherapie mit Furfuraldehyd«. Eine Krebszelle verwendet Zucker als Brennstoff und erzeugt dabei als Abbauprodukt sehr viel Milchsäure. Würde die Zelle nichts »unternehmen«, ginge sie schließlich an Übersäuerung zugrunde. Ihr pH-Wert liegt mit minus 6,3 im Sauren, während die gesunde Zelle bei etwa plus 7,4 im Basischen liegt. Um zu existieren, muß die Krebszelle der Übersäuerung entgegenwirken und bindet durch *reduktive Animierung* Wasserstoff-Ionen an Stickstoff, so Proewig. Und genau in diesen Prozeß greift *Furfural* störend ein. Die Konzentration der elektrisch positiv geladenen Wasserstoffionen steigt also immer mehr an, die Krebszelle erstickt an ihrem eigenen, übersäuernden Müll. Das schon lange existierende und nicht patentierbare *Furfural* galt bis 1980 als komplett ungiftig, danach plötzlich als sehr giftig. Es wurde vom Markt genommen.

Jomol:

Dieses ungewöhnliche Präparat besteht aus Zelltrümmern des Bakteriums *Nocardia opaca* (eigentlich: *Rhodoccus rhodochrous*/ *Rhodococcus erythropolis*). *Jomol* wird eine abwehrsteigernde und krebshemmende Wirkung zugeschrieben. Es wurde in Deutschland als nicht verordnungsfähig eingestuft, weil der Wirksamkeitsnachweis bisher nicht erbracht worden ist.

Kava (*Kava-Kava*):

Kein eigentliches Krebsmittel. Diese Pflanze besitzt im Südsee-Königreich Tonga den Status eines Nationalgetränkes. Das Pfeffergewächs zeigt eine berauschende und entspannende Wirkung. Die Pflanze findet auch in der dortigen Volksmedizin weitreichende Verwendung. In Deutschland wurde die Zulassung kavahaltiger Präparate bis auf solche mit homöopathischen Konzentrationen im Jahr 2002 widerrufen, da man Fälle schwerer Leberschädigungen festgestellt hatte. Wie sich zeigte, gehen diese Schäden offenbar auf eine falsche Zubereitung zurück. Die Kava-Pflanze soll schmerzstillende Wirkung besitzen und damit bei Krebs von Vorteil sein.

Kombucha:

Dieser Teepilz geht auf die koreanische Volksmedizin zurück und soll den Darm entschlacken, womit auch eine krebsheilende Wirkung in Verbindung gebracht wird.

Lapacho:

siehe CoD-Tee.

MGN-3:

Dieses Enzym aus Reiskleie wird mit einem Extrakt des japanischen Shiitake-Pilzes bearbeitet, der in der dortigen Naturheilkunde bereits lange verwendet wird. *MGN-3* soll die Aktivität der natürlichen Killerzellen des Körpers stark erhöhen; die Rede ist grundsätzlich von einer Stimulierung des gesamten Immunsystems. Auch dieses Präparat kann wie die übrigen hier beschriebenen höchstens als ergänzender Bestandteil einer weitaus umfangreicheren Krebstherapie zum Einsatz gelangen.

Noni-Saft:

Der Noni-Trank wird aus dem Morinda-Strauch gewonnen, auch als indische Maulbeere oder »Schmerzkillerbaum« bekannt. Diese

Pflanze wächst in Asien, Australien und Polynesien. Wie es heißt, wird sein Saft bereits seit Jahrtausenden zur Heilung von Diabetes oder Gelenkproblemen genutzt, ebenfalls als wirksames Schmerzmittel. Seit einigen Jahren hört man auch hierzulande mehr über Noni. Der stark unangenehm schmeckende und sehr teure Saft enthält *Anthranoide*, Vitamine, organische Säuren, Alkaloide und Mineralien. Er soll lebensverlängernde Wirkung haben. Positive Effekte auf Tumoren sind nicht erwiesen. Apotheker warnen sogar, daß Anthranoide kanzerogene Stoffe seien, und raten vor einer Verwendung des Saftes ab.

Q10:

Siehe CoD-Tee.

Recancostat comp.:

Diese Arznei besteht aus *Anthocyanen* (griech.: »Blaublüten«), das sind wasserlösliche Pflanzenfarbstoffe, die in allen höheren Pflanzen enthalten sind und freie Radikale abfangen. Hinzu kommen weitere pflanzliche Farbstoffe, eine schwefelhaltige Aminosäure – *L-Cystein* – sowie der weitere »Radikalfänger« *Gluthathion*. Eine Zulassung für das Medikament besteht nicht, es darf aber als in der Apotheke hergestelltes Mittel verkauft werden.

Ukrain:

Wurde von dem Wiener Chemiker und Ingenieur J. W. Nowicky *(Nowicky Pharma)* entwickelt und besteht aus einer ungewöhnlichen Mischung: Eine Komponente ist das Schöllkraut, die andere ein alkylierendes Chemotherapeutikum, *Thiotepa (Thio-TEPA)*. Nach Erfahrungen verschiedener Ärzte übt das Präparat tatsächlich einen positiven Einfluß auf Tumorgewebe aus und bessert das Allgemeinbefinden von Krebspatienten. Als Wirkungen werden beschrieben: Apoptose bei Krebszellen, beeinflußt nur die Zellteilung von Tumorzellen, unterdrückt Metastasen, aktiviert die Immunabwehr und wirkt angiogenesehemmend, hindert also die Ausbildung von Blutgefäßen aus dem Tumor. *Ukrain* besitzt kaum Nebenwirkungen. Wegen mangelnder Datenlage ist *Ukrain* nicht zur klinischen

Prüfung angenommen und als Präparat in Deutschland beziehungsweise der EU nicht zugelassen.

Wobe Mugos E:

Enthält *proteolytische* (= eiweißspaltende) Enzyme aus der Papayafrucht, der Ananas, keimender Erbsen und Linsen; hinzu kommen Enzyme von Bauchspeicheldrüse und Thymus. *Wobe Mugos* soll in hochdosierter Tablettenform positive Wirkungen bei der Tumortherapie besitzen, unter anderem in der Lage sein, metastatisch bedingte Rippenfellergüsse auszutrocknen. Der *Informationsdienst für Ärzte und Apotheker* schrieb im Jahr 2002: »Mit der Änderung der Darreichungsform von der ursprünglich rektal zu verabreichenden ›Enzymklistiertablette‹ in eine magensaftresistente Tablette hätte die Firma einen Antrag auf Neuzulassung stellen müssen, hat dies aber nicht getan.« Das Arzneimittel hat mittlerweile seine Zulassung verloren, ein Nachfolgeprodukt wird vom Hersteller bisher nicht angeboten.

Einige Fachbegriffe

Acu-Moxi-Therapie – Akupunktur, gekoppelt mit Moxibustion.

Agglutination – Verklumpung von Krebszellen.

Akupunktur – jahrtausendealte chinesische Therapie, bei der metallische und oft auch erhitzte Nadeln in bestimmte »Leitbahnen« (Meridiane) gestochen werden, um die Körperenergien zu aktivieren und verschiedenste therapeutische Zwecke zu erfüllen.

Anamnese – »erinnernde« Aufnahme der Patientenvorgeschichte.

Anti-Angiogenese – Hinderung der Ausbildung von Blutgefäßen (*Angiogenese*); sie soll den Tumor vom Blutstrom abgekoppelt halten und damit aushungern.

Antigen – biochemische Substanz an Zelloberflächen, die ein Erkennungssignal für das Immunsystem bedeutet. Ein als körperfremd erkanntes Antigen alarmiert das Abwehrsystem des Körpers.

Antikörper – von Immunzellen produzierte Eiweißstoffe, um Antigene u. a. an entarteten Zellen aufzuspüren und den Eindringling zu vernichten.

Antimetabolite – stören biochemische Reaktionen der Zelle, um das Krebswachstum zu blockieren.

Antioxidantien – Stoffe, die freie Radikale im Körper abfangen.

Apoptose – der programmierte Zelltod.

Bakterien – pflanzliche Mikroorganismen. Nicht alle Bakterien sind schädlich, nur wenige stehen in Verdacht, Krebs auszulösen. Als krebsförderndes Bakterium wurde bisher nur *Heliobacter pylori* identifiziert.

benigne – gutartig.

Biopsie – Nadelprobe zur direkten Analyse von (tumorverdächtigem) Gewebe.

Blastom – Krebs im Keimgewebe.

B-Lymphozyten – bedeutende Abwehrzellen.

Brachytherapie – innere Anwendung von Strahlentherapie; dazu wird die Quelle direkt an den Tumor gebracht.

Chemotherapie – Standardmethode zur Krebsmedizin; sie wird seit Jahrzehnten überall von der Schulmedizin eingesetzt. Zellgifte sollen den Tumor zerstören. Starke Nebenwirkungen.

CML – chronisch-myelonische Leukämie: in westlichen Ländern die häufigste Form von Blutkrebs.

Computertomographie (CT) – modernes Verfahren der Röntgendiagnose mit zahlreichen Schichtaufnahmen von Körperregionen.

DNA – (= DNS, Desoxiribonukleinsäure), Riesenmoleküle im Zellkern, Träger der Erbsubstanz.

Dysplasie – Ausbildung deformierter Zellen.

Endoprothesen – Prothesen im Inneren des Körpers, beispielsweise ein künstliches Hüftgelenk.

Endorphine – »Glückshormone«.

Endoskopie – diagnostisches Verfahren, bei dem Schläuche mit Glasfaseroptiken ins Körperinnere geführt werden, um nach Krankheitsherden zu suchen und direkte Bilder davon zu gewinnen.

Enzyme – Eiweißstoffe, welche die unterschiedlichsten Aufgaben im Körper ausführen, wobei sie chemische Reaktionen als Katalysatoren beschleunigen. Enzyme (auch als Fermente bezeichnet) dienen jeweils spezifischen Aufgaben. Ein Gen bestimmt den Bau eines Proteins.

Epitopen – molekulare Erkennungszeichen an der Oberfläche von Antigenen. Die Epitopen verraten dem Immunsystem die Fremdkörper.

Epstein-Barr-Virus – krebsauslösendes Virus.

Erstverschlimmerung – bei »alternativmedizinischen« Verfahren häufig ein Zeichen dafür, daß ein Medikament oder Verfahren seine Wirkung zeigt. Dem Patienten geht es kurzzeitig schlechter, dann bessert sich die Situation merklich.

Freie Radikale – krebsauslösende Molekülbruchstücke, sehr reaktionsfreudig.

Galenik – Lehre von der Abstimmung eines Medikaments bezüglich seiner Stabilität, Verträglichkeit und allgemeinen Beschaffenheit.

Gammastrahlung – sowohl in schulmedizinischer Diagnostik als auch Therapie verwendete, sehr hochenergetische elektromagnetische Strahlung.

Heliobacter pylori – das einzige als krebsauslösend bekannte Bakterium; es verursacht *Gastritis* (*Magenentzündung*) und kann über das Magengeschwür schließlich Magenkrebs hervorrufen.

Hepatitis-B/-C-Virus – Viren, die Leberkrebs auslösen können.

Histologie – spezielle Diagnostik, die auf der Analyse von Gewebeproben beruht.

Hochdosis-Chemotherapie: Spezialform der Chemotherapie, bei der extrem hohe Dosierungen verwendet werden. Erfordert die Entnahme von blutbildenden Zellen zur Konservierung und späteren Rückführung in den Körper. Die Hochdosis würde diese Zellen zerstören, falls sie im Organismus verblieben.

Hodgkin-Lymphom – bösartige Erkrankung des lymphatischen Gewebes.

Homöopathie – 1790 von dem Arzt Samuel Friedrich Hahnemann begründete ganzheitliche Lehre, die eine Krankheit mit einem ihr wesensverwandten Therapeutikum zu heilen versucht; bezeichnend ist die Anwendung von Gift, das in extrem niedriger Dosierung heilend wirken soll.

Hormon – sehr wirksamer Botenstoff im Körper.

Hyperplasie – Vergrößerung des Urspungsgewebes.

Hyperthermie – Überwärmung des Körpers oder von Körperarealen. Die Hyperthermie nutzt den Umstand, daß Krebszellen wärmeempfindlich sind.

invasiver Tumor – ins Gewebe eindringender Tumor.

Kanzerogene – krebsauslösende Stoffe.

Karzinogene – siehe auch Kanzerogene.

Karzinom – eine Krebsform, die ihren Ursprung im Deckgewebe (z. B. Haut) nimmt.

Kernspintomographie – siehe Magnetresonanztomographie.

Knochenmarkaplasie – Funktionsstopp der Knochenmarkfunktion.

Kontrastmittel – Substanz, die während diagnostischer Verfahren in den Körper gespritzt wird, um einen höheren Bildkontrast herzustellen und damit die Diagnose zu erleichtern.

Lektine – Bestandteile der Mistel, stärken das Immunsystem.

Leukämie – Sonderform des Krebses in Blut und Knochenmark.

Leukozyten – weiße Blutkörperchen.

Lymphom – Lymphknotenkrebs.

Magnetresonanztomographie (MRT) – modernes Diagnoseverfahren, das unter Anwendung von starken Magnetfeldern Schichtaufnahmen des Körpers liefert.

Makrophagen – große Freßzellen.

maligne – bösartig (krebsig).

Mammakarzinom – Brustkrebs.

Melanom – schwarzer Hautkrebs.

Memoryzellen – Lymphozyten, die chemische Eigenschaften des Feindes in einer Art Zellgedächtnis abspeichern.

Metabolismus – Stoffwechsel.

Metastasen – Tochtergeschwülste, bösartige Absiedlungen des *Primärtumors* an anderen Stellen des Organismus.

MFT – Magnetfeldtherapie.

Mikrometastasen – sehr kleine Metastasen, die diagnostisch noch nicht erfaßbar sind.

Mikrophagen – kleine Freßzellen.

Mistel – immergrüner Halbschmarotzer mit zahlreichen krebshemmenden und abwehrsteigernden Inhaltsstoffen. Die Pflanzenfamilie der Mistelgewächse umfaßt 1200 Arten.

ML-1 – Mistellektin 1, standardisierter Wirkstoff der Mistel. Durch die Standardisierung wurde aus einem Naturmittel ein Medikament; viel besser wirken die Mistellektine allerdings in Verbindung mit den zahlreichen übrigen Inhaltsstoffen der Mistel. Nur dann entwickelt unser Körper keine Antikörper gegen den Wirkstoff.

Monoklonale Antikörper – spezifisch wirkende Antikörper, die für die Immuntherapie eingesetzt werden. Die monoklonalen Antikörper sollen dabei ganz gezielt spezielle Antigene von Krebszellen auffinden und gleichzeitig beispielsweise Zellgifte herantransportieren, um einen Tumor direkt zu bekämpfen.

Moxibustion – Abbrennen von Beifußkegeln an Akupunkturnadeln; Verstärkung der Heileffekte der Punktur.

Neutropenie – diagnostisches Bild: reduzierte Anzahl der weißen Blutkörperchen

NLP – Neurolinguistisches Programmieren – eine von Carl Simonton entwickelte psychotherapeutische Methode, die von seelischer Seite auch bei Krebs positiv auf den Zustand des Patienten bzw. dessen Genesung wirkt.

Noxen – Giftstoffe.

Onkologe – schulmedizinischer Krebsarzt.

Onkologie – schulmedizinische Krebstherapeutik.

oral – mündlich.

ossär – die Knochen betreffend.

p53 – das *p53*-Gen codiert das mit p53 bezeichnete Allround-Protein. Dieses Protein kontrolliert unter anderem den Zustand der Zelle, sucht nach Veränderungen, regelt das Wachstum und leitet die *Apoptose* ein. Bei einigen Krebsformen ist *p53* deaktiviert.

palliativ – lindernd.

pathologisch – krankhafter Veränderung unterworfen.

Peptide – kürzerkettige Aminosäurefolgen als Eiweißbausteine.

Phagozytose – Vorgang, bei dem Immunzellen einen Angriff auf Eindringlinge starten und sie »auffressen«.

Placebo – Scheinwirkstoff oder Scheinbehandlung. Ein Placebo kann selbst keine Wirkung zeigen, sondern lediglich durch die psychische Einstellung des Patienten eine Veränderung bewirken. Der Placebo-Effekt belegt im Grunde die Fähigkeit des Menschen, Selbstheilungkräfte zu aktivieren. Ein Scheinmedikament wird dabei zur mentalen Stütze. Der Patient ist überzeugt davon, daß ihm ein Heilmittel verabreicht wurde, also geht es ihm besser. Die Kraft der Einbildung bewirkt aber nicht nur eine zeitweilige Linderung, sondern kann nachhaltig und anhaltend zu einer Symptomschwächung oder gar Heilung führen.

präinvasiv – ein Tumor, der noch nicht in das umliegende Gewebe eingedrungen ist.

Primärtumor – der Ersttumor.

Proteine – Eiweiße, bestehend aus Aminosäureketten. Proteine finden sich überall im Körper; sie dienen den unterschiedlichsten Aufgaben.

Proto-Onkogene – Krebsvorläufer-Gene; sie sind lebenswichtig, da sie für das Zellwachstum zuständig sind. Entarten sie aber, fällt eine

Kontrollinstanz für das Wachstum aus. Kommt es zu weiteren Programmfehlern in der Zelle, kann schließlich Krebs die Folge sein.

Psychosomatik – Lehre vom Wechselspiel zwischen Seele und Körper.

pulmonal – die Lunge betreffend.

Qi – Lebensenergie.

Qi Gong – meditative Lockerungstherapie der TCM.

R_0-Resektion – Totaloperation, vollständige Entfernung eines Krebsherdes.

residual – verbleibend.

Rezidiv – lokales Wiedererscheinen des bereits beseitigten oder verschwundenen Tumors.

Sarkom – Bindegewebs- oder Knochentumor.

Sonographie – Ultraschalluntersuchung.

Spontanheilung – seltenes Phänomen, bei dem ein Tumor, sogar schon weit fortgeschrittener Krebs sich spontan zurückbildet und verschwindet, ohne daß dafür äußere Ursachen verantwortlich gemacht werden können.

subkutan – unter die Haut (Injektionen).

supportiv – unterstützend bezüglich therapeutischer Maßnahmen.

systemisch – den gesamten Organismus erfassend

Szintigrafie – Methode der modernen Diagnostik. Dabei wird ein kurzlebiges Radioisotop als Kontrastmittel gespritzt, um klarere Ergebnisse zu erzielen.

Tai Chi – »Schattenboxen«, anregende, teils komplizierte Übungen der TCM.

TCM – traditionelle chinesische Medizin.

Teletherapie – äußere Anwendung von Strahlentherapie.

therapieresistent – Tumoren, die nicht auf eine Chemotherapie ansprechen.

therapiesensibel – Tumoren, die auf Chemotherapie ansprechen.

Thymus (Bries) – Drüse, die für die Prägung der T-Lymphozyten zuständig, aber nur bei Kindern und Jugendlichen voll ausgeprägt ist. Das für die Abwehr wichtige Organ besteht beim Erwachsenen fast ganz aus Fettgewebe.

T-Lymphozyten – bedeutende Abwehrzellen.

TNM-Klassifikation – Schema zur Einstufung der Ausbreitung eines Krebses.

Tomogramm – Schichtbild.

Totalremission – kompletter Rückgang des Tumors.

Toxizität – Giftigkeit; *dosisbeschränkende Toxizität*: maximal mögliche Giftgabe ohne kritische Nebenwirkungen.

Tracer – ein Träger (z. B. Zuckermolekül) wird radioaktiv markiert und läßt sich auf seinem Weg durch den Körper mittels *Szintigrafie* verfolgen. Da Tumore anders auf die Tracer reagieren als umliegendes Gewebe, zeichnen sich Krebsherde deutlicher ab.

Trophoblasten – vorembryonale Zellen.

Tumorantwort – Reaktion des Tumors auf eine Therapie.

Tumormarker – besondere chemische Verbindungen, deren Nachweis im Blut eines Patienten als Hinweis auf einen möglichen Tumor gedeutet wird.

Tumor-Suppressorgene – stehen den Proto-Onkogenen entgegen. Sie unterdrücken das Wachstum einer Zelle. Tritt hier ein Fehler auf, zusätzlich zu einem Fehler bei den Proto-Onkogenen, und kommen eventuell weitere Programmfehler hinzu, entartet die Zelle zu Krebs.

Ulcera – kraterförmige Verletzungen, Geschwüre.

Verdoppelungszeit – Zeitspanne bis zur Verdoppelung einer vorhandenen Geschwulstmasse.

Vincaalkaloide – Gruppe pflanzlicher Chemotherapeutika.

Viren – winzige, zur Vermehrung fähige, aber nicht lebende Strukturen noch unter Bakteriengröße. Viren können krebsauslösend wirken.

Viscotoxine – die in der Mistel enthaltenen, krebshemmenden Eiweißstoffe.

Yin und Yang – die beiden sich ergänzenden Aspekte der Welt, Symbol der allgegenwärtigen Gegensätze, die nicht ohne einander auskommen können.

Zytokine – spezielle Moleküle, die bei der Immuntherapie eingesetzt werden. Zytokine entstehen als körpereigene »Antwort« auf Infektionen und mobilisieren die Abwehr (Zytokine: Interferone, Interleukine, TNF).

zytolytisch – zellauflösend.

Zytostatika – Zellgifte, die zur Krebsbekämpfung vor allem im Rahmen der Chemotherapie eingesetzt werden.

zytotoxisch – als Zellgift wirkend.

Adressen

Ähnlich wie im Falle der zahlreichen Therapien und Präparate können auch die folgenden beiden Verzeichnisse – zu hilfreichen Adressen und Literaturquellen – nur relativ wenig aus dem unüberschaubaren Spektrum vermitteln. Vor allem bei der Angabe von Internetadressen können sich die genannten Links oft recht kurzfristig ändern bzw. inaktiviert werden. Die hier genannten Verzeichnisse sparen auch kritische Quellen zur Thematik Krebs nicht aus. Anzuraten ist bei einer Kontaktaufnahme zu Kliniken etc. in jedem Falle, sich rechtzeitig auch zur Kostenfrage zu informieren. Vor allem alternative Behandlungen, die in Privatkliniken zur Anwendung kommen, werden von den Krankenkassen zumeist nicht abgedeckt.

Trotz einer intensiven Prüfung der Aktualität der Daten und der Funktion der Internetseiten kann keine Garantie für die Gültigkeit der einzelnen Angaben übernommen werden.

a) Beratungsstellen, Vereine und Gesellschaften:

Krebsinformationsdienst (KID)
Deutsches Krebsforschungszentrum
Im Neuenheimer Feld 280, 69120 Heidelberg
Montag bis Freitag von 8.00 bis 20.00 Uhr
Tel.: 0 62 21/41 01 21 (18 bis 20 Uhr auch in Türkisch)
E-Mail: kid@dkfz-heidelberg.de
www.dkfz-heidelberg.de/kid/kid.htm
Schmerztelefon unter: 0 62 21/42 20 00
(Montag bis Freitag 13.00 bis 17.00 Uhr)

Deutsche Krebsgesellschaft e. V.
Informations- und Beratungsservice
Hanauer Landstraße 194, 60314 Frankfurt
Tel.: 069/63 00 96-0, Fax: 069/63 00 96-66
E-Mail: beratung@krebsgesellschaft.de
oder: www.krebsgesellschaft.de
Sprechzeiten am Telefon: Montag, Mittwoch, Freitag 10.00 bis 12.00 Uhr und Dienstag, Donnerstag 14.00 bis 16.00 Uhr

Deutsche Krebshilfe e.V.
Thomas-Mann-Str. 40 / Postfach 1467
53111 Bonn / 53004 Bonn
Telefon Montag bis Donnerstag 9.00 bis 16.00 Uhr,
Freitag 9.00 bis 15.00 Uhr
Zentrale: 02 28/7 29 90-0, Härtefonds: 02 28/7 29 90-94
Informationsdienst: 02 28/729 90-95, Telefax: 02 28/7 29 90-11
E-Mail: deutsche@krebshilfe.de
www.krebshilfe.de

Finanzielle Hilfe für Schwerstbetroffene:
Härtefonds der Deutschen Krebshilfe e. V.
Thomas-Mann-Str. 40, 53111 Bonn
Tel.: 02 28/72 99 00

Krebsnachsorge
Verein Krebsnachsorge Braunschweig e. V.
Hagenmarkt 2, 38100 Braunschweig
Tel.: 05 31/1 46 89, Fax: 05 31/12 47 85

Charité Berlin
Schuhmannstr. 20–21, 10117 Berlin
Onkologisches Beratungstelefon:
Montag in der Zeit von 14.00 bis 16.00 Uhr
unter Tel. 030/28 02-53 77

Gesellschaft zur Förderung der ambulanten Krebstherapie
Engelbertstraße 42, 50674 Köln
Tel.: 02 21/2 40 69 03

Krebs-Hotline am Tumorzentrum Freiburg
Montag bis Freitag von 9.00 bis 16.00 Uhr.
Für Patienten und Angehörige zur Verfügung
Tel. 07 61/2 70-60 60

Aktion Knochenmarkspende Bayern e. V.
Robert-Koch-Allee 7, 82131 Gauting
Tel.: 089/89 32 66 28, Fax: 089/89 32 66 29
www.knochenmarkspende.de
Zum größten Teil wird die teure Ersttypisierung durch Spendengelder gedeckt:
Aktion Knochenmarkspende Bayern e. V.
Bank für Sozialwirtschaft GmbH
BLZ: 700 205 00, Konto: 88 26 400

Marianne-Strauß-Stiftung
Oettingenstr. 22, 80538 München
Tel. 089/29 49 67

Krebs bei Kindern:

Deutsche Kinderkrebsstiftung
Joachimstr. 20, 53113 Bonn
Tel.: 02 28/9 13 94 30, Fax: 02 28/9 13 94 33

Deutsche Leukämie-Forschungshilfe –
Aktion für krebskranke Kinder e. V. (DLFH)
Dachverband der regionalen Elterngruppen
Joachimstr. 20, 53113 Bonn
Tel.: 02 28/91 39 43-0

Deutsche Kinderkrebshilfe
Thomas-Mann-Str. 40, Postfach 1467, 53111 Bonn
Tel.: 02 28/72 99 0-0, Fax: 02 28/72 99 0-11

Hans-Rosenthal-Stiftung – Schnelle Hilfe in akuter Not e. V.
Postfach 45 04 04, 12174 Berlin
Tel.: 030/7 72 43 55

Krebskranke Kinder
Grace-Kelly-Vereinigung zur Unterstützung krebskranker Kinder
und ihrer Familien e. V.
Wagnerstr. 7, 75365 Calw-Heumaden
Tel.: 0 70 51/1 32 46, Fax: 0 70 51/1 32 46

Beratung – Psycho-Onkologie:

Deutsche Krebsgesellschaft
Psychosoziale Krebsberatungsstelle
Gartenstr. 6, 60594 Frankfurt/Main
Tel.: 069/6 30 09-60, Fax: 069/6 39 13-0

Deutsche Arbeitsgemeinschaft für Psychoonkologie e. V. (dapo)
Georgenstr. 14, 49074 Osnabrück
Tel.: 05 41/3 38 66 24, Fax: 05 41/3 38 66 11

Arbeitsgemeinschaft für Psychoonkologie in der Deutschen
Krebsgesellschaft e. V. (PSO)
Dr. Joachim Weis
Klink für Tumorbiologie
Psychosoziale Abteilung
Postfach 1120, 79011 Freiburg
Tel.: 07 61/2 06 22 20, Fax: 07 61/2 06 22 99

Psychoonkologischer Dienst Augsburg (PODA)
Zentralklinikum
Dr. Heide Katzenmeier
Stenglinstr. 2, 86156 Augsburg
Tel.: 08 21/4 00-21 20 und 08 21/4 00-21 00

Psychosoziale Beratungsstelle für Krebskranke und Angehörige
Selbsthilfe Krebs e. V.
Albrecht-Achilles-Straße 65, 10709 Berlin
Tel.: 030/89 40 90 40 (Betroffene)
Tel.: 030/8 93-54 (Angehörige)
Tel.: 030/8 90-941 19 49 (Hotline – Krisen)

Selbsthilfe für Frauen:

Geschäftsstelle des Bundesverbandes Frauenselbsthilfe nach Krebs
Bundesverband e. V.:
B 6, 10/11, 68159 Mannheim
Tel.: 06 21/2 80 65, Fax: 06 21/15 48 77
Telefon-Beratungsdienst: Montag von 20.30 bis 22.30 Uhr,
Tel.: 0 22 41/39 00 65
Spendenkonto:
Bank für Sozialwirtschaft, 76003 Karlsruhe
BLZ: 660 205 00, Konto: 7 734 800

Alternative Therapie:

Gesellschaft für biologische Krebsabwehr
Postfach 102549, 69015 Heidelberg
Tel.: 0 62 21/13 80 20, Fax: 0 62 21/13 80 220
www.biokrebs.de, E-Mail: information@biokrebs.de

Gesellschaft Anthroposophischer Ärzte e. V.
Trossinger Str. 53, 70619 Stuttgart
Tel.: 07 11/7 79-97 11

Verein für Anthroposophisches Heilwesen e. V.
Johannes-Kepler-Str. 56, 75378 Bad-Liebenzell-Unterlengenhardt
Tel.: 0 70 52/93 01-0

Zentralverband der Ärzte für Naturheilverfahren
Promenadenplatz 1, 72250 Freudenstadt
Tel.: 0 74 41/9 18 58-0

Adressen im Ausland:

Österreichische Krebshilfe – Krebsgesellschaft
Rennweg 44, A-1030 Wien
Tel.: 00 43/01/7 96 64 50-15, Fax: 00 43/01/7 96 64 50-9
E-Mail: service@krebshilfe.or.at

Dr. Thomas Kroiss
Speisingerstraße 187, A-1230 Wien
Tel./Fax: 00 43/01/9 82 57 67
E-Mail: Kroiss@Dr-Kroiss.at
www.gesundwerden.at, www.KroissCancerCenter.com

Schweizerische Krebsliga
Effingerstraße 40, Postfach 8219, CH- 3001 Bern
Fax: 00 41/(0)31/3 70 12 25, Krebstelefon: 00 41/(0)31/3 70 12 12
E-Mail: widmer@swisscancer.ch

Zentrum für Tumordiagnostik und Prävention
Prof. Hans-Jörg Senn, Krebsspezialist
Rorschacherstr. 150, CH-9006 St. Gallen
Tel.: 00 41/(0)71/2 43 00 43

Institut für Ernährungsberatung und Diätetik
Ernährungsberaterin Ruth Sollberger Miller
Dufourstr. 4, CH-9008 St. Gallen
Tel.: 00 41/(0)71/2 45 14 14

Krebstelefon Schweiz: 0800 – 55 88 38
(in der Woche von 15.00 bis 19.00 Uhr, am Mittwoch
durchgehend bereits ab 10.00 Uhr)

Stiftung zur Förderung der Knochenmarktransplantation
Frau Candy Heberlein
CH-8123 Ebmatingen
E-Mail: info@knochenmark.ch, Tel.: 00 41/01/9 82 12 12

Zürcher Vereinigung zur Unterstützung krebskranker Kinder
Sekretariat
Postfach, CH-8022 Zürich
Tel.: 00 41/01/3 50 32 93, Fax: 00 41/01/3 50 32 94
Postkonto 80-22026-8

Schweizerische Interessengemeinschaft für krebskranke Kinder (IG)
Sekretariat Marianne Würsch
Sonnenrain 4, CH-4534 Flumenthal
Tel.: 00 41/032/6 37 30 85, Fax: 00 41/032/6 37 03 67
E-Mail: wuersch-co@bluewin.ch

Deutschsprachige Krebsinformationsdienste im Ausland:

Fondation Luxembourgeoise Contre le Cancer
44, Bvd. Joseph II, B. P. 404, L-2014 Luxemburg
Tel.: 0 03 52/4 53 03 31

Krebsberatungszentrum der Österreichischen Krebshilfe
Theresiengasse 46, A-1180 Wien
Tel.: 00 43/01/4 08 70 48

Krebstelefon der Schweizerischen Krebsliga
Effingerstr. 40, CH-3008 Bern
Tel.: 00 41/08 00/55 88 38

Akupunktur und Traditionelle Chinesische Medizin:

Sekretariat der AGTCM
Michael van Gorkom
Wisbacher Str. 1, 83435 Bad Reichenhall
Tel.: 0 86 51/69 09 19, Telefax: 0 86 51/71 06 94
E-Mail: a.noll@t-online.de, www.agtcm.de

Deutsche Wissenschaftliche Gesellschaft
für Traditionelle Chinesische Medizin e. V.
Büro der DWGTCM e. V.
Große Straße 3, 49074 Osnabrück
Tel.: 05 41/2 02 69 36, Fax: 05 41/2 02 69 37
E-Mail: buero@dwgtcm.com

DÄGfA – Deutsche Ärztegesellschaft für Akupunktur e. V.
Würmtalstraße 54, 81375 München
Tel.: 089/71 00 50, Fax: 089/7 10 05 25
E-Mail: info@daegfa.de, www.daegfa.de

Deutsche Akademie für Akupunktur und Auriculomedizin e. V.
Feinhalsstraße 8, 81247 München
Tel.n: 089/8 91 98 20, Fax: 089/89 19 82 11
E-Mail: akademie@akupunktur-arzt.de, www.akupunktur-arzt.de
1. Vorsitzender: Prof. mult. h. c./China Dr. Frank R. Bahr
Oselstraße 25 A, D-81245 München
Tel.: 089/8 14 52 52, Fax: 089/8 91 10 26
E-Mail: akademie@akupunktur-arzt.de, www.akupunktur-arzt.de

Deutsches Zentrum für Chinesische Medizin
Ludwig-Thoma-Weg 21, 94072 Bad Füssing
Tel.: 0 85 31/2 40 00, Fax: 0 85 31/24 00 80

DGfAN
Mühlweg 11, 07368 Ebersdorf/Thüringen
Fax: 03 66/5 18-72 06
Anfragen per Post mit frankiertem Umschlag oder per Fax

TCM Privatuniversität LI SHI ZHEN
Hauptcampus Wien
Grinzinger Str. 79, A-1190 Wien/Österreich
Tel.: 00 43/1/6 41 67 38, Fax: 00 43/1/6 41 67 28
www.tcm-academy.org

Campus München
Osterwaldstraße 40, 80805 München
Leiter: Dr. med. Wolfgang Kohler M. Ac., FA Orthopädie,
Senatspräsident der Universität, Leiter des Universitätsinstitutes
für TUI NA, Lehrbeauftragter für Orthopädie und Neurologie
in der TCM
Tel.: 089/27 36 96 03 (Studiensekretariat der Universität)
Fax: 089/32 20 90 91
E-Mail: muenchen@tcm-university.edu

Europäische Akademie für TCM
EATCM e. V. in Bürogemeinschaft mit der EAA e. V.
Oselstraße 25 A, 81245 München
Tel.: 089/8 14 52 52, Fax: 089/8 91 10 26
www.tcm-academy.org

Deutsche wissenschaftliche Gesellschaft für TCM
Große Straße 3, 49074 Osnabrück
Tel.: 05 41/2 02 69 36
(Bürozeiten: Montag bis Freitag 9.00 bis 12.00 Uhr,
Montag und Dienstag 15.00 bis 18.00 Uhr)
Fax: 05 41/2 02 69 37
www.dwgtcm.com

TCM-Kliniken in Deutschland:
Auflistung aller TCM-Kliniken in Deutschland unter
http://www.tcm-germany.de/seite1.html
(Kopfleiste »Patienteninfo« ansteuern, Scrolldown-Menü öffnet sich – dort: Stichwort »TCM-Kliniken. Zahlreiche weitere Infos« anklicken)

TCM-Klinik Kötzting
Ludwigstraße 2, 93444 Kötzting/Bayer. Wald
Tel. 0 99 41/6 09-0, Fax 0 99 41/6 09-4 99
www.tcm-klinik-koetzting.de

SAGA
Schweizerische Ärztegesellschaft für Akupunktur
Dr. Franz Jost
Fax: 00 41/(0)91/ 9 93 14 35

SAeGAA
Schweizerische Ärztegesellschaft für Aurikulomedizin und Akupunktur
Sekretariat
Postfach 176, CH-8575 Bürglen
Tel.: 00 41/(0)71/6 34 66 19, Fax: 00 41/(0)71/6 33 28 34

Ernährung:

Deutsche Gesellschaft für Ernährung e. V.
Im Vogelsgesang 40, 60488 Frankfurt/M.

Sarevita Institut
Claudia und Thomas Metschen,
Heilpraktiker
Internet: www.metschen.de

Alternative Krebs-Kliniken/Krankenhäuser:

Von Ardenne Klinik für systemische Krebs-Mehrschritt-Therapie
Zeppelinstr. 7, 01324 Dresden
Tel.: 03 51/2 63 74 00, Fax: 03 51/2 63 74 44
E-Mail: med.ceo@ardenne-atp.de, www.ardennne.de/med.htm

Reha-Zentrum Lübben
Fachklinik für Orthopädie und Onkologie
Postbautenstr. 50, 15907 Lübben
Tel.: 0 35 46/23 80, Fax: 0 35 46/23 87 00
E-Mail:info@rehazentrum.com, www.rehazentrum.com

Zentrum für Naturheilkunde und Naturheilverfahren
Auf dem Nesselberg 5, 17192 Waren
Tel.: 0 39 91/6 35-0

Klinik Graal-Müritz
Fachklinik für biologische Krebstherapie
Lindenweg 16/17, 18181 Graal-Müritz
Tel.: 03 82 06/7 50, Fax: 03 82 06/7 51 75
E-Mail: krebsklinik.graal-mueritz@t-online.de,
www.krebsklinik-graal-mueritz.m-vp.de

Habichtswald-Klinik
Klinik für Ganzheitsmedizin
Wigandstr. 1, 34131 Kassel-Wilhelmshöhe
Tel.: 05 61/31 08-0, Fax: 05 61/31 08-1 28
E-Mail: habichtswald@wicker-kliniken.de
www.habichtswaldklinik-ayurveda.de

Sonnenberg-Klinik
Fachklinik für Onkologie und Immunologie
Hardtstr. 13, 37242 Bad Sooden-Allendorf
Tel: 0 56 52/5 41, Fax: 0 56 52/5 49 90
E-Mail: info@sonnenberg-klinik.de
www.Sonnenberg-klinik.wicker-kliniken.de

Tagesklinik für Biologische Intensivtherapie
Prof. Dr. Klaus Maar
Schadowstraße 65, 40212 Düsseldorf
Tel: 02 11/1 79 55 63, Fax: 02 11/1 79 57 04
Ordination nach Vereinbarung

Klinik Silvana
Zentrum für Naturheilverfahren und Ganzheitsmedizin
Talsperrenstr. 66a, 53881 Euskirchen
Tel: 0 22 55/9 40 20, Fax: 0 22 55/94 02 40

Veramed-Klinik Am Tannenberg
Klinik für ganzheitliche Tumortherapie
59872 Meschede-Beringhausen
Tel.: 02 91/20 90, Fax: 02 91/20 94 44
E-Mail: veramed@t-online.de, www.veramed-klinik.de

Neue Wicker Kliniken Bad Nauheim
Klinik für Ganzheitsmedizin
Ludwigstr. 41, 61231 Bad Nauheim
Tel.: 08 00/2 98 78 33, Fax: 08 00/3 29 83 32
www.wicker-Kliniken.de/neuewickerklinik

Klinik Benediktusquelle
Fachklinik für ganzheitliche Onkologie
Sprudelstr. 19, 63683 Ortenberg-Selters
Tel.: 0 60 46/84-0, Fax: 0 60 46/84-194
www.benediktusquelle.de

Odenwaldklinik
Waldstr. 7, 64732 Bad König
Tel.: 0 60 63/50 59 24, Fax: 0 60 63/50 59 25
E-Mail: Info@odenwaldklinik.de, www.odenwaldklinik.de

Vita-Natura-Klinik
Klinik für Ganzheitsmedizin
Altschloßstr. 1, 66957 Eppenbrunn (Pfalz)
Tel.: 0 63 35/92 11 00, Fax: 0 63 35/92 11 50
E-Mail: vita_natura_Klinik@t-online.de
www.magsoft.de/v_natura.htm

Schwarzwald Privatklinik Obertal
Zentrum für Innere Medizin, Umweltmedizin
und Naturheilverfahren
Rechtmurgstr. 27, 72270 Baiersbronn-Obertal
Tel.: 0 74 49/840
Fax: 0 74 49/8 45 31
E-Mail: privatklinik-obertal@t-online.de
www.privatklinik-obertal.de

BioMed-Klinik
Klinik für Onkologie und Immunologie
Tischberger Str. 5–6, 76887 Bad Bergzabern
Tel.: 0 63 43/705-0, Fax: 0 63 43/705-913
Hotline: 0 63 43/70 56 78
www.biomed-klinik.de, E-Mail: biomed_bbz@compuserve.com

Klinik Friedenweiler
Fachklinik für biologische Krebstherapie
Kurhausweg 2, 79877 Friedenweiler
Tel.: 0 76 51/20 80, Fax: 0 76 51/20 81 16
E-Mail: biomed_bbz@compuserve.com, www.biomed-klinik.de

Klinik St. Georg
Fachklinik für Onkologie
Rosenheimer Str. 6–8, 83043 Bad Aibling
Tel.: 0 80 61/398-0, Fax: 0 80 61/39 84 54
www.klinik-st-georg.de, E-Mail: info@klinik-st-georg.de

TriNaturale Fachklinik für Naturheilverfahren
Bahnhofstr. 16, 85635 Höhenkirchen
Tel: 0 81 02/89 30, Fax: 0 81 02/8 93 48
www.trinaturale.de, E-Mail: info@trinaturale.de

Veramed – Klinik am Wendelstein
Fachklinik für Tumorleiden, Innere Medizin und Reha
Mühlenstr. 60, 83098 Brannenburg
Tel.: 0 80 34/30 20 oder 302, Fax: 0 80 34/78 35
E-Mail: cancercare@veramed.de, www.veramed.de

NaturaMed – Vital-Klinik GmbH
Badstr. 31, 88339 Bad Waldsee
Tel.: 0 75 24/99 01 50, Fax: 0 75 24/99 02 33
E-Mail: NaturaMed.@t-online.de, www.naturamed.de

HG Naturklinik Michelrieth
Löwensteinstr. 15, 97828 Marktheidenfeld
Tel.: 0 93 94/80 10, Fax: 0 93 94/80 13 10
E-Mail: info@naturklinik.com, www.naturklinik.com

Hufeland-Klinik für ganzheitliche immunbiologische Therapie
Löffelstelzer Str. 1–3, 97980 Bad Mergentheim
Tel.: 0 79 31/53 60, Fax: 0 79 31/81 85
E-Mail: office@hufeland-klinik.de, www.hufeland-klinik.de

Tauberlandklinik für Ganzheitsmedizin und Naturheilverfahren
Erlenbachweg 20–22, 97980 Bad Mergentheim
Tel.: 0 79 31/54 20, Fax: 0 79 31/54 23 66
www.tauberland-klinik.de, E-Mail: info@tauberland-klinik.de

Alternative Kliniken im deutschsprachigen Ausland:

Aeskulap Klinik Dr. Brander
Zentrum für biologische Medizin
CH-6440 Brunnen/Schweiz
Tel: 00 41/(0)41/8 25 47 47, Fax: 00 41/(0)41/8 25 48 00
www.aesculap.com, E-Mail: info@aesculap.com

Lukas-Klinik
Brachmattstr. 19, CH-4144 Arlesheim
Tel.: 00 41/(0)61/7 06 71 71
Fax: 00 41/(0)61/7 06 71 73
www.lukasklinik.ch, E-Mail: kontakt@lukasklinik.ch

Krankenhäuser:

Krankenhaus Moabit
Abteilung für Naturheilkunde
Turmstr. 21, 10559 Berlin
Tel.: 030/39 76 34 00

Filder-Klinik
Im Haberschlai 7, 70794 Filderstadt-Bonlanden
Tel. 07 11/7 70 30, Fax: 07 11/7 70 34 84

Klinik Oeschelbronn
Anthroposophisch-Internistisches Krankenhaus
mit Schwerpunkt Onkologie
Am Eichhof, 75223 Niefern-Oeschelbronn
Tel: 0 72 33/680, E-Mail:info@klinik-oeschelbronn.de
www.Klinik-Oeschelbronn.de

Krankenhaus für Naturheilwesen
Sanatoriumsplatz 2, 81545 München
Tel. 089/62 50 50, Fax: 089/62 50 54 60

Tumorzentren:

Tumorzentrum Dresden
Med. Akadamie Carl-Gustav-Carus
Haus 25, Zi. 269
Fetscherstraße 74, 01307 Dresden
Tel.: 03 51/31 77-302, Fax: 03 51/31 77-303
www.imib.med.tu-dresden.de/tzd/index.html

Tumorzentrum Ostsachsen e. V.
OSP am Klinikum Görlitz
Girbirgsdorfer Straße 1–3, 02828 Görlitz
Tel.: 0 35 81/39 00 00

Brandenburgisches Tumorzentrum Cottbus
Carl-Thiem-Klinikum
Thiemstraße 111, 03048 Cottbus
Tel.: 03 55/46 24 62, 03 55/46 28 41
www.ctk.de/TMZ/hauptindex.htm

Tumorzentrum am Universitätsklinikum Leipzig e. V.
Liebigstr. 27, 04103 Leipzig
Tel.: 03 41/9 71 61 40, Fax: 03 41/9 71 61 49
www.uni-leipzig.de/~tuz/

Tumorzentrum Halle
Ernst-Grube-Straße 40, 06097 Halle
Tel./Fax: 03 45/5 57 24 57
www.medizin.uni-halle.de/tumorzentrum/index.html

Tumorzentrum Anhalt
am Städtischen Klinikum Dessau e.V.
Kühnauer Str. 24, 06846 Dessau
Tel.: 03 40/5 01 43 23, Fax: 03 40/5 01 43 84
www.stadt-dessau.de/klinikum/tumorz.htm

Tumorzentrum Jena e. V.
Institut für Pathologie
Ziegelmühlenweg 1, 07740 Jena
Tel.: 0 36 41/93 31 14, Fax: 0 36 41/93 38 40
www.med.uni-jena.de/tumor

Tumorzentrum Zwickau und
Südwest-Sächsisches Tumorzentrum
Karl-Keil-Straße 35, 08060 Zwickau
Tel.: 03 75/56 99-100, Fax: 03 75/51 15-05

Tumorzentrum Chemnitz
Radiologische Klinik im Klinikum Küchwald
Bürgerstraße 3, 09113 Chemnitz
Tel.: 03 71/33 27 02 und 33 27 00

Tumorzentrum Berlin e. V.
Robert-Koch-Platz 7, 10115 Berlin
Tel.: 030/28 53 89-0, Fax: 030/28 53 89-40

Tumorzentrum Berlin-Moabit e. V.
Dieffenbachstr. 1, 10967 Berlin
Tel.: 030/69 72 21 01, Fax: 030/69 72 21 05

Tumorzentrum Berlin
Universitätsklinikum Benjamin Franklin
Hindenburgdamm 30, 12203 Berlin

Tumorzentrum Potsdam
Klinikum Ernst von Bergmann
Charlottenstraße 72, 14467 Postdam
Tel.: 03 31/41 28 26

Onkologischer Schwerpunkt
Müllroser Straße 7, 15326 Frankfurt/Oder
Tel.: 03 35/548-0, Fax: 03 35/548-20 26, -20 27

Tumorzentrum Bad Saarow
Pieskoweer Straße 33, 15626 Bad Saarow
Tel.: 03 36 31/7 32 31

Tumorzentrum Vorpommern e. V. am Uni-Klinikum Greifswald
W.-Rathenau-Straße 48, 17487 Greifswald
Tel.: 0 38 34/86 58 90, Fax: 0 38 34/86 58 97
E-Mail: tzentrum@mail.uni-greifswald.de
www.medizin.uni-greifswald.de/tzentrum

Tumorzentrum Greifswald
Uni-Kinderklinik
Soldtmannstraße 15, 17489 Greifswald
Tel.: 0 38 34/7 53 57

Tumorzentrum Rostock
Südring 75, 18059 Rostock
Tel.: 03 81/3 39 56 29

Tumorzentrum Schwerin
Pathologisches Institut
Werderstraße 30, 19055 Schwerin
Tel.: 03 85/51 41

Tumorzentrum Hamburg
Martinistraße 40, 20251 Hamburg
Tel.: 040/4 60 42 32

Tumorzentrum Lübeck e.V.
Kronsforder Allee 71–73, 23560 Lübeck
Tel.: 04 51/53 05-402

Tumorzentrum Kiel
Uniklinik
Niemannsweg 4, 24105 Kiel
Tel.: 04 31/597-29 13 und 597-29 16, Fax: 04 31/597-19 45
www.uni-kiel.de:8080/tzk

Tumorzentrum Flensburg
Meisenstraße 16, 24939 Flensburg
Tel.: 04 61/4 29 39

Tumorzentrum Weser-Ems e. V.
Huntestraße 14, 26135 Oldenburg
Tel.: 04 4/4 42 15
www.tuz-weser-ems.de

Tumorzentrum Nord-West-Niedersachsen/Wilhelmshaven
Reinhard-Nieter-Krankenhaus
Friedrich-Pfaffrath-Straße 100, 26389 Wilhelmshaven
Tel.: 0 44 21/89-0

Tumorzentrum Aurich
Kreiskrankenhaus Aurich
Wallingerhausener Straße 12, 26603 Aurich
Tel.: 0 49 41/94-0

Tumorzentrum der Bremer Krebsgesellschaft e. V.
Geschäftsstelle: Am Schwarzen Meer 101–105, 28205 Bremen
Tel.: 04 21/4 91 92 22, Fax: 04 21/4 91 92 42

Tumorzentrum Hannover
Medizinische Hochschule
Tumorzentrum/OE 8850
Carl-Neuberg-Str. 1, 30625 Hannover
Tel.: 05 11/5 32 44 61

Tumorzentrum Gießen
Langhansstraße 2, 35392 Gießen
Tel.: 06 41/7 02 45 07

Tumorzentrum Göttingen
Uniklinikum
Robert-Koch-Straße 40, 37075 Göttingen
Tel.: 05 51/39-95 15, 39-95 16 und -39-95 17

Tumorzentrum Marburg
Klinikum Lahnberge
Baldingerstraße, 35043 Marburg
Tel.: 0 64 21/28 43 61

Tumorzentrum Magdeburg
Med. Akademie Magdeburg, Innere Medizin
Leipziger Straße 44, 39120 Magdeburg
Tel.: 03 91/67 32 66

Tumorzentrum Düsseldorf
Moorenstraße 5, 40225 Düsseldorf
Tel.: 02 11/31 17 732

Westdeutsches Tumorzentrum Essen
Hufelandstraße 55, 45122 Essen
Tel.: 02 01/723-0, Fax: 02 01/723-59 02
www.uni-essen.de/wtze/

Krebsberatungsstelle des Tumorzentrums Münsterland e. V.
Gasselstiege 13, 48159 Münster
Tel.: 02 51/52 33 38 und 52 42 81, Fax: 02 51/52 25 85
E-mail: krebsbms@uni-muenster.de

Tumorzentrum Köln
Joseph-Stelzmann-Straße 9, 50924 Köln
Tel.: 02 21/4 78 50 01

Tumorzentrum Leverkusen
Klinikum Leverkusen GmbH
Dhünnberg 60, 51375 Leverkusen
Tel.: 02 14/13-0

Tumorzentrum Aachen e.V.
im Klinikum der TH Aachen
Pauwelsstraße 20, 52074 Aachen
Tel.: 02 41/80 89-164 und 80 89-899

Tumorzentrum Bonn e. V. an der Universitätsklinik Bonn
Sigmund-Freud-Straße 25, 53105 Bonn
Tel.: 02 28/29 91 61
www.osp-bonn.de

Tumorzentrum Mainz Rheinland-Pfalz e. V.
Am Pulverturm 13, 55101 Mainz
Tel.: 0 61 31/17 30 01, Fax: 0 61 31/17 66 07
www.info.imsd.uni-mainz.de/TUZ
E-Mail: winterka@mail.uni-mainz.de

Tumorzentrum Frankfurt
Theodor-Stern-Kai 7, 60590 Frankfurt/Main
Tel.: 069/63 01-57 44, Fax: 069/63 01-73 73
www.klinik.uni-frankfurt.de/Tumorzentrum/home.htm
E-Mail: tuz@em.uni-frankfurt.de

Onkologischer Schwerpunkt HSK, Wiesbaden
Dr.-Horst-Schmidt-Kliniken
Ludwig-Erhard-Str. 100, 65199 Wiesbaden
Tel.: 06 11/43 33 33

Tumorzentrum Homburg/Saar
Postfach, 66421 Homburg
Tel.: 0 68 41/16-74 31 und 16-74 32, Fax: 0 68 41/16-74 96
www.med-rz.uni-sb.de/med_fak/skz/konsi_1.html

Tumorzentrum Heidelberg/Mannheim
Im Neuenheimer Feld 110/105, 69120 Heidelberg
Tel.: 0 62 21/47 26 45, 5 66 55 77, 5 66 55 78 und 56 65 59
Fax: 0 62 21/56 50 94
www.dkfz-Heidelberg.de/tzhdma/tzklinik.htm

Onkologischer Schwerpunkt Stuttgart e. V.
Rosenbergstr. 38, 70176 Stuttgart
Tel.: 07 11/9 91 35 11, 07 11/9 91 35 10
www.osp-stuttgart.de/kontaktadr.htm

Interdisziplinäres Tumorzentrum Tübingen
Geschäftsstelle
Herrenbergerstraße 23, 72070 Tübingen
Tel.: 0 70 71/2 98 52 35, Fax: 0 70 71/29 52 25
E-Mail: itz@med.uni-tuebingen.de
www.medizin.uni-tuebingen.de/itz

Tumorzentrum Würzburg
Medizinische Poliklinik
Klinikstraße 8, 97070 Würzburg
Tel.: 09 31/2 01 70 22
www.uni-wuerzburg.de/tumorzentrum/disziplin/onkology.html

Tumorzentrum Freiburg
Hugstetter Straße 55, 79106 Freiburg
Tel.: 07 61/2 70 33 02, Fax: 07 61/2 70 33 98
Hotline: 07 61/2 70-60 60
www.ukl.uni-freiburg.de/zentral/tumorzen/homede.html

Tumorzentrum München
Maistraße 11, 80337 München
Tel.: 089/51 60-22 38, Fax: 089/51 60-47 87
www.krebsinfo.de/ki/empfehlung/mamma/homepage.html

Tumorzentrum Augsburg
Strahlenklinik des Krankenhauseszweckverbandes Steglinstraße
Postfach 101920, 86156 Augsburg
Tel.: 08 21/4 00 20 80

Tumorzentrum Ulm
Universitätsklinikum
89070 Ulm
Tel.: 07 31/500-2 33 33, Fax: 07 31/500-2 46 26
www.uni-ulm.de/klinik/tzu

Tumorzentrum Erlangen-Nürnberg
Carl-Thiersch-Str. 7, 91052 Erlangen
Tel.: 0 91 31/8 53 92 90, Fax: 0 91 31/8 53 40 01
www.rrze.uni-erlangen.de/tumorzentrum.de/tumorzentrum/start.htm

Regionales Tumorzentrum Suhl e. V.
Albert-Schweitzer-Str. 2, 98527 Suhl
Tel.: 0 36 81/35 61 24, Fax: 0 36 81/35 59 21
www.tumorzentrum-suhl.de,
E-Mail: wackes@tumorzentrum-suhl.de

Tumorzentrum Regensburg
Josef-Engert-Str. 9, 93042 Regensburg
Tel.: 09 41/9 43 18 03-5, Fax: 09 41/9 43 18 02
www.uni-regensburg.de/Einrichtungen/Klinikum/
Tumorzentrum/Haupt.htm
E-Mail: zentrum.tumor@klinik.uni-regensburg.de

Tumorzentrum Passau
Bischof-Pilgrim-Straße 1, 94032 Passau
Tel.: 08 51/53 00 23 71, Fax: 08 51/53 00 23 09

Tumorzentrum Würzburg
Klinikstraße 8, 97070 Würzburg
Tel.: 09 31/2 01 70 22

Tumorzentrum Erfurt
Med. Akademie Erfurt
Nordhäuser Straße 74, 99089 Erfurt
Tel.: 03 61/79 27 50 und 79 28 52

b) Internetadressen

Onkologie:

www.inkanet.de
(Krebsinformationsnetz im Internet)

www.tumor-zentren.de
(Liste der Tumorzentren)

www.studien.de
(Krebsstudien)

www.rki.de/cln_011/nn_225840/DE/Content/GBE/DachdokKrebs/krebs__inhalt.html__nnn=true
(Dachdokumentation Krebs – Krebsregister-Auswertung)

www.br-online.de/umwelt-gesundheit/thema/krebstherapien/index.xml
(Neue Therapien bei Krebs)

www.ukl.uni-freiburg.de/zentral/tumorzen/info2/krebs-webweiser.html
(Der Krebs-Webweiser)

www.med.uni-giessen.de/isto/onkoserv.htm
(Onkologischer Wegweiser durchs Internet)

www.krebs-bei-kindern.de
(Elterninitiative krebskranke Kinder München)

www.krebsinformation.de/Aktuelles_Thema/2003.12_Krebs_bei_Kindern_und_Jugend.html
(Krebs bei Kindern und Jugendlichen – Seite des Krebsinformationsdienstes)

www.tumorzentren.de
(Arbeitsgemeinschaft der Tumorzentren in Deutschland. Links zu Tumorzentren, weitere Informationen zu Krebs)

www.uni-duesseldorf.de/WWW/AWMF/awmfleit.htm
(Leitlinien für Hämatologie und Onkologie)

www.dgo.de
(Deutsche Gesellschaft für Onkologie e. V.)

www.tumor-online
(Homepage der Onkologischen Klinik der Charité)

www.med.uni-giessen.de/isto/onkoserv/stichwdt.htm
(Adressen im Internet, sortiert nach Krebsarten)

www.g-netz.de/Gesundheit_A-Z/Index_I-N/Krebs/krebs.shtml
(Überblicksinformation zu Krebs, Anzeichen, Arten, Risikofaktoren, Untersuchungen, Therapie, Heilpflanzen etc.)

www.patientenliteratur.de/start.htm
(Buchversand – Themen Krebs/Rheuma)

www.krebshilfe.de/neu/infoangebot/broschueren/nahrung/
(Online-Ratgeber zur richtigen Ernährung bei Krebs)

www.tpiweb.com/aktuell/99031203.htm
(Informationen zur Zerstörung von Lebermetastasen mit Laser-Hitzebehandlung)

www.medizin.fu-berlin.de/chi/litt/
(Laserinduzierte Thermotherapie)

www.inkanet.de/krebs/allgemein/
(Nützliche Internet-Adressen: Dr.-Antonius etc.)

www.clickfish.com/clickfish/guidearea/gesundheit/erkrankungen/krebsheilung
(Leben mit Krebs: Informationen zur Selbsthilfe, Überwindung des Diagnose-Schocks, Erfahrungsberichte. Therapien, auch Mistel etc.)

info.imsd.uni-mainz.de/TUZ/adressen.htm
(Weitere Links)

www.presse-event.de/j100735/Medizin/bayern.htm
(Informationsadressen zu Krebs – Bayern)

www.tuz-weser-ems.de/links.html
(Links zu wichtigen Web-Sites der Onkologie)

www.meine-gesundheit.de/krank/texte/krebs.htm
(Obst und Gemüse gegen Krebs)

www.retinoblastom.de/
(Die Retinoblastom-Seite)

www.apotheker-notdienst.de/
(Apotheken-Notdienst, Kalender. Zahlreiche weitere allgemeine Links)

www.hodenkrebs.de/
(Seite zu Hodentumoren)

www.hirntumor.net/
(Mit weiteren Links zum Thema)

www.vitamin-c-forum.de/
(Überblick und Infos zur Bedeutung von Vitamin C für den Körper)

www.brustkrebs-berlin.de/
(Alle wesentlichen allopathischen Aspekte zum Thema)

web-1.misc.net/j100735/Medizin/
(Informationen für Krebspatienten und Interessierte)

web-1.misc.net/j100735/Medizin/groups.htm
(Links zu Newsgruppen zum Thema Krebs)

web-1.misc.net/j100735/Medizin/tip.htm
(Tips zu Therapien, Kinderkrebs, Alternativtherapie, Chemotherapie)

www.bildung.swf.de/swf/sf/begleit/bg_tm/bg_tm05.htm
(Seite des Südwestfunks zum Thema mit Links: Entstehung von Krebs, Immuntherapie, Sport und Immunsystem, Nekrose und Apoptose)

www.krebsliga-zurich.ch/texte/links.htm
(Umfangreiche Links)

www.blankenheim.de/medizin/fa19.htm
(»Tobos Medizinerseite« – Onkologie und Schmerztherapie. Sehr viele Links)

www.alc.de/hodgkin/leitfadn.htm
(Seite zu Morbus Hodgekin)

www.netdoktor.de/Thema/index.asp?mode=subject&subjectid=22
(Netdoktor – Informationen zu vielen Krebsarten)

www.br-online.de/wissenschaft/sprechstunde/991221.htm
(Seite BR-Online zu »Sprechstunde« Thema Krebs – Stammzellen aus dem Blut. Nützliche Informationen und Links)

www.krebsinfo.de/homepage.html
(Tumorzentrum München – Homepage zu obiger Page)

www.krebsinformation.de/Fragen_und_Antworten/ernaehrung_praevention.html
(Seite des Krebsinformationsdienstes zu Fragen der Ernährung)

Naturkundliche Krebs-Informationen:

www.wegmanklinik.ch/
(Anthroposophische Klinik Schweiz)

www.hiscia.ch/Uebersicht.htm
(Verein für Krebsforschung/Lucas-Klinik)

www.biotherapien-gegen-krebs.de/
(Homepage Dr. Klaus Maar, siehe auch:
www.krebs-nein-danke.de)

my.bawue.de/~awalter/Wissen/Tee/005.htm
(Infoseite zu Grünem Tee mit Buchkapiteln)

www.datadiwan.de/netzwerk/index.htm?/hornung/ho_010d_.htm
(Literaturliste zur Mistel. Professor J. Hornung)

www.krebsgesellschaft-nrw.de/alternat.htm
(Alternative Behandlungsmethoden bei Krebs)

www.gesundwerden.at/gesundwerden/
(Zentrale Homepage von Dr. Thomas Kroiss)

www.kroisscancercenter.com/deutsch/index.html
(Zentrale Krebs-Informationsseite von Dr.Thomas Kroiss)

www.naturheilkunde-online.de/akodh/Fachartikel/Mistel.html
(Krebsmedizin: Mistel & Co., Heilpflanzen in der Krebsmedizin – bejahender Artikel)

http://www.metschen.de/
(Website der Heilpraktiker Claudia und Thomas Metschen)

praxis-juchheim-bannasch.de/htm/onkologie.htm
(Praxis für Immunologie und Biologische Medizin)

www.naturkost.de/meldungen/991227g1.htm
(interessante Stellungnahme des Weleda-Forschungsleiters zu Iscador)

www.goetheanum.ch/Medizin/Anthroposophische%20Medizin/therapien.htm
(Anthroposophische Medizin. Offizielle Homepage des Goetheanum)

www.krebsbehandlungen.de/901klpw01/pl9080kl.htm
(Biologische Krebsabwehr)

www.hertlein-und-meyer.de/mistel.htm
(Informationen zur Misteltherapie)

www.medinfo.de/hiv/handbuch/komple1.htm
(Komplementäre Therapieformen)

www.deam.de/verfa/00069.htm
(»Die etwas andere Medizin« – Beitrag zur Misteltherapie)

www.agbkt.de/seiten/Empfehlungen/Links.html
(Arbeitsgruppe Biologische Krebstherapie – Klinikum Nürnberg. Zahlreiche Links)

www.medicus.de/magnetfeldtherapie
(Eine größere Zahl von Links und nützlichen Informationen rund um die Magnetfeldtherapie)

www.uni-hohenheim.de/i3v/00217110/00634441.htm
(Projekt zur Erforschung des Magnetodynverfahrens anhand von Mikroorganismen – Uni Hohenheim, Institut für Mikrobiologie)

www.uni-mannheim.de/users/sdrwis/docs/akulinks.htm
(Links zur Akupunktur)

www.akupunkturwelt.de/
(Forum der Akupunktur)

www.groma.ch/homoeopathielinks.htm
(Sehr umfangreiche Link-Sammlung zur Homöopathie)

www.bio-net.de/
(Biologische Medizin im Internet)

www.ganzheitsmedizin.de/ganzheit/methoden/mistel.htm
(Misteltherapie)

www.datadiwan.de/netzwerk/index.htm?/patienteninformation/pi_010d_.htm
(Umfangreiche Informationen zur Mistelbehandlung)

aerzte.freepage.de/hufeland
(Krebstherapie in der Hufeland-Klinik, von hier aus Link zu Beispielen von Spontanremissionen unter ganzheitlicher Krebstherapie Spontanremissionen unter ganzheitlicher Krebstherapie)

www.cancure.org/laetrile.htm
(Informationen zu B17/Laetrile)

www.codtee.com
(Infoseite zum CoD-Tee)

www.heilkraeuter.de/bach
(Seite zu Bach-Blüten)

www.hepatitis-c.de/alternat.htm
(Links zu alternativen Methoden)

www.datadiwan.de/index.htm
(ganzheitsmedizinischer Web-Info-Dienst, hier »Krebs« unter: www.datadiwan.de/cgi-bin/opics.pl?KEYWORDS=Krebs&DF=y)

www.datadiwan.de/cgi-bin/topics.pl?KEYWORDS=Krebs&DF=y
(Zahlreiche Informationen und Links zur biologischen Krebsabwehr)

www.med.uni-muenchen.de/fachschaft/homeopathy/
(Homöopathie-Arbeitskreis an der Uni München)

www.madaus.de/deutsch/hom/welcome.html
(Homepage des homöopathischen Arzneimittelherstellers Madaus)

www.bdh-online.de/Behandlungen/b_homp.htm
(Homöopathische Behandlungsmethoden)

www.apothekenloewen.de/html/homoopathie.html
(Löwenapotheke Schwäbisch Hall – zahlreiche nützliche Infos)

www.homeodoctor.ch/firma.htm
(Firmenadressen klassische Homöopathie)

Skeptiker-Seiten:

www.quackwatch.org
(Amerikanische Originalseite der Quackwacht)

web.archive.org/web/20020124192258/neuropsychiater.org/quackw.htm
(Die deutsche Seite der Quackwacht)

www.krebsinfo.de/ki/alternativ/kialt003.html
(Schulmedizinische Informationen zu unterschiedlichen pflanzlichen Krebsmitteln, darunter auch Iscador und Ukrain)

neuropsychiater.org/frakrebs.htm
(Fragwürdige Krebsbehandlungmethoden)

www.vrzverlag.com/esoterik/krebs.htm
(Umstrittene Methoden in der alternativen Krebstherapie)

www.med.uni-muenchen.de/tzm/empfehlung/bc4/BC173.HTM
(»Krebsbehandlungsmethoden« ohne nachgewiesene Wirkung)

Literatur

Das Verzeichnis enthält eine Auswahl weiterführender Literatur, erhebt jedoch keinerlei Anspruch auf Vollständigkeit.

Adler, Alfred: *Studie über die Minderwertigkeit von Organen*, Frankfurt a. M.: Fischer, 1977.

Aldinger, G./Herr, G./Beyer, A.: »Beschleunigung der Osteoinduktion durch elektromagnetische Wechselfelder«, in: *Osteologie*, Band 3, Heft 3, 1994, S. 160–168.

Alexander, Maximilian: *Die (un)heimlichen Krankmacher – Vorbeugen, erkennen, heilen*, Düsseldorf: Econ, 1985.

Aulas, Jean-Jacques: »Alternative Krebstherapien«, in: *Spektrum Spezial, Krebsmedizin*, S. 103–105.

Bachmann, Christian: *Die Krebs-Mafia – Intrigen und Millionengeschäfte mit einer Krankheit*, Frankfurt/Main: Fischer, 1985.

Barefoot, Robert R.: *Death by Diet*, Wickenburg, AZ/USA: Bokar, 1997.

Bartholomäus, U./Gottschling, C.: »Hungerkur gegen Krebs«, in: *Focus*, 26/1999, S. 144–146.

Berman, Edgar: *Achtung Arzt!*, Stuttgart: Seewald, 1980.

Berndt, Christina: »Mörder, die unser Leben retten«, in: *Bild der Wissenschaft*, Heft 5/1999, S. 62–65.

Bertoni, F. et al.: »Malignant Fibrous Histiocytoma of Soft Tissue«, in: *Cancer*, Band 56, 1985, S. 356–367.

Blüchel, Kurt: *Das Medizin-Syndikat*, Köln: Kiepenheuer & Witsch, 1976.

Bopp, Annette: *Die Mistel – Heilpflanze in der Krebstherapie*, Hamburg: Rowohlt, 1999.

Boss, Norbert et al. (Bearb.): *Lexikon der Medizin*, München: Urban & Schwarzenberg, o. J.

Breuss, Rudolf: *Krebs – Leukämie und andere scheinbar unheilbare Krankheiten mit natürlichen Mitteln heilbar – Ratschläge zur Vorbeugung und Behandlung vieler Krankheiten*, Bludenz: Eigenverlag Breuss, 1990.

Budwig, Johanna: *Krebs – Das Problem und seine Lösung*, Kernen: Sensei, 1999.

Bruker, M. O.: *Wie kann ich meine Gesundheit erhalten?*, Manuskript Ernährungsvortrag, o. O., o. J.

Burkhardt, Dietlinde: *Laborwerte*, München: Südwest, 1998.

Cole, Catherine H.: »Malignant Fibrous Histiocytoma«, in: *The Cancer Journal*, Band 7, Nr. 2.

Cotter, Kelly (Hrsg.): *Kids with Courage*, Madison, WI, USA: University of Wisconsin Comprehensive Cancer Center and Children's Hospital, 1998.

Day, Phillip: *Krebs – Stahl, Strahl, Chemo & Co.: Vom langen Ende eines Schauermärchens*, Tonbridge: Credence, 2001.

Dethlefsen, Thorwald: *Krankheit als Weg*, München: Bertelsmann, 1983.
Ehrhardt, Heidrun: *Schulmedizinisch aufgegeben! Was nun?*, Kernen: Sensei, 2003.
Federspiel, Krista: *Krebs – mit der Krankheit leben*, München: Heyne, 1999.
Folkman, Judah: »Ausschaltung der Blutversorgung von Tumoren«, in: *Spektrum Spezial, Krebsmedizin*, S. 91–96.
Frank, Kai U.: *Altchinesische Heilungswege*, Wiesbaden: Jopp, 1991.
Frische, W./Kolman, J.: *Wirksamer Schutz vor Infektionskrankheiten*, Augsburg: Midena, 1997.
Garnick, M. B./Fair, W. R.: »Bessere Chancen im Kampf gegen Prostatakrebs«, in: *Spektrum der Wissenschaft*, 5/1999, S. 62–73.
Gebhardt, Ulrike: »Psyche und Immunsystems«, in: *Naturwissenschaftliche Rundschau*, Jg. 52, Heft 4/1999, S. 151–152.
Gerson, Max: *Eine Krebstherapie – 50 geheilte Fälle*, Weil der Stadt: Waldthausen, 2002.
Goldhahn, I./Goldhan, W.-E.: *Kleines medizinisches Fremdwörterbuch*, Thieme: Leipzig, 1976.
Greenwald, Peter: »Chemoprävention von Krebs«, in: *Spektrum Spezial, Krebsmedizin*, S. 40–44.
Haas/Graubner/et al.: *Leukämie und bösartige Lymphome im Kindesalter*, München, Elterninitiative 3 im Dr. von Haunerschen Kinderspital München e. V., 1997.
Haas/Schmidt/Kotterik: *Krebserkrankungen bei Kindern*, München, Elterninitiative 3 im Dr. von Haunerschen Kinderspital München e. V., 1997.
Hackethal, Julius: *Auf Messers Schneide – Kunst und Fehler der Chirurgen*, Hamburg: Rowohlt, 1977.
Hackethal, Julius: *Keine Angst vor Krebs*, Wien: Molden, 1978.
Hackethal, Julius: *Nachoperation*, Wien: Molden, 1977.
Hackethal, Julius: *Operation – ja oder nein?*, München: Goldmann, 1980.
Hackethal, Julius: *Sprechstunde*, Wien: Molden, 1978.
Hammerschmid-Gollwitzer, J.: *Wörterbuch der medizinischen Fachausdrücke*, 2 Bände, München: Goldmann, 1977.
Heede, K.-O.: *Millionen könnten geheilt werden!*, Düsseldorf: Verlag Mehr Wissen, 1986.
Hemgesberg, H./Mund, D.: *Natürlich gesund mit der Mistel*, Augsburg: Midena, 1998.
Hirneise, Lothar: *Chemotherapie heilt Krebs und die Erde ist eine Scheibe! – Enzyklopädie der unkonventionellen Krebstherapien*, Kernen: Sensei, 2005.
Kerner, I./Kerner, D.: *Heilen*, Köln: Kiepenheuer & Witsch, 1997.
Kollegium der Medizin-Journalisten: *Vorsicht Medizin – Beobachtungen – Konsequenzen*, München: Desch, 1975.
Kraus, W.: »Magnetfeldtherapie und magnetisch induzierte Elektrostimulation in der Orthopädie«, in: *Orthopädie*, 13, 1984, S. 78–92.
Kroiss, Thomas: *Heilungschancen bei Krebs – Wegweiser im Krankheitsfall*, München: Herbig, 2004.

Lampert, Fritz: *Krebs im Kindesalter – Leitfaden der pädiatrischen Onkologie*, München: Urban & Schwarzenberg, 1977.
Leibold, Gerhard: *Enzyme – Vitalstoffe für die Gesundheit*, Niedernhausen: Falken, 1996.
v. Leitner, Gerit: *Der Fall der Clara Immerwahr – Leben für eine humane Wissenschaft*, München: C. H. Beck, 1994.
Lermer, Stephan: *Krebs und Psyche*, München: Causa, 1982.
Lohmann, Maria: *Lexikon der Normalwerte*, Augsburg: Midena, 1998.
Löschinger, M., et al.: »Stimulation of protein kinase A activity and induced terminal differentiation of human skin fibroblasts in culture by low-frequency electromagnetic fields«, in: *Toxicology Letters*, 1998.
Maar, Klaus: *Rebell gegen den Krebs – Biologische Intensivtherapie – Neue Hoffnung für Patienten?*, Klosterneuburg: Neomedica, 2004.
Magnetodyn-GmbH (Hrsg.): *Therapie mit den Elektromagnetfeldern des Magnetodyn-Verfahrens – Ergebnisse der konservativen Anwendung aus Experiment und Klinik*, München.
Meister, P.: »Malignant fibrous histiocytoma: a ›fibrohistiocytic‹ or primitive, fibroblastic Sarcoma«, in: *Current Topics of Pathology*, Band 89, 1995, S. 193–214.
Meister, P.: »Malignant fibrous histiocytoma: histomorphological pattern or tumortype«, in: *Pathological Research Practices*, Band 192, 1996, S. 877–881.
Memorial Sloan-Kettering Cancer Center (Hrsg.): *Soft-Tissue Sarcoma*, Washington, 1999.
Mischo-Kelling/Zeidler: *Innere Medizin*, München: Urban & Schwarzenberg, 1996.
Moermann, C./Breuss, R.: *Krebs – Leukämie und andere scheinbar unheilbare Krankheiten – mit natürlichen Mitteln heilen*, Bielefeld: Aurum/Kamphausen, 2004.
Monod, Jacques: *Zufall und Notwendigkeit*, München: dtv, 1983.
»Plädoyer für rechtzeitige Immunsuppressive Therapie«, Beilage in: *Fortschritte der Medizin*, Jg. 117/ Nr. 10, 1999, und *Medizinische Klinik*, Band 94/1999, Nr. 4.
Namikoshi, Tokujiro: *Shiatsu – Heilung durch die Fingerspitzen*, Zürich/ Stuttgart/Wien: Albert Müller, 1974.
Nowak, K. W.: *Der Krebsheiler-Report*, Güllesheim: Caducee, 2004.
Pschyrembel: *Wörterbuch Naturheilkunde*, Bindlach: Gondrom, 1998.
v. Rétyi, Andreas: *Kerngesund nach Krebs*, München: Kösel, 2001.
Reuben, David: *Diät, die das Leben rettet*, München: Desch, 1976.
Richter, Isolde: *Lexikon für Heilpraktiker*, München: Urban & Schwarzenberg, 1996.
Rodemann, H. P., et al.: *Zell- und Molekularbiologische Untersuchungen zur Wirkungsweise niederfrequenter, athermischer Elektromagnetischer Felder*, Darmstadt: Deutsche Telekom AG, 1996.
Rodemann, H. P./Beyreuther, K./Pfleiderer, G.: »The Differentiation of Normal and Transformed Human Fibroblasts *in Vitro* Is Influenced by

Electromagnetic Fields«, in: *Experimental Cell Research*, Nr. 182, 1989, S. 610–621.
Rosenberg, S. A./Barry, J. M.: *Die veränderte Zelle*, München: Goldmann, 1995.
Rothenberg, Robert E.: *Medizin für jedermann*, 2 Bände, Stuttgart: Thieme, 1976.
Rüdt, Ulrich: *Essen wir Gift?*, Stuttgart: Franckh-Kosmos, 1978.
Ruoshlati, Erkki: »Wie Krebs sich ausbreitet«, in: *Spektrum Spezial, Krebsmedizin*, S. 18–23.
Saint-Pierre Lanctôt, Ghislaine: *Die Medizin Mafia – Wie man ihr (lebendig) entrinnt und sich Gesundheit und Wohlstand zurückerwirbt*, Oberhaching: Hirthammer, 2004.
Sanders, Eva-Maria: *Leben – Ich hatte Krebs und wurde gesund*, München: Nymphenburger, 1997.
Schneidrzik, W. E. J.: *Macht Euch die Krankheit untertan – Hundert Jahre Pharmaforschung*, München: Goldmann, 1983.
Schnober-Sen, Martina: *Die Heilkraft der Mistel*, Berlin: Urania, 1999.
Sontag, Susan: *Krankheit als Metapher*, Frankfurt a. M.: Fischer, 1981.
Speicher, Günter: *Heilen mit Erfolg*, Droemer, 1974.
Thorwald, Jürgen: *Macht und Geheimnis der frühen Ärzte*, München: Droemer, 1962.
Trichopoulos, D./Li, F. P./Hunter, D. J.: »Ursachen für Krebs«, in: *Spektrum Spezial, Krebsmedizin*, S. 25–34.
Trueb, L. F.: »Erste Lehren aus dem Human-Genomprojekt«, in: *Naturwissenschaftliche Rundschau*, Jahrgang 52, Heft 4/1999, S. 147–148.
Vester, F./Henschel, G.: *Krebs – fehlgesteuertes Leben*, München: dtv, 1977.
Vester, Frederick: *Neuland des Denkens*, München: dtv, 1984.
Walji, Hasnain: *Superhormon für ein besseres Leben: Melatonin*, Niedernhausen: Falken, 1996.
Wanzek, Leo (Hrsg.): *Krebsforschung heute – Erwartungen und Aufgaben. Das Schwetzinger Gespräch*, Stuttgart-Degerloch: Seewald, 1974.
Weil, Andrew: *Spontanheilung*, München: Bertelsmann, 1995.
Weinberg, Robert A.: *Krieg der Zellen – Krebs: Ursachenforschung und Heilungsmöglichkeiten*, München: Droemer, 1998.
Weinberg, Robert A.: »Wie Krebs entsteht«, in: *Spektrum Spezial, Krebsmedizin*, 1996, S. 7–17.
Weiner, D. B./Kennedy, R. C.: »Gene als Impfstoffe«, in: *Spektrum der Wissenschaft*, 10/1999, S. 52–60.
Wiedemann, Fritz: *Biologisch leben, biologisch heilen*, Köln: Kiepenheuer & Witsch, 1978.
Wollenberg, Ernst: *Krebs-Bankrott – Anatomie eines schrecklichen Irrtums*, Hagen: Driediger 2003
Yang, J. C. et al.: »Randomized Prospective Study of the Benefit of Adjuvant Radiation Therapy in the Treatment of Soft Tissue Sarcomas of the Extremity«, in: *Journal of Clinical Oncology*, Band 16/1998, S. 197–203.

Register